ENCYCLOPÉDIE DES REMÈDES de Grand-Mères

POUR SE SOIGNER AU NATUREL !

Dr Henry Puget

ET RÉGINE TEYSSOT

ENCYCLOPÉDIE DES REMÈDES de Grand-Mères POUR SE SOIGNER AU NATUREL !

ÉDITIONS
FRANCE
LOISIRS

Sommaire

C

D

E

F

G

H

I

J

L

M

N

O

P

U

V

Y

Avant-propos

Prévenir et guérir les maladies en rétablissant l'équilibre de l'organisme, voilà le but même de la médecine.

Pour parvenir à ce résultat, étant donné la complexité de la machine humaine, les thérapeutes ont à leur disposition des moyens variés ; mais le réflexe le plus fréquent, de nos jours, dès que survient un petit problème de santé, c'est de penser « médicaments ». Certes, ceux-ci sont indispensables pour traiter les maladies graves, et ils sauvent des vies chaque jour ; mais ils ne sont pas sans effets secondaires, et peuvent se révéler toxiques pour la peau, le foie, les reins, les poumons…

Pour les petits problèmes quotidiens, pourquoi donc courir ce risque, alors que Dame Nature nous propose des traitements efficaces, simples et peu coûteux ? Pourquoi ne pas tenter, en prévention, de se servir d'ingrédients naturels, qui permettront à l'organisme d'enrayer une pathologie bénigne ? Soignez votre crise de foie avec du citron, mettez fin à votre hoquet grâce à l'éther, favorisez la cicatrisation d'une coupure légère avec du poivre, combattez vos douleurs dentaires avec un clou de girofle… Quelques exemples surprenants, parmi les centaines d'astuces que révèle ce livre !

Tous ces remèdes sont le fruit d'une démarche intellectuelle qui reconnaît la puissance de la nature, ainsi que de connaissances transmises par les générations qui nous précèdent. Cette médecine du bon sens, cette médecine de terrain, est à la portée de tous. Simple et efficace, elle deviendra une alliée de taille dans votre vie quotidienne. L'absence de toxicité de ces préparations, ainsi que leur faible coût, en font des solutions pour toute la famille.

Dans le cas de pathologies bénignes, avant d'agresser le corps en le « bombardant » de molécules toxiques, tentez donc ces thérapeutiques douces, qui vous surprendront par la rapidité de leur action. De surcroît, la plupart de ces ingrédients se trouvent déjà dans votre cuisine et votre réfrigérateur ! Miel, citron, ail, oignon, tomate, lait, farine, et bien d'autres encore, deviendront vos meilleurs atouts « santé ».

Cher lecteur, le message de ce livre est donc simple. En cas de problème de santé bénin, cherchez dans cet ouvrage le chapitre qui lui correspond, puis suivez à la lettre l'élaboration de la recette, en respectant les dosages indiqués. Attendez 24 à 48 heures, pour en évaluer les effets. N'hésitez pas alors, si vous estimez que la pathologie s'aggrave, à consulter votre médecin.

C'est en effet un médecin qui s'adresse à vous. Au cours de mes longues années de pratique, j'ai été frappé par l'efficacité de certains remèdes naturels, surtout lorsqu'ils sont utilisés par des patients qui se sentent responsables de leur corps et prennent activement soin de leur santé. Mais j'ai également constaté que certains produits naturels étaient totalement inefficaces – aussi peu actifs que de la poudre de perlimpinpin ! Et que d'autres, sous leur étiquette « 100 % naturel », pouvaient même être dangereux pour la santé, ou tout simplement se révéler contre-indiqués, dans certaines situations.

Je me suis donc lancé dans un vaste recensement des pratiques naturelles traditionnelles. Puis j'ai cherché, pour chacune de ces pratiques, une explication scientifique, voire chimique – car la nature a sa propre chimie ! – à son action. J'ai donc analysé ses principes actifs et la façon dont ils interagissent, au sein d'un même remède. Je n'ai retenu que les solutions à la fois efficaces, sans risque, et simples à utiliser. Ce sont celles-ci que je vous propose.

Docteur Henry PUGET

Préface

Qu'elle était jolie, ma grand-mère, lorsqu'elle revenait de son jardin au printemps, à l'heure de la rosée, les joues rougies par la vivacité de l'air ! Elle en ramenait un plein panier d'herbes fraîches et de fleurs odorantes. Nous aimions beaucoup, nous, les petits-enfants, vider ce panier avec elle. Ma grand-mère en profitait pour nous expliquer à quoi elle destinait sa cueillette.

La menthe améliorait la circulation sanguine, et servait aussi à éviter la somnolence après les repas. Le lilas était utilisé contre les rhumatismes. Les fleurs de camomille, une fois macérées dans l'huile d'olive, permettaient d'obtenir une huile de massage fort utile en cas de crampes du mollet. Prévoyante, ma grand-mère faisait sécher sur des claies le fruit de ses cueillettes, dont elle se servirait l'hiver.

Mon arrière-grand-père, quant à lui, restait assis près de la fenêtre, à regarder les passants. Perclus par toute une vie de labeur, il avait encore toute sa tête, et n'avait pas besoin de lunettes... Il avait pourtant 99 ans ! Il disait à qui voulait l'entendre qu'il n'avait mangé, tout au long de sa vie, que les légumes de son jardin, et il demandait fermement à ma grand-mère de n'utiliser, en guise d'engrais, que du fumier ou du purin d'ortie. Ils n'étaient pas très riches, mais n'ont jamais manqué de rien. En parfaite santé jusqu'à un âge avancé, ils vécurent au rythme de la nature, et cela les rendit parfaitement heureux.

Régine TEYSSOT

Abcès

L'abcès est l'accumulation de pus dans une cavité formée par un tissu refoulé et tuméfié. Un abcès est toujours la conséquence d'une inflammation, qui peut être due à des causes multiples : microbes (staphylocoques, streptocoques, colibacilles), présence de corps étrangers (bois, fer...), problèmes osseux (ostéite)...

- Ma grand-mère cueillait au printemps des lys dans son jardin. Elle faisait mariner quelques pétales dans un alcool fort (eau-de-vie à 90°) pendant 15 à 30 jours au minimum. Elle gardait précieusement cette préparation. En cas d'abcès, elle recouvrait la lésion de plusieurs de ces pétales pendant un quart d'heure. Elle renouvelait l'opération plusieurs fois dans la journée (en général quatre fois), jusqu'à ce que l'abcès perce.

ATTENTION !
Si aucun résultat n'était visible au bout de 48 heures, elle appelait alors le médecin.

Le lys commun à fleurs blanches (*Lilium candidum*), plante de la famille des Liliacées, est un excellent antiseptique et un calmant assez puissant car il agit sur la peau en arrêtant la prolifération des bactéries.

NOTES PERSONNELLES

....

....

....

....

....

....

....

Acné

L'acné est une maladie cutanée de la muqueuse du follicule pilo-sébacé. Elle concerne 90 % des adolescents, à des degrés extrêmement variables. Elle se traduit par une peau constamment grasse, des comédons fermés (microkystes) ou ouverts (points noirs) et des papules, des pustules ou des nodules. Les lésions d'acné siègent sur la partie médiane du visage au début (front et menton), et s'étendent parfois sur les joues, la poitrine et le dos. On pense à l'heure actuelle que l'alimentation ne jouerait aucun rôle dans l'apparition de l'acné. Les principaux facteurs en seraient l'hérédité, le soleil, les troubles hormonaux chez les adolescents, et certains médicaments, comme les corticoïdes et les antidépresseurs.

- Le principe du traitement de l'acné est de favoriser les sécrétions de la peau et d'évacuer les glandes sébacées. Il faut donc utiliser des substances acides. Coupez une tomate en fines tranches et appliquez-les sur le visage, à l'endroit des boutons. Gardez-les pendant un quart d'heure environ. Rincez ensuite délicatement le visage avec un savon surgras, qui respecte et maintient le pH et le degré d'hydratation de l'épiderme. Le lendemain, renouvelez l'opération en remplaçant les tomates par des feuilles d'oseille froissées. Alternez ces deux traitements, à raison de deux applications journalières, une le matin et une le soir. Les boutons doivent régresser en quelques jours.

- Préparez une décoction : mettez 10 g de racine de cardère sauvage dans 50 cl d'eau froide. Faites bouillir pendant 5 minutes, puis, hors du feu, laissez infuser pendant 10 minutes. Filtrez. Buvez 3 tasses entre les repas, chaudes et sucrées avec du miel.

- Dans 50 cl d'eau bouillante, versez 50 g de feuilles d'ortie et laissez infuser pendant 10 minutes. Filtrez. Buvez-en 3 tasses par jour, aromatisées avec des fruits ou sucrées au miel.

- Dans un litre d'eau bouillante, laissez infuser 60 g de pensée sauvage pendant 10 minutes. Préparez des compresses. Maintenez-les sur les zones douloureuses pendant 10 minutes.

- Laissez macérer pendant 2 heures 30 g de feuilles et 30 g de racines de pissenlit dans un litre d'eau froide. Faites chauffer doucement, et retirez du feu juste avant l'ébullition. Filtrez. Buvez 3 tasses par jour, avant les repas.

- Mettez 4 feuilles de laitue dans 50 cl d'eau froide. Couvrez et portez lentement à ébullition, puis laissez bouillir à feu doux pendant une demi-heure. Mélangez la préparation obtenue à la même quantité de lait. Appliquez immédiatement sur votre visage pendant un quart d'heure, puis nettoyez le visage à l'eau.

- Préparez un masque à la fraise. Écrasez 100 g de fraises (ou, si possible, de fraises des bois) dans une assiette creuse. Ajoutez 10 cl de lait frais et 5 gouttes d'huile essentielle de lavande. Badigeonnez votre visage de cette substance et laissez-la agir pendant au moins un quart d'heure.

- Écrasez 2 abricots dans un bol, ajoutez quelques gouttes d'huile d'amande douce et mélangez soigneusement. Étalez ce masque sur votre visage et laissez agir pendant 15 à 20 minutes.

A

La tomate (*Lycopersicum esculentum*), fruit d'une plante de la famille des Solanacées, originaire du Pérou, est riche en sels acides (citrates, tartrates, malates). De plus, elle contient de nombreuses vitamines (A, B3, PP, B5, B6, C) qui agissent sur la peau par leur action anti-infectieuse, cicatrisante et antitoxique.

L'oseille (*Rumex acetosa*), plante de la famille des Polygonacées, contient également une substance légèrement acide (1% d'acide oxalique), de la vitamine C et du bioxalate de potassium.

La cardère sauvage contient des oxydes de métaux, des métalloïdes, un glucoside (scabiosine) et des tanins. C'est un dépuratif. On utilise la racine.

L'ortie contient des vitamines B (B2, B5, acide folique), de l'acétylcholine, de l'histamine, des sels minéraux, des oligo-éléments et des acides aminés. Dépurative, elle a une action bénéfique dans le traitement de l'acné. On utilise les feuilles et les racines.

La pensée sauvage est constituée d'acides-phénols, de mucilages, de tanins, de flavonoïdes, de saponine, de salicylate de méthyle et de vitamine E. Amie de la peau, la pensée sauvage a une action purifiante, et freine la sécrétion sébacée : en infusion, elle constitue une bonne lotion contre les démangeaisons, l'acné et l'eczéma. On utilise les parties aériennes fleuries.
→ En synergie avec la bardane, elle a d'excellents résultats dans le traitement des affections cutanées.

Le pissenlit contient de la lactucopicrine, des triterpènes, des vitamines A, B, C, D, des stérols, des tanins et des lactones sesquiterpéniques. Ses racines sont efficaces en cas de problèmes cutanés (acné, eczéma, psoriasis). On utilise les racines et les feuilles.

La laitue cultivée (*Lactuca sativa*), plante de la famille des Composées, serait originaire d'Asie. Les Grecs et les Romains la consommaient déjà abondamment. Ses principes actifs (lactucine et lactucopicrine) lui confèrent une action anti-inflammatoire et adoucissante. Ses acides organiques (ascorbique, citrique et malique) favorisent les sécrétions de la peau et purifient les glandes sébacées.

Le lait se compose de matières grasses, de sucre, de caséine et d'eau. Il a une fonction émolliente.

Le fraisier (*Fragaria vesca*), de la famille des Rosacées, est une plante vivace commune dans les bois et les coteaux. Ses fruits contiennent des acides organiques, qui jouent un rôle important dans la lutte contre l'acné. Les flavonoïdes, l'huile essentielle et les vitamines contenus dans la fraise ont un effet exfoliant et angio-protecteur.

L'huile de lavande, à base de linalol, de flavonoïdes et d'acides phénoliques (ou acides-phénols), est à la fois adoucissante et antiseptique.

L'abricotier (*Prunus armeniaca*), de la famille des Rosacées, est un arbre sauvage originaire d'Iran et de Mandchourie. Les empereurs de Chine consommaient déjà ses fruits à la fin du IIIe millénaire avant notre ère. L'abricot, très riche en vitamines (A, B1, B2, C, PP et E), en acides organiques et en flavonoïdes, a sur la peau des vertus à la fois régénératrices (vitamine A), antioxydantes (vitamine E) et exfoliantes (acides organiques). Il a également une fonction vasodilatatrice sur les capillaires, grâce à la vitamine B2.

L'huile d'amande douce est cicatrisante, anti-inflammatoire et antiseptique, grâce à ses principes actifs (alcool terpénique et flavonoïdes).

ATTENTION !

Si aucune amélioration n'apparaît au bout d'une quinzaine de jours, il vaut mieux consulter le médecin.

NOTES PERSONNELLES

....

....

....

....

....

....

....

....

....

Aérophagie

L'aérophagie se définit comme une accumulation d'air dans l'œsophage et dans l'estomac. Étymologiquement, le mot « aérophagie » signifie d'ailleurs « manger de l'air ». Ce phénomène est lié à une consommation excessive d'aliments contenant de l'air, ou à une déglutition anormalement élevée, chez les gens stressés et les mâcheurs de chewing-gum. Cette affection n'est pas grave, mais difficile à supporter, car elle provoque des ballonnements d'estomac et des spasmes douloureux, accompagnés d'éructations.

- Quoi de plus désagréable que de se trouver « ballonné » après un repas ! Pour éviter ce désagrément, faites infuser un bouquet d'estragon (30 g pour un litre d'eau) pendant 10 minutes. Buvez-en une tasse après chaque repas. Renouvelez l'opération chaque fois que vous vous sentirez ballonné.

- Versez 6 à 8 étoiles de badiane dans une tasse à thé d'eau bouillante, laissez infuser pendant 20 à 25 minutes et filtrez. Buvez une tasse bien chaude de cette infusion, un quart d'heure après chaque repas.

CONSEIL MALIN !
Choisissez de la badiane de Chine et non du Japon.

- Broyez des graines de carvi, pour libérer les huiles essentielles. Laissez infuser pendant 10 minutes une cuillerée à thé de graines par tasse d'eau bouillante. Filtrez. Buvez immédiatement.

- Mettez une cuillerée à café de graines de coriandre dans une tasse d'eau bouillante. Laissez infuser pendant 10 minutes. Filtrez. Buvez une tasse après chaque repas.

• Faites infuser une cuillerée à café de racine ou de fruit de livèche dans une tasse à thé d'eau bouillante pendant 5 à 10 minutes. Buvez après les repas.

• Versez une cuillerée à café de feuilles de menthe poivrée dans une tasse à thé d'eau bouillante. Laissez infuser pendant 10 minutes. Buvez une tasse après chaque repas.

En synergie :

→ Étoiles de badiane – Feuilles de menthe poivrée – Fleurs de camomille.
Faites bouillir pendant 2 minutes 2 cuillerées à soupe de ce mélange dans un litre d'eau. Buvez trois fois par jour.

L'estragon (*Artemisia dracunculus*), une variété de l'armoise, est un excellent condiment culinaire. Il est originaire du sud de la Russie et de Mongolie. Son principal constituant, l'estragol (60 à 70 %), stimule la digestion et combat les spasmes.

Le fruit du **badanier**, appelé « badiane » ou « anis étoilé », est riche à 90 % d'anéthol, associé à un tanin catéchique, des hydrates de carbone, de l'albumine, une résine et de nombreux acides organiques. Il possède des propriétés carminatives, eupeptiques, antispasmodiques et antiseptiques intestinales. Il facilite la digestion et prévient les ballonnements, l'aérophagie, l'aérogastrie, l'aérocolie et les flatulences.
→ En synergie avec l'origan.

Le carvi est composé d'une huile essentielle contenant du carvone (50 %), du limonène, des flavonoïdes, des protéines, des furanocoumarines, de l'oxalate de calcium et des tanins. Il combat l'aérophagie. C'est un stimulant anti-spasmodique et carminatif. Il facilite la digestion et aide à l'expulsion des gaz. On utilise les graines et les sommités fleuries.
→ Son action est comparable à celle de l'anis et du fenouil, et on peut l'utiliser en synergie avec ces deux ingrédients.

La coriandre est constituée de flavonoïdes, d'huile essentielle (70 % de linalol, géraniol, cinéol, pinène et terpinènes), de tanins, de pectine et de vitamine C. Stimulante et digestive, elle permet de lutter contre les ballonnements et l'aérophagie. On utilise les graines.

ATTENTION !

Ne pas utiliser en cas d'état dépressif.

La livèche contient une essence (terpinol), de l'acide acétique, de l'acide benzoïque, de l'acide isovalérianique, des résines, des tanins et du saccharose. Peu connue, cette plante est eupeptique, carminative et diurétique. Elle excelle en cas de ballonnements, d'aérophagie et de gaz intestinaux. On utilise la racine et les fruits.

La menthe poivrée contient du menthol (30 à 50 %) et de la menthone (10 à 40 %), des flavonoïdes (lutéoline, menthoside), des phénols et des triterpènes. Bien connue pour ses vertus digestives et antispasmodiques, la menthe combat l'aérophagie, les colites spasmodiques et les ballonnements. Elle stimule les fonctions de l'estomac. On utilise les feuilles. Associée au fenouil, elle est très efficace pour lutter contre les nausées et les douleurs épigastriques.

ATTENTION !

Une aérophagie persistante et de plus en plus gênante doit amener à consulter un médecin, car certaines de ses causes peuvent être pathologiques (hernie hiatale, ulcère d'estomac, gastrite...).

NOTES PERSONNELLES

....

....

....

....

....

....

....

....

....

....

Affections respiratoires

Les affections respiratoires désignent l'ensemble des maladies chroniques des voies respiratoires. Elles peuvent toucher les poumons, les bronches, les bronchioles, et provoquer une gêne respiratoire permanente, causée par de mauvais échanges gazeux. Les affections respiratoires peuvent prendre diverses formes et sont souvent dues à la pollution (atmosphérique, chimique, etc.). Elles peuvent être accompagnées d'une toux, d'expectorations ou d'un mal de gorge.

• Au printemps, ma grand-mère nous emmenait faire un grand tour en forêt pour « respirer le bon air ». Elle en profitait pour cueillir des bourgeons de pin, qui dégageaient une odeur très caractéristique (due à la présence d'essence de térébenthine), et les faisait sécher au grenier. Quand nous étions en bord de mer, il s'agissait du pin maritime. Quand nous étions en montagne, c'était du pin sylvestre. Dès le premier « encombrement » respiratoire, elle mettait une bonne poignée de bourgeons dans un litre d'eau et laissait macérer pendant 1 heure. Puis elle portait à ébullition et laissait bouillir pendant 2 minutes. Elle retirait alors du feu et laissait reposer environ 10 minutes avant de filtrer. Boire 3 à 4 tasses par jour de cette décoction nous débarrassait rapidement de nos problèmes.

Le pin maritime (*Pinus pinaster*) pousse spontanément dans les terrains siliceux de l'Europe méditerranéenne. Le principe actif extrait de son écorce, l'essence de térébenthine, est un modificateur des sécrétions bronchiques.

Le pin sylvestre (*Pinus sylvestris*), plante de la famille des Conifères, pousse dans toutes les régions montagneuses d'Europe du Nord et d'Asie. En France, on en trouve dans les Vosges, le Massif central et les Pyrénées. Les bourgeons ont d'excellents effets sur le système broncho-pulmonaire et O.R.L. : ils permettent de rejeter les mucosités qui obstruent les voies respiratoires, de lutter contre l'infection, de calmer et d'apaiser la toux. Ces propriétés sont dues à leur forte concentration en huiles essentielles à pinène ainsi qu'en flavonoïdes, résines et vitamine C.

ATTENTION !

Il est évident que cette technique ne sera employée qu'en cas d'affection respiratoire bénigne, et surtout en prévention.

NOTES PERSONNELLES

Aigreurs d'estomac

Ces sensations d'acidité dans l'estomac s'accompagnent, dans la plupart des cas, d'un vomissement sans effort (régurgitation) ou d'un renvoi de gaz. Elles se produisent le plus souvent après les repas.

- Pour faire disparaître ces désagréments, jetez 15 g de serpolet dans un litre d'eau bouillante, laissez infuser pendant 10 minutes et filtrez. Buvez une tasse de cette infusion trois fois par jour après les repas. Il est possible d'en prendre une tasse toutes les heures jusqu'à disparition du problème.

Le serpolet (*Thymus serpyllum*), plante de la famille des Labiées, est très commun en Europe sur les coteaux, dans les pâturages de montagne et le maquis. Le principal composant de cette plante est son huile essentielle, riche en thymol et en carvacrol. Elle est donc bien indiquée dans les troubles digestifs accompagnés de spasmes.

ATTENTION !

Si les aigreurs d'estomac persistent malgré l'ingestion de serpolet, il faut impérativement consulter, car de nombreuses causes peuvent les générer : ulcère d'estomac, hernie hiatale, dyspepsie, œsophagite, rétrécissement de l'œsophage... La régurgitation s'observe assez fréquemment chez les enfants nourris au sein ou au biberon, qui avalent le lait gloutonnement ou en trop grande quantité à la fois.

NOTES PERSONNELLES

....

....

....

....

....

....

Ampoules

Tout le monde a souffert un jour de ces petites poches qui se forment entre la partie superficielle de la peau – l'épiderme – et le derme. Emplies de sérosité, un liquide ordinairement clair et transparent, elles apparaissent sur la paume des mains par pressions répétées (scie, aviron...) ou sur la plante du pied et le talon, après une longue marche dans des chaussures étroites.

- Prenez une aiguille à coudre et passez un fil dans le chas. Faites rougir l'aiguille pour l'aseptiser. Percez délicatement l'ampoule et faites glisser le fil à l'intérieur ; retirez le fil lorsque l'eau s'est écoulée. Laissez la « vieille » peau, qui servira de bandage naturel. Coupez-la lorsque la nouvelle peau a repoussé.

CONSEIL MALIN !
Si l'épiderme a été enlevé, pansez avec de la vaseline après avoir lavé la petite plaie.

La pommade à la **vaseline** permet le rapprochement des bords de la peau (occlusion), abolit la respiration cutanée, provoque une action congestive par afflux de sang dans les micro-vaisseaux et fait pénétrer profondément dans la peau la substance active. Il se produit alors une cicatrisation « naturelle ».

ATTENTION !
Cette technique s'emploie sur des ampoules bénignes. Les ampoules causées par certaines maladies de peau (variole, varicelle...) ou certaines brûlures demandent l'aide d'un thérapeute.

Angine

Il s'agit d'une inflammation de la gorge (pharynx, voile du palais et amygdales), provoquée par un virus ou par une bactérie. Elle entraîne une gêne à la déglutition, ainsi qu'une sensation de douleur et de chaleur intense. Ses symptômes sont variables : inflammation et sécheresse dans le cas d'une angine rouge ; présence d'exsudat blanchâtre dans le cas d'angine blanche ; douleur à la déglutition et abcès si l'angine est phlegmoneuse. On parle de pharyngite pour une atteinte inflammatoire spécifique du pharynx. L'irritation des amygdales se nomme une amygdalite.

- Faites cuire à l'eau 2 pommes de terre de taille moyenne. Lorsqu'elles sont cuites à point, comme pour les manger, enveloppez-les dans un torchon de cuisine. Appliquez le tout sur la gorge toute la nuit. L'angine devrait être guérie le lendemain matin.

- Il est également possible d'utiliser la pomme de terre en cataplasme : épluchez une pomme de terre crue. Râpez-en environ 60 g. Délayez dans une quantité égale d'eau froide. Portez le tout à ébullition. Laissez refroidir pour ne pas vous brûler et étendez cette pâte sur la gorge à l'aide d'une cuillère. Couvrez d'un foulard, pour conserver le cataplasme en place le plus longtemps possible.

- Préparez une infusion de 20 g de feuilles d'alchémille par litre d'eau. Laissez infuser pendant un quart d'heure et buvez une tasse trois fois par jour. Sucrez avec du miel de lavande.

- Choisissez des feuilles de cassis fraîches ou séchées. Mettez une pincée de feuilles par tasse d'eau bouillante. Laissez infuser pendant 10 minutes. Buvez trois fois par jour. En saison, on peut aromatiser cette boisson avec des fruits frais.

- Versez 30 g de feuilles de chanvre commun dans un litre d'eau bouillante. Laissez infuser pendant 10 minutes. Buvez 3 à 4 tasses par jour.

- Versez une cuillerée à café de graines d'orge dans une tasse à thé d'eau bouillante. Laissez infuser pendant 10 minutes et buvez 3 à 4 tasses par jour.

- Mettez une cuillerée à soupe de fleurs d'origan dans 25 cl d'eau bouillante. Laissez infuser pendant 10 minutes. Buvez 3 tasses par jour après les repas.

Gargarismes :

- Mettez trois poignées de feuilles d'alchémille dans un litre d'eau froide. Portez à ébullition et laissez bouillir pendant 5 minutes. Laissez refroidir avant d'utiliser sous forme de gargarismes.

- Versez 50 g de feuilles de chanvre dans un litre d'eau froide et faites bouillir pendant un quart d'heure. Hors du feu, laissez infuser pendant 10 minutes. Faites un gargarisme toutes les 4 heures, dès que le liquide a refroidi.

- Laissez macérer 30 g de racines de guimauve officinale coupées en morceaux pendant 2 heures dans 50 cl litre d'eau. Faites chauffer à feu doux jusqu'à 50 °C, pas plus. Utilisez régulièrement en gargarismes.

- Placez une cuillerée d'écorce de quinquina dans un bol d'eau bouillante. Laissez infuser pendant 10 minutes, puis filtrez. Utilisez en gargarismes réguliers.

- Versez une cuillerée à café de baies de sorbier dans une tasse à thé d'eau bouillante. Laissez infuser pendant 5 à 10 minutes. Faites des gargarismes réguliers avec cette préparation.

En synergie :

→ Racines de ratanhia – Fleurs de camomille romaine
→ Fleurs d'origan – Feuilles de bouillon-blanc – Fleurs de camomille romaine

Faites bouillir une cuillerée à café de l'un de ces mélanges dans 25 cl d'eau. Laissez refroidir et utilisez régulièrement en gargarismes.

La pomme de terre (*Solanum tuberosum*), plante de la famille des Solanées, contient 20 % d'amidon, une substance qui détend les tissus et atténue leur inflammation. Elle est également adoucissante.

L'alchémille est constituée de composés polyphénoliques, de tanins galliques, ellagiques et catéchiques et d'acides phénols. Son huile essentielle contient de l'anéthol. Elle est également composée de flavonoïdes, de furanocoumarines, d'acides gras, de stérols et de protéines. C'est un antiseptique qui calme les angines. Elle est couramment utilisée pour ses caractéristiques odoriférantes, car elle permet de masquer le goût désagréable de certaines plantes. On utilise les feuilles.

→ En synergie avec la rose rouge.

ATTENTION !

Ne pas utiliser pendant la grossesse.

Le chanvre commun, qui appartient à la famille des Urticacées (ou Cannabinacées), contient un glucoside. C'est un antispasmodique, un hypnotique et un analgésique, qui permet d'atténuer les douleurs. On utilise les feuilles.

ATTENTION !

À ne pas confondre avec le cannabis, également appelé chanvre indien.

Le cassis contient des tanins de catéchol, des acides alcools et une huile essentielle, ainsi que des flavonoïdes (rutoside et hypéricacée) et des vitamines A, B, C, et P. C'est un anti-inflammatoire. En gargarismes, il soigne les irritations de la gorge et les aphtes. On utilise les feuilles et les fruits.
→ En synergie avec l'aigremoine.

L'orge est riche en bêta-glucanes, en tocophérols, en composés phénoliques (flavanols), en polysaccharides, en protéines et en vitamine B. Elle apaise les irritations de la gorge. C'est un antioxydant, très efficace en cas de convalescence. On utilise les graines.

L'origan sécrète une huile essentielle à base de thymol et de carvacrol. Il contient aussi des acides-phénols, des flavonoïdes et des tanins. C'est un antispasmodique et un antiseptique pulmonaire et intestinal : on le consomme en cas de toux, d'angine, de bronchite et d'asthme. Il a également un pouvoir cicatrisant et des propriétés expectorantes. On utilise les sommités fleuries.
→ En synergie avec le tamarin et l'arbousier.

La racine de **guimauve officinale** contient 37 % d'amidon, 11 % de mucilage, 11 % de pectine, des glucides, de l'asparagine, des tanins, des flavonoïdes et de la bétaïne. Grâce à ses mucilages, elle est antitussive et émolliente. On utilise les racines, les fleurs et les feuilles.

Le quinquina est composé d'alcaloïdes, (notamment de la quinine, de la cinchonine et de la cinchonidine), de glucosides triterpéniques (quinovine), d'anthraquinones, d'acide quinique et cinchonamine, de tanins, d'amidon et de résine. C'est un antibactérien et un antispasmodique. En gargarismes, il soulage les infections de la gorge. Il est conseillé dans les affections fébriles et les états d'anémie et de fatigue. On utilise l'écorce.

Le sorbier est constitué de tanins, de sorbine, de sorbitol, d'acides organiques, d'acide parasorbique, de flavonoïdes, de vitamine C et de pectine. Ses infusions servent en gargarismes contre les maux de gorge. On utilise les baies.

ATTENTION !

Si votre angine s'accompagne d'une forte fièvre, consultez un médecin. Une angine mal soignée peut causer des rhumatismes articulaires, des problèmes cardiaques ainsi que des complications rénales.

NOTES PERSONNELLES

Angoisse

L'angoisse désigne un état de mal-être, qui se manifeste par des symptômes divers : difficulté à respirer, sensation d'estomac noué, transpiration plus ou moins forte, palpitations, nausées, tremblements, pâleur, refroidissement des extrémités... La crise d'angoisse survient de manière inattendue, et provoque un malaise intense, même si sa durée est en général assez courte. Attention, l'angoisse peut s'installer de manière « chronique » si ses symptômes ne sont pas traités de manière énergique !

- Versez une cuillerée à soupe d'agripaume dans une tasse à thé remplie d'eau bouillante. Laissez infuser pendant 10 minutes. Filtrez. Buvez 2 à 3 tasses par jour entre les repas. Vous pouvez sucrer cette boisson avec du miel si vous le souhaitez.

- Versez 25 à 50 g d'aspérule odorante dans un litre d'eau bouillante. Laissez infuser pendant 10 minutes, pas plus : au-delà, l'amertume se développe. Filtrez. Buvez-en 2 à 3 tasses par jour, bien chaudes.

ATTENTION !
Ne pas laisser moisir, pour éviter la formation de dicoumarol, qui peut entraîner des hémorragies.

- Dans une tasse à thé d'eau bouillante, mettez une cuillerée à soupe de feuilles de passiflore. Laissez infuser pendant 10 minutes. Passez au chinois. Buvez une première tasse le matin et la seconde avant de vous coucher.

- Faites infuser une poignée d'écorce de sassafras dans un litre d'eau bouillante. Filtrez. Buvez-en plusieurs petites tasses par jour.

• Versez 30 g de thym dans un litre d'eau bouillante. Laissez infuser pendant 10 minutes, à couvert, pour ne pas perdre les substances volatiles : elles vont se cristalliser dans le couvercle. Faites-les alors retomber dans la casserole, en laissant refroidir. Filtrez. Mettez en bouteille et buvez 4 tasses par jour, éventuellement sucrées avec du miel, jusqu'à amélioration de votre état.

En synergie :

→ Racine de valériane – Fleurs de bourrache – Feuilles de mélisse – Racine d'angélique – Fleurs de serpolet – Feuilles d'oranger – Feuilles de menthe – Feuilles de coriandre

Faites infuser 2 cuillerées à soupe de ce mélange dans un litre d'eau bouillante et filtrez. Buvez-en de petites tasses plusieurs fois par jour.

L'agripaume contient un principe amer, la léonurine, ainsi que des tanins et des glucosides. C'est un antispasmodique puissant. On utilise toute la plante.

→ Excellente en synergie avec la valériane, la mélisse et l'aubépine.

Une fois séchée, **l'aspérule odorante** dégage un parfum de vanille. Elle est également appelée « gaillet odorant », « reine des bois » ou « petit muguet ». Elle contient un principe amer, un glucoside et de l'aspéruloside. Elle est également riche en coumarines (qui se développent pendant sa dessiccation). Elle possède des propriétés sédatives légères et favorise l'endormissement. On utilise les fleurs et les feuilles.

→ En synergie avec la primevère.

ATTENTION !

Ne pas utiliser pendant la grossesse. Une consommation trop importante peut provoquer des maux de tête et des vertiges.

La passiflore contient des flavonoïdes (apigénol, lutéol), du maltol, des glucosides cyanogénétiques et des alcaloïdes. C'est un puissant sédatif, très efficace en cas d'anxiété, de nervosité et d'insomnie. On utilise les feuilles.

Le sassafras est composé de phénols méthyl-éthers (safrol), de cétone (camphre), de sesquialtère, de pinène, de phellandrène et d'eugénol. Son infusion est stimulante et euphorisante. On utilise l'écorce du bois de la racine.

ATTENTION !

Ne pas donner aux femmes enceintes ni aux enfants.

La tige fleurie du **thym** sécrète une huile essentielle à base de phénols (thymol et carvacrol). Il renferme également des flavonoïdes et des acides-phénols. Tonique du système nerveux, il est très utile en cas d'angoisse et d'anxiété. On utilise la plante et les fleurs.

NOTES PERSONNELLES

....

....

....

....

....

....

....

....

....

....

....

....

....

....

....

....

....

....

Aoûtats

Les aoûtats, appelés aussi araignées rouges ou rougets, sont des larves d'acariens invisibles à l'œil nu. Ils sont plus actifs à la fin de l'été, surtout en août (d'où leur nom) et au début de l'automne. Ces parasites, vivant à la surface du sol, se glissent sous la peau lorsque l'on s'assoit ou que l'on se couche dans l'herbe. Ils provoquent des lésions cutanées, principalement à l'aine, aux aisselles, sous les seins et au creux des genoux. Leurs piqûres provoquent des démangeaisons insupportables.

- Pour soulager ces démangeaisons, il suffit de couper une tête de poireau en deux et de frotter la partie touchée avec vigueur pendant quelques minutes. Les démangeaisons s'atténueront. Renouvelez l'opération toutes les demi-heures jusqu'à disparition des démangeaisons.

CONSEIL MALIN !

Comme son nom l'indique, l'aoûtat ne se manifeste qu'en été. Alors, roulez-vous joyeusement dans l'herbe au printemps mais évitez de le faire au mois d'août ! Prévoyez une couverture en cas de pique-nique...

Le poireau (*Allium porum*), plante de la famille des Liliacées, contient une huile essentielle à sulfure d'allyle qui lui permet de calmer les démangeaisons. Empêchant le développement de certaines infections bénignes, il est considéré comme antiseptique. Riche en vitamines B et C, il contient également du fer, du phosphore, du magnésium, du potassium et du soufre.

NOTES PERSONNELLES

....

....

....

Aphtes

L'aphte est une affection de la muqueuse buccale. Il se caractérise par l'apparition de petites lésions éphémères, de type vésicule ou boursouflure. Elles peuvent dégénérer en ulcérations superficielles. Les aphtes provoquent des sensations très douloureuses de brûlure de la paroi interne de la bouche. Ils peuvent entraîner une gêne à l'élocution et à la mastication, une haleine fétide et une augmentation anormale de la salivation.

- Pour les atténuer, ma grand-mère nous donnait à sucer des carrés de guimauve dits « Marshmallows », et lorsqu'ils étaient bien mous et juteux, nous passions la langue imprégnée de ce jus sur les aphtes pour soulager la douleur. Il fallait pratiquer cette opération plusieurs fois par jour, jusqu'à l'arrêt des symptômes.

- À défaut de guimauve, nous avons tous du sucre en poudre dans nos cuisines ! Recouvrez-en les aphtes plusieurs fois de suite, ils disparaîtront.

- Choisissez des feuilles de cassis fraîches ou séchées. Mettez une pincée par tasse d'eau bouillante. Laissez infuser pendant 10 minutes. Filtrez. Buvez trois fois par jour.

- En infusion : mettez une cuillerée à soupe de fleurs de cochléaire officinale dans un litre d'eau bouillante. Laissez infuser pendant 10 minutes, filtrez et buvez 3 tasses par jour, entre les repas.

- En décoction : mettez la valeur d'une cuillerée à café de racines de cochléaire officinale pour une tasse d'eau froide. Faites bouillir pendant 4 minutes, puis, hors du feu, laissez infuser pendant 10 minutes et filtrez. Buvez 2 tasses par jour, le plus longtemps possible après les repas.

Bains de bouche :

- Versez 30 g de feuilles ou de fleurs de guimauve officinale dans un litre d'eau bouillante. Laissez infuser pendant 10 minutes et filtrez. Utilisez en bains de bouche réguliers.

- Vous pouvez mâcher du cresson frais (bien lavé) et passer le jus sur les aphtes avec la langue. Si vous habitez le Sud, mâchez des feuilles crues de basilic frais ou faites une décoction de 100 g par litre, que vous utiliserez en gargarismes.

- Vous pouvez, (si vous êtes courageux !), badigeonner vos aphtes de citron... Ou alors, faites des bains de bouche, avec un jus de citron dans un verre d'eau tiède sucrée au miel.

- Mettez une cuillerée à soupe de fleurs de cochléaire officinale dans un litre d'eau bouillante. Laissez infuser pendant 10 minutes et filtrez. Utilisez en bains de bouche réguliers.

- Coupez une figue en quatre et placez-la dans 25 cl d'eau froide. Portez à ébullition et laissez bouillir pendant 5 minutes. Hors du feu, laissez infuser pendant 10 minutes. Utilisez régulièrement en bains de bouche.

- Préparez une décoction en versant 50 g de feuilles de framboisier dans un litre d'eau froide. Faites bouillir pendant 3 minutes, laissez infuser pendant 5 minutes et filtrez. Utilisez en compresses jusqu'à disparition de l'aphte. Vous pouvez également faire des gargarismes avec cette décoction de feuilles de framboisier.

La racine de **guimauve officinale** contient 37 % d'amidon, 11 % de mucilage, 11 % de pectine, des glucides, de l'asparagine, des tanins, des flavonoïdes et de la bétaïne. Grâce à ses mucilages, elle a des vertus émollientes. On utilise les racines, les fleurs et les feuilles.

Le cassis contient des tanins de catéchol, des acides alcools et une huile essentielle, ainsi que des flavonoïdes (rutoside et hypéricacée) et des vitamines A, B, C, et P. C'est un anti-inflammatoire. En gargarismes, il soigne les irritations de la gorge et les aphtes. On utilise les feuilles et les fruits.

→ En synergie avec l'aigremoine.

Le cresson, riche en iode et surtout en vitamine C, agit sur l'infection et renforce les défenses immunitaires.

ATTENTION !

N'utilisez jamais de cresson sauvage mais uniquement du cresson d'élevage. Le cresson sauvage peut transmettre une maladie appelée la « douve du foie ». La douve est un parasite interne de l'homme. Ce ver, en forme de feuille, passe de l'intestin dans le canal cholédoque (qui conduit la bile dans le duodénum), remonte dans les voies biliaires, s'enkyste dans le foie et se nourrit de sang. La maladie qui en découle s'appelle la distomatose.

Le basilic contient de l'huile essentielle (estragol, linalol, eugénol, eucalyptol), des tanins et des flavonoïdes. C'est un antiseptique. On utilise les feuilles.

ATTENTION !

Ne pas utiliser pendant la grossesse et l'allaitement (teneur élevée en estragol) ni chez les jeunes enfants.

Le citron contient des acides citrique et malique, des citrates de chaux ainsi que des dérivés flavoniques. Ces molécules possèdent des propriétés anti-inflammatoires. C'est un fournisseur incontournable de vitamine C.

La cochléaire officinale est constituée d'isothiocynate, de butyle, d'huile essentielle, de principe amer, de tanins, de vitamine C, de sels minéraux, de myrosine et de raphanol. Elle a des propriétés antiseptiques. On utilise les feuilles et la plante.

→ En synergie avec la benoîte.

La figue, fruit du figuier, contient du potassium, du calcium, du magnésium, des pectines, des enzymes, des flavonoïdes, du latex, des furanocoumarines et du glucose (50 %). Elle permet de soigner certaines inflammations gingivales, comme les aphtes.

La feuille de **framboisier** est composée de polypeptides, de flavonoïdes et de tanins. Son fruit contient de la pectine, des sucres, des acides et des vitamines A, B1, C et E. Elle possède des propriétés astringentes. On utilise les feuilles et les fruits.

NOTES PERSONNELLES

Arthrite

Le terme « arthrite », à la différence de l'arthrose, définit une affection articulaire d'origine inflammatoire aiguë. Elle concerne toutes les articulations, plus particulièrement les coudes, les genoux, les poignets et les chevilles. Elle se caractérise par une douleur, une rougeur, une chaleur et souvent un gonflement du membre concerné. Les causes en sont diverses : infection directe suite à un traumatisme, infection provoquée par un foyer inflammatoire de voisinage, ou encore infection généralisée. Pour toute arthrite infectieuse, le médecin doit être appelé en urgence.

- Mettez une cuillerée à soupe de bruyère commune dans une tasse d'eau bouillante. Filtrez. Buvez 3 à 4 tasses par jour, éventuellement sucrées avec du miel.

- Versez 20 à 30 g de baies de genièvre dans un litre d'eau bouillante. Laissez infuser pendant 10 minutes. Filtrez. Buvez 3 tasses par jour.

- Faites tiédir de l'huile d'olive parfumée d'un jus de citron. Massez délicatement les articulations avec ce mélange pendant un long moment (si possible pendant 10 à 15 minutes). Mettez une bande sur la partie douloureuse. Gardez le bandage toute la nuit. Le matin, buvez un mélange de vinaigre de cidre et de miel dans un grand verre d'eau tiède.

La bruyère commune contient des flavonoïdes, des arbustives (arbutine), des tanins, de l'éricodine (dotée d'effets désinfectants), des anthocyanes et des coumarines. Dépurative et détoxifiante, elle est conseillée pour toutes les maladies liées à l'excès d'urée et d'acide urique. Elle soulage les rhumatismes, l'arthrite et la goutte. On utilise les sommités fleuries.

→ En synergie avec l'ache (ou céleri sauvage).

L'huile essentielle de genièvre renferme plus de 60 composants, dont du cinéol, du myrcène, du sabinène, des tanins, des terpènes, des sucres et de la junipérine. Le genièvre a des vertus anti-inflammatoires. Il se révèle efficace dans le traitement des arthrites chroniques et des rhumatismes. On utilise les baies.

L'huile d'olive permet de rétracter les tissus enflammés et de diminuer les phénomènes douloureux.

Le citron contient des « loges » remplies d'un suc très acide qui renferme des acides citrique et malique, des citrates de chaux ainsi que des dérivés flavoniques. Ces molécules possèdent des propriétés anti-inflammatoires.

Le vinaigre de cidre résulte de l'acidification de l'alcool au contact de l'air par la bactérie d'acide acétique. Son mélange avec le miel nettoie les toxines accumulées dans les jointures qui entraînent leur inflammation.

ATTENTION !

L'arthrite peut être causée par une infection directe (arthrite traumatique), par une infection due à un foyer inflammatoire de voisinage, ou par une infection généralisée avec inflammation synoviale (la synovie étant la membrane séreuse qui tapisse la face profonde de la capsule articulaire). S'il s'agit d'une arthrite infectieuse, le médecin doit être appelé d'urgence.

NOTES PERSONNELLES

....

....

....

....

....

....

....

....

....

....

Arthrose

On définit l'arthrose comme une dégénérescence du cartilage de certaines articulations, sans infection ni inflammation particulières. Toutes les articulations peuvent être touchées : la colonne vertébrale, les hanches, les genoux et les doigts. Il s'agit d'une affection dégénérative chronique, qui évolue lentement, entraînant des douleurs souvent permanentes, des déformations invalidantes et une impotence fonctionnelle.

- Le meilleur moyen d'atténuer la douleur est de pratiquer la recette suivante de manière régulière, toutes les nuits : faites dessécher une grosse feuille de chou au four. Gardez-la, appliquée sous un pansement, toute la nuit sur l'endroit douloureux. Intercalez, si possible, une feuille de papier souple entre le chou et le bandage. Le papier absorbera l'humidité qui serait néfaste à l'inflammation.

ASTUCE !
On peut également utiliser le chou en alternance avec de l'argile, un jour sur deux.

- Choisissez des feuilles de cassis fraîches ou séchées. Mettez une pincée de feuilles par tasse d'eau bouillante. Laissez infuser pendant 10 minutes. Buvez trois fois par jour.

- Dans 50 cl d'eau froide, mettez à macérer pendant toute une nuit une cuillerée à soupe de racine d'harpagophytum. Le lendemain, portez ce mélange à ébullition, retirez du feu et laissez infuser pendant un quart d'heure. Versez le liquide dans une bouteille d'un litre et complétez avec de l'eau. Buvez 50 cl par jour en trois fois. Faites des cures de 21 jours, avec un intervalle d'une semaine entre chaque cure.

- Versez une cuillerée à soupe d'écorce de saule blanc dans 25 cl d'eau bouillante. Laissez infuser pendant 10 minutes. Filtrez. Buvez deux fois par jour.

- Versez une cuillerée à soupe d'écorce de saule blanc dans 25 cl d'eau froide. Faites bouillir pendant 2 minutes, puis, hors du feu, laissez infuser pendant 10 minutes. Filtrez. Buvez une petite tasse de cette décoction trois fois par jour.

- Faites bouillir pendant 2 minutes 100 g de prêle des champs dans 50 cl d'eau. Laissez infuser pendant 10 minutes, filtrez et ajoutez cette décoction à l'eau de votre bain.

Le chou contient une essence sulfurée qui atténue les douleurs rhumatismales.

Le cassis est un anti-inflammatoire. Diurétique et antirhumatismal, il agit sur les articulations douloureuses et sur l'arthrose du genou. On utilise les feuilles et les fruits.
→ En synergie avec l'aigremoine.

L'harpagophytum est composé d'iridoïdes (harpagoside), de stachyose, de phytostérols, de flavonoïdes, de quinone (harpagoquinone), de triterpènes, d'acides-phénols et d'esters hétérosidiques. C'est le bienfaiteur des articulations : anti-inflammatoire et antalgique puissant, il est utilisé dans le traitement de l'arthrose, des rhumatismes et autres manifestations articulaires douloureuses. Il a également de bons résultats sur les tendinites des sportifs et favorise l'élimination de l'acide urique. On utilise la racine secondaire.
→ En synergie avec le bouillon-blanc (molène).

Le saule blanc est composé de glucosides phénoliques, d'acide salicylique, de flavonoïdes, de tanins et de proanthocyanidols. C'est un anti-inflammatoire, qui atténue les douleurs articulaires liées aux rhumatismes et à l'arthrose. On utilise l'écorce.

La prêle des champs contient de nombreux éléments minéraux, du calcium, du potassium, des flavonoïdes, des saponosides (équisatonine), des alcaloïdes (nicotine) et des stérols. Elle renferme également 60 à 80 % de silice, excellente pour les articulations. C'est un puissant reminéralisant, qui permet la consolidation des os et des ongles ainsi que la régénération des tissus conjonctifs. Elle est recommandée pour prévenir l'ostéoporose, l'arthrose et l'athérosclérose. On s'en sert pour traiter les problèmes arthritiques et rhumatismaux. On utilise les parties aériennes.

NOTES PERSONNELLES

Asthme

L'asthme est une maladie inflammatoire des voies respiratoires. Il se manifeste par une difficulté à inhaler et s'accompagne d'une respiration sifflante. Il advient le plus souvent par crise, et entraîne une sensation de suffocation. Il existe aussi une forme d'asthme chronique. Les causes en sont nombreuses (allergie, pollution, tabac, hérédité...) et encore mal connues. Les tisanes sont efficaces s'il s'agit d'un asthme chronique. En cas de crise, il faut appeler un médecin en urgence ou emmener le patient à l'hôpital le plus proche.

- Dans 25 cl d'eau froide, versez une cuillerée à soupe de bourgeons de pin. Portez à ébullition et faites bouillir pendant 3 minutes. Hors du feu, placez cette décoction brûlante dans un bol et utilisez-la en fumigations.

- Dans 25 cl d'eau froide, versez une cuillerée à soupe de bourgeons de pin. Portez à ébullition et faites bouillir pendant 3 minutes. Hors du feu, laissez infuser pendant 10 minutes et filtrez. Buvez 3 à 4 tasses par jour.

Le pin sylvestre est composé d'huile essentielle (alphapinène), de résines, de principes amers, d'acétate de bornyle et d'essence de térébenthine (camphène, phellandrène). C'est un antiseptique des voies respiratoires. Il est indiqué en cas de rhume, bronchite, asthme, sinusite, toux et grippe. On utilise les bourgeons.

→ En synergie avec l'eucalyptus, il dégage le nez et les bronches et apaise la toux.

NOTES PERSONNELLES

....

....

....

Ballonnements

Les ballonnements se caractérisent par une distension de l'abdomen, provoquée par le développement de gaz dans l'estomac ou dans l'intestin. Ces gaz proviennent d'une fermentation anormale d'aliments en cours de digestion. Ils peuvent également provenir de l'absorption d'air dégluti : ils sont alors dépourvus d'odeur. L'angoisse, le stress, les chocs émotionnels peuvent agir sur le système digestif : le ventre gonfle, sans raison apparente. Au bout de quelques années, le tour de taille risque de devenir plus épais.

- Préparez l'infusion suivante : faites bouillir un litre d'eau. Éteignez le feu. Jetez dans l'eau 50 g de romarin fleuri séché (ou frais si possible). Laissez infuser pendant 10 minutes. Filtrez. Buvez-en une tasse après chaque repas.

- Versez 1,5 g de graines d'ache (ou céleri sauvage) par tasse (ou 20 g par litre d'eau). Laissez infuser pendant 10 minutes. Filtrez. Buvez 3 tasses par jour.

- Vous pouvez aussi faire infuser une cuillerée à dessert de feuilles d'ache pendant 10 minutes dans 25 cl d'eau bouillante. Filtrez. Buvez 2 à 3 tasses par jour.

- Placez 30 g de racines d'ache dans un litre d'eau, faites bouillir pendant 5 minutes, puis, hors du feu, laissez infuser pendant 10 minutes et filtrez. Buvez-en 2 à 3 tasses par jour.

- Versez une cuillerée de feuilles d'angélique dans 25 cl d'eau bouillante. Laissez infuser pendant 10 minutes. Filtrez. Buvez tiède.

- Placez une cuillerée à dessert de racine d'angélique dans 25 cl d'eau froide. Laissez bouillir pendant 3 à 4 minutes. Retirez du feu et laissez infuser 10 minutes. Filtrez. Buvez une tasse avant et une tasse après le repas.

- Placez 10 feuilles de basilic dans 25 cl d'eau à ébullition. Faites infuser pendant 10 minutes. Filtrez et buvez.

- Versez une cuillerée à café de zeste d'orange dans 25 cl d'eau bouillante. Laissez infuser pendant 10 minutes, puis filtrez. Buvez une tasse après chaque repas.

ASTUCE!
On peut ajouter quelques morceaux de fruits à cette infusion.

En synergie :

→ Menthe poivrée – Anis vert – Fenouil – Camomille matricaire – Genièvre – Réglisse
→ Fenouil – Menthe – Réglisse
→ Menthe – Anis vert – Mauve – Réglisse
→ Chicorée – Queues de cerises – Fenouil – Romarin – Réglisse – Anis vert – Chiendent

Versez une cuillerée à soupe de l'un de ces mélanges dans 50 cl d'eau bouillante. Laissez infuser pendant 10 minutes, filtrez et buvez sans attendre.

CONSEIL MALIN !
Si votre ventre a tendance à gonfler, mangez tous les soirs 4 pruneaux trempés dans de l'eau et un yaourt maigre avec une cuillerée à café de son de blé (à éviter en cas d'intolérance au gluten). Le matin, au réveil et à jeun, buvez une cuillerée à café d'huile d'olive vierge suivie d'un grand verre d'eau fraîche.

Le romarin (*Rosmarinus officinalis*), plante de la famille des Labiées, était très employé dans les rites anciens chez les Grecs et les Égyptiens. Certains de ses constituants, en particulier les flavonoïdes (lutéolol et apigénol), suppriment les spasmes intestinaux, permettant la diminution des ballonnements. Son huile essentielle contenant de l'alpha-pinène, du bornéol, du camphre et du cinéol aide également à combattre les spasmes.

L'huile essentielle de l'ache (ou céleri sauvage) contient du limonène, des phtalides et du béta-selinène. Elle est également composée de coumarines, de furanocoumarines et de flavonoïdes. Ses graines favorisent l'expulsion des gaz.
→ En synergie avec la mélisse (citronnelle).

L'huile essentielle d'angélique est essentiellement constituée de phellogène. Elle possède également des coumarines et des furanocoumarines. C'est la racine de cette plante digestive qui permet de garder le ventre plat, car elle diminue les ballonnements et la formation de gaz intestinaux.
→ En synergie avec la lavande, buvez une tasse d'infusion deux fois par jour.

B

Le basilic contient de l'huile essentielle (estragol, linalol, eugénol, eucalyptol), des tanins et des flavonoïdes. C'est un carminatif et un antispasmodique. Il est conseillé dans le traitement des troubles digestifs comme les ballonnements épigastriques, la digestion lente, l'aérophagie et les flatulences. On utilise les feuilles.
ATTENTION !
Ne pas utiliser pendant la grossesse et l'allaitement (teneur élevée en estragol), ni chez les jeunes enfants.

L'oranger (*Citrus aurantium*) contient de l'hespéridine dans ses feuilles, de l'huile essentielle dans ses fleurs, des vitamines A, B, C, E, PP et des sucres dans ses fruits, du limonène, du myrcène, du pinène et du linalol dans le zeste de son fruit. Il facilite la digestion et atténue les ballonnements. On utilise les feuilles et les zestes des fruits.
→ En synergie avec le radis noir (déconseillé en cas d'ulcère d'estomac ou d'affection thyroïdienne).
ATTENTION !

La prune soumise à la dessiccation est nommée « pruneau ». Il est considéré comme un laxatif doux, en cas de paresse intestinale. La pulpe de la prune ramollit le bol fécal et excite les contractions de l'intestin, grâce à l'abondance de ses matières cellulosiques.

Le yaourt contient de grandes quantités de protéines, de vitamines 1et de minéraux. Il s'agit d'un hydratant naturel.

Le blé (*Triticum sativum*) plante de la famille des Graminées, possède des principes actifs, des stérols, des vitamines (A, B, C, D, K) et des matières minérales. Céréale cultivée dans le monde entier, le blé a la propriété de désintoxiquer tout le système digestif.

L'huile d'olive vierge, classée dans la catégorie des huiles grasses, est obtenue à partir du fruit de l'olivier (*Olea europa*), qui fait partie de la famille des Oléacées. Elle relâche et ramollit les tissus enflammés, augmente la sécrétion biliaire, et surtout purge légèrement l'ensemble de l'organisme, grâce à sa teneur en oléines (80 %) et linoléine. L'huile permet donc un ramollissement du bol intestinal.

ATTENTION !

Si les spasmes persistent après un traitement de trois semaines à un mois, un examen médical sera nécessaire, car ils peuvent être liés à une pathologie grave.

NOTES PERSONNELLES

Bouffées de chaleur

Dans 60 % des cas, les bouffées de chaleur chez la femme sont liées à la ménopause. Il s'agit d'une sensation de chaleur, ressentie dans la partie supérieure du corps, avec apparition de zones érythémateuses, de sudation, et quelquefois de tachycardie. Elles surviennent souvent la nuit et peuvent entraîner l'insomnie. Ces phénomènes sont d'origine hormonale : les hormones ovariennes, appelées œstrogènes, interviennent dans la régulation de la température du corps tout au long de la vie d'une femme. Au moment de la ménopause, la sécrétion de ces œstrogènes diminue, ce qui dérègle la température corporelle et provoque des bouffées de chaleur.

- Dans 25 cl d'eau bouillante, laissez infuser pendant 10 minutes une cuillerée à soupe de sauge et filtrez. Buvez une tasse après chaque repas.

- En infusion : versez une cuillerée à soupe d'écorce de saule blanc dans 25 cl d'eau bouillante. Laissez infuser pendant 10 minutes et filtrez. Buvez une tasse deux fois par jour.

- En décoction : versez une cuillerée à soupe d'écorce de saule blanc dans 25 cl d'eau froide. Faites bouillir pendant 2 minutes, puis, hors du feu, laissez infuser pendant 10 minutes. Filtrez. Buvez une tasse trois fois par jour.

La sauge est composée de camphre, de cinéol, de cétones monoterpéniques et de thuyones. Elle excelle en cas de bouffées de chaleur liées à la ménopause. On utilise les fleurs et les feuilles.

Le saule blanc est composé de glucosides phénoliques, d'acide salicylique, de flavonoïdes, de tanins et de proanthocyanidols. C'est un anti-inflammatoire, qui soulage la douleur et fait tomber la fièvre. Il prévient également les sueurs nocturnes et les bouffées de chaleur.

Bronches fragiles

De nombreuses personnes présentent, de nos jours, une fragilité pulmonaire, dont les causes peuvent être multiples : virus, bactéries, pollution, allergie, conditions atmosphériques, tabagisme, angines à répétition... Il se produit alors une inflammation chronique des bronches, ce qui entraîne une fragilité pulmonaire. Les signes cliniques (plus ou moins marqués) en sont les suivants : toux grasse avec expulsion des sécrétions bronchiques, gêne respiratoire ou essoufflement après l'effort.

- Pour éviter ces désagréments, il vous suffit de préparer le remède suivant : épluchez 2 oignons. Faites-les bouillir pendant une demi-heure, en veillant à ce que l'eau les recouvre en permanence. Retirez les oignons, puis filtrez la préparation. Ajoutez 2 cuillerées à soupe de sucre de canne et la même quantité de miel (de romarin de préférence). Faites à nouveau mijoter pendant 5 minutes, jusqu'à l'obtention d'un sirop.

- Pilez des feuilles de chou rouge et extrayez-en le jus (cette opération peut se faire à la centrifugeuse). Ajoutez au jus obtenu la moitié de son poids en miel. Faites cuire à feu doux en écumant régulièrement. Arrêtez le feu lorsque vous obtenez la consistance d'un sirop.

CONSEIL MALIN !
Une cuillerée à soupe de ce sirop, prise le matin à jeun dès les premiers jours de l'hiver, évitera les bronchites chez les personnes fragiles. En cas de grande fragilité bronchique, il est important de commencer une prévention journalière un mois avant l'arrivée des premiers froids.

L'oignon (*Allium cepa*) fait partie de la famille des Liliacées. Il contient des composés soufrés organiques et des enzymes (oxydases, diastases) qui permettent de ramollir les tissus enflammés, de calmer les inflammations, de lutter contre l'infection et de chasser les toxines respiratoires. De plus, la présence d'essences sulfurées lui donne une puissante action antiseptique.

Le miel contient un acide naturel, l'acide formique, qui s'avère être un antiseptique très puissant, capable de détruire un certain nombre de bactéries. Le miel de romarin, non pasteurisé, possède des propriétés antibactériennes, grâce à son acide rosmarinique et son huile essentielle, le bornéol.

Le chou (*Brassica oleracea*), plante de la famille des Crucifères, contient une substance active enfermée sous une enveloppe inattaquable par les sucs digestifs. Il faut donc une cuisson prolongée pour déchirer cette couche par ébullition. Cette substance active (essence sulfurée) est anti-inflammatoire. Le principe actif est un acide aminé soufré proche de la méthionine.

ATTENTION !

Bien entendu, la persistance de cette fragilité pulmonaire doit vous amener à consulter un médecin pour ne pas passer à côté d'une maladie plus grave, notamment la tuberculose, en pleine recrudescence aujourd'hui.

NOTES PERSONNELLES

....

....

....

....

....

....

....

....

....

....

....

Bronchite

La bronchite se définit comme une inflammation des muqueuses trachéo-bronchiques. L'infection de l'arbre trachéo-broncho-pulmonaire peut se faire par voie circulatoire ou par voie respiratoire. Certains microbes (bactéries, virus) sont charriés par le sang et viennent se fixer au niveau des poumons. D'autres parviennent dans l'organisme par les voies respiratoires (pharyngites, angines, laryngites...). Cette inflammation diminue le fonctionnement des cils et des cellules épithéliales situées sur les muqueuses bronchiques. Il existe deux sortes de bronchites : la bronchite aiguë, avec fièvre et toux, qui est une inflammation des grosses bronches et des bronches moyennes ; la bronchite chronique, avec toux persistante, dite « grasse », qui s'accompagne d'une expulsion abondante de sécrétions provenant des voies respiratoires.

- Ma grand-mère nous racontait que les Brésiliens soignaient la bronchite grâce à une préparation à base de bananes : ils passaient au tamis des fruits bien mûrs et les jetaient dans de l'eau très chaude et sucrée (2 à 3 bananes par tasse), obtenant une boisson épaisse.

- Les bananes ne poussant pas dans nos campagnes, ma grand-mère découpait des tranches fines de radis noir et de navet. Elle les recouvrait de sucre candi, laissait macérer au moins une journée... et nous faisait absorber le jus recueilli à raison d'une cuillerée à soupe toutes les heures.

- En décoction : mettez 30 g de bouillon-blanc dans un litre d'eau froide. Portez à ébullition et laissez bouillir pendant 3 minutes. Faites des gargarismes toutes les demi-heures.

- Versez une cuillerée à café de graines de capucine dans une tasse d'eau froide. Faites bouillir pendant 3 minutes, puis laissez infuser pendant 10 minutes et filtrez. Buvez 3 tasses par jour.

- Mettez une cuillerée à soupe de feuilles ou de fleurs de capucine dans une tasse à thé d'eau bouillante. Laissez infuser pendant 10 minutes et filtrez. Buvez 2 à 3 tasses par jour en dehors des repas.

- Mettez 15 g d'écorce de hêtre dans 10 cl d'eau froide, et faites bouillir pendant 10 minutes. Utilisez cette décoction en fumigations dès que le besoin s'en fait sentir.

- Dans une tasse à thé d'eau bouillante, versez une cuillerée à soupe de feuilles et de fleurs de mauve. Laissez infuser pendant 10 minutes et sucrez avec du miel. Filtrez. Buvez-en 3 tasses par jour, entre les repas.

- Mettez une cuillerée à soupe de feuilles de myrte dans 25 cl d'eau bouillante. Laissez infuser pendant 10 minutes et filtrez. Buvez chaud, deux fois par jour, avec un peu de miel.

- Versez une cuillerée à soupe de fleurs et de feuilles de pâquerette dans 25 cl d'eau bouillante. Buvez 3 tasses par jour, le plus loin possible des repas.

- Dans un litre d'eau bouillante, laissez infuser 60 g de pensée sauvage pendant 10 minutes et filtrez. Buvez 4 tasses par jour entre les repas.

- Dans un litre d'eau bouillante, faites infuser pendant 5 minutes 30 g de fleurs de primevère. Filtrez. Buvez tout au long de la journée.

- Versez une cuillerée à soupe de feuilles de pulmonaire officinale dans 25 cl d'eau bouillante et filtrez. Laissez infuser pendant 10 minutes. Buvez 3 à 4 tasses dans la journée, en les sucrant avec du miel.

ASTUCE!
Le miel participe à l'apaisement de la toux, car il possède des vertus antiseptiques.

- Faites infuser pendant 10 minutes une cuillerée à café de feuilles ou de fleurs de romarin dans 25 cl d'eau bouillante et filtrez. Buvez régulièrement.

- Mettez 40 g de sanicle dans un litre d'eau bouillante et laissez infuser. Filtrez. Buvez 3 tasses par jour.

- Placez une cuillerée à café de fleurs de violette dans 25 cl d'eau bouillante. Laissez infuser pendant 10 minutes et filtrez. Buvez 2 à 3 tasses par jour de cette préparation.

Le radis noir (*Raphanus sativus*) est une plante de la famille des Crucifères. Ses dérivés à base de soufre (glucosinolates) et son principe actif (essence sulfurée à base d'isothiocyanate de sulforaphène) lui permettent de lutter contre l'inflammation, de détruire les microbes, d'empêcher leur développement et d'avoir un impact localisé sur les voies respiratoires.

La racine du **navet** (*Brassica napus*), également de la famille des Crucifères, sert de base à une boisson employée contre le rhume et les affections de poitrine. Son principe actif contient une huile essentielle et un glucoside.

Le bouillon-blanc (ou molène) est composé de mucilages, de flavonoïdes, de saponines triterpéniques, d'huile essentielle et de pigment jaune. C'est une plante adoucissante, recommandée dans les cas de bronchite, d'asthme, de trachéite, d'angine et de toux. Elle facilite l'expectoration et possède des vertus antiseptiques.
→ En synergie avec le tussilage et le thym, le bouillon-blanc excelle contre la toux.

La capucine contient une essence sulfurée (glucotropéoloside), une enzyme (myrosine), de la vitamine C et des flavonoïdes. C'est un expectorant et un fluidifiant. On utilise les fleurs, les feuilles et les graines.

Le hêtre contient de la créosote. C'est un puissant désinfectant des poumons. On utilise l'écorce.
→ En synergie avec le bouillon-blanc, le coquelicot, la capillaire, le serpolet, le lierre terrestre, la violette, le tussilage, la mauve et l'hysope.

La mauve est composée de mucilages, de flavonoïdes et d'un anthocyanoside, le malvine. Elle a une action anti-inflammatoire : elle combat la toux et calme l'inflammation bronchitique. Elle possède également des propriétés adoucissantes et émollientes. On utilise les fleurs et les feuilles.
→ En synergie avec l'eucalyptus, elle constitue un excellent remède contre les troubles respiratoires. C'est l'une des sept fleurs pectorales.

ATTENTION !
Ne pas utiliser en cas de traitement anticoagulant.

Le myrte est composé de tanins, de flavonoïdes, d'huile essentielle (alpha pinène, cinéol, myrtéol), de dipentène et de sels minéraux. Il permet de lutter contre les affections respiratoires (bronchites, catarrhes muco-purulentes, sinusites...). On utilise les feuilles.

La pâquerette est composée de mucilages, d'acides organiques, de saponosides et de principes amers. Elle est efficace en cas de bronchite, de grippe et de laryngite, grâce à ses propriétés anti-inflammatoires, fébrifuges, dépuratives et expectorantes. On utilise les fleurs et les feuilles.
→ Excellente en synergie avec le thym, la lavande, le bouillon-blanc, mais aussi le serpolet, l'hysope et la mauve.

La pensée sauvage est constituée d'acides-phénols, de mucilages, de tanins, de flavonoïdes, de saponine, de salicylate de méthyle et de vitamine E. Elle possède des vertus expectorantes et permet de soigner la bronchite et la coqueluche. On utilise les parties aériennes fleuries.

La primevère est constituée de 15 à 20 % de tanins catéchiques et ellagiques, de phlobaphène, de pigments flavones (quercétine), d'huile essentielle (camphre), de primulasaponine et de saponines triterpéniques. Elle a un puissant effet expectorant et fluidifie les mucosités bronchiques pour en favoriser l'évacuation. On la prescrit contre la bronchite, les affections des voies respiratoires et la migraine. Ses fleurs ont des propriétés sédatives. On utilise les fleurs et les racines.

La pulmonaire officinale est composée de mucilages, de saponine, de vitamine C, d'allantoïne, de flavonoïdes, de tanins et de sels minéraux. On la conseille dans les affections pulmonaires. On utilise les feuilles et les sommités fleuries.
→ En synergie avec le tussilage, elle soigne les toux rebelles.

Le romarin est composé d'huile essentielle (dont du bornéol, du camphène, du camphre et du cinéol), de flavonoïdes (apigénine et diosmine), de tanins, de terpènes et de rosaniline. Grâce à son huile essentielle aux vertus antiseptiques, il est efficace en cas de bronchite. Il stimule le fonctionnement de la vésicule biliaire, agit sur les fermentations intestinales et atténue les douleurs abdominales. Il stimule également l'irrigation du cuir chevelu et soulage les migraines. On utilise les fleurs et les feuilles.

La sanicle est constituée de saponines, d'allantoïne, de tanins, d'huile essentielle, de mucilage, de vitamine C, d'acide chlorotique et d'acide rosmarinique. C'est un anti-inflammatoire qui permet de lutter contre les affections des bronches et de la gorge. On utilise les parties aériennes.
→ En synergie avec la reine-des-prés et l'arbousier.

La violette est composée de glucosides phénoliques (dont la gaulthérine), de saponines (myrosine et violine), d'un alcaloïde (odoratine), de mucilages, de flavonoïdes (notamment de l'irode) et d'un pigment organique (violarubine). Elle possède des vertus calmantes et expectorantes : excellent sédatif, elle est indiquée en cas de bronchite, de toux rebelle et d'angine. Elle fait partie des sept plantes pectorales. On utilise les fleurs, les feuilles et les racines.

ATTENTION !

Les états de bronchite doivent être surveillés de très près par des examens cliniques appropriés dans le cas d'une inflammation plus grave (toux, expectoration purulente, difficulté à respirer...).

NOTES PERSONNELLES

Bronchite (avec toux grasse)

À l'inflammation des muqueuses trachéo-bronchiques peut s'ajouter une toux dite grasse, s'accompagnant d'une expulsion abondante des sécrétions provenant des voies respiratoires.

- Pour enrayer ce mal, ma grand-mère nous préparait des bouillons à base de… bave d'escargot ! Elle allait ramasser de gros escargots dans les environs, surtout par temps pluvieux, les ramenait à la maison et les faisait dégorger pour qu'ils rendent eau et bave : dans un saladier, elle déposait les escargots dans un fond d'eau, et rajoutait une cuillerée à soupe de sel et une cuillerée à soupe de vinaigre. Elle préparait alors un bouillon de légumes auquel elle ajoutait cette bave gluante et visqueuse. Et elle nous forçait à en boire matin et soir…

La bave d'escargot contient beaucoup de mucilages, des substances composées de pectines permettant une diminution du phénomène inflammatoire.

ATTENTION !

Alors qu'une bronchite à toux grasse peut se révéler bénigne et sans aucune complication, à un stade plus évolué (poussée de surinfection, pneumopathie aiguë infectieuse, crise d'asthme intriqué, gêne respiratoire), il sera nécessaire de faire appel à un médecin de toute urgence.

NOTES PERSONNELLES

………………………………………………………………………………………………

………………………………………………………………………………………………

………………………………………………………………………………………………

………………………………………………………………………………………………

………………………………………………………………………………………………

………………………………………………………………………………………………

Bronchite (chronique)

Le syndrome de la bronchite chronique est caractérisé par une toux permanente ou intermittente, liée à une augmentation de la sécrétion bronchique (mais pas obligatoirement de l'expectoration), survenant au moins trois mois dans l'année, consécutifs ou non, et pendant au moins deux années de suite.

- Ma grand-mère préparait la mixture suivante : elle hachait un oignon cru en petits morceaux, puis y ajoutait 1 à 2 feuilles de chou cru, également hachées. Elle mélangeait le tout, le saupoudrait de sucre roux et laissait macérer pendant 48 heures. Il se formait alors une sorte de sirop qu'elle donnait à boire plusieurs fois dans la journée au malade. L'efficacité du remède était réelle.

L'oignon (*Allium cepa*), plante de la famille des Liliacées, est cultivé partout dans le monde. Il est apprécié depuis l'Antiquité pour ses vertus anti-infectieuses. Il contient des sels, une essence, des composés soufrés organiques et des enzymes (oxydases, diastases) capables de dissoudre certaines substances à leur contact. L'oignon favorise le rejet des produits formés dans les voies respiratoires et empêche ou diminue l'infection. Des chercheurs du laboratoire de l'Institut de médecine de Kharkov, en Ukraine, ont publié les résultats d'une étude sur les propriétés de l'oignon pour l'organisme humain. Leurs conclusions furent très encourageantes quant aux vertus pectorales de ce bulbe.

Le chou est un remarquable anti-inflammatoire grâce, notamment, à son essence sulfurée.

ATTENTION !

On distingue trois stades de gravité chez un bronchiteux chronique : la bronchite chronique simple et non obstructive ; la bronchite chronique obstructive par diminution des débits expiratoires ; l'insuffisance respiratoire chronique obstructive. C'est pourquoi, si les signes d'une toux chronique persistent malgré cette technique, il faudra consulter votre médecin de toute urgence.

NOTES PERSONNELLES

Brûlures cutanées

Les brûlures cutanées au premier degré, ou brûlures superficielles, sont des lésions de la peau ou des muqueuses. Ces brûlures sont les moins graves, car seul l'épiderme est touché. Elles se manifestent par une rougeur vive et diffuse, une douleur « cuisante » et une légère tuméfaction. Les causes en sont multiples : rayonnement d'une chaleur vive ; contact cutané avec une source de chaleur ; contact cutané avec un produit caustique contenant un agent chimique ; contact cutané avec un élément en combustion ou une flamme ; brûlure sous l'effet du froid. Selon leur localisation, ces brûlures peuvent entraîner des complications : risque de brides et d'enraidissement lors de la cicatrisation, si la peau est brûlée au niveau des plis de flexion, ou risque de lésions graves au niveau du visage et des yeux.

- Froissez des feuilles de pimprenelle entre vos doigts puis appliquez les feuilles sur la brûlure. La guérison sera plus rapide.

- Coupez une vieille pomme de terre crue en deux, frottez la partie brûlée délicatement. On peut aussi couper une rondelle et la laisser appliquée sous un bandage.

- Préparez un mélange d'eau et d'alcool (70° à 90°) à proportions égales. Trempez une compresse dans ce mélange et posez-la quelques minutes sur la brûlure.

ASTUCE !
Sur une brûlure qui fait cloque, tamponnez un coton imbibé de thé fort.

- Appliquez sur la brûlure du savon de Marseille tout en faisant couler de l'eau froide dessus. Répétez l'opération plusieurs fois par jour, en massant tout doucement l'endroit atteint (le massage doit s'apparenter à une caresse). Paradoxalement, pendant ce traitement, il n'existe aucune douleur.

- Étendez sur la partie endolorie un blanc d'œuf battu en neige. La douleur s'atténuera immédiatement.

- En décoction : versez 2 cuillerées à soupe de fleurs hachées de caille-lait dans un litre d'eau. Portez à ébullition pendant 5 minutes. Utilisez en compresses toutes les 2 heures.

- Versez une cuillerée à soupe de fleurs de caille-lait dans 25 cl d'eau bouillante. Laissez infuser pendant 10 minutes. Appliquez en compresses toutes les 2 heures.

- Faites macérer une poignée de lin dans 50 cl d'huile pendant 2 heures. Appliquez cette lotion en compresses.

- Placez 100 g de sanicle dans un litre d'eau froide. Portez à ébullition, et faites bouillir pendant quelques minutes. Hors du feu, laissez infuser pendant 10 minutes. Appliquez cette lotion régulièrement sur la brûlure, à l'aide de compresses.

- Faites infuser pendant 10 minutes une cuillerée à soupe de pétales de souci dans 25 cl d'eau bouillante. Utilisez en compresses sur les zones douloureuses.

- Mêlez de la racine de guimauve, des fleurs de sureau, des fleurs de camomille, de la pariétaire et de la racine de ratanhia. Préparez une décoction de ce mélange (une cuillerée à soupe pour 50 cl d'eau). Filtrez et laissez tiédir. Appliquez sous forme de compresses.

- Faites bouillir ce mélange pendant 5 minutes, puis, hors du feu, laissez infuser pendant 7 minutes et filtrez. Buvez une tasse après chaque repas.

La pimprenelle contient du tanin, des substances organiques soufrées et de la vitamine C.

Le caille-lait (ou gaillet) est composé de tanins, de vitamine C, de lipides, de flavonoïdes et d'iridoïdes (aspéruloside). Il possède des propriétés astringentes. Sous forme de compresses, il atténue la douleur provoquée par les brûlures cutanées. On utilise les fleurs.

Anti-spasmodique et emménagogue, **le lin** possède un mucilage anti-inflammatoire. Il a une action bienfaisante sur les brûlures légères et les gerçures. On utilise les fleurs et les caïeux (bourgeons) frais.
→ En synergie avec la verveine et la menthe poivrée.

ATTENTION !
Ne pas utiliser en cas de problème thyroïdien.

La sanicle est constituée de saponines, d'allantoïne, de tanins, d'huile essentielle, de mucilage, de vitamine C, d'acide chlorotique et d'acide rosmarinique. Anti-inflammatoire, elle permet de cicatriser les blessures et soigne les brûlures. On utilise les parties aériennes.

Le souci des jardins est constitué de carétonoïdes, de triterpènes, de mucilages, de résines, de stérols, de glucosides amers, d'huile essentielle, de phytostérols, de saponines, d'acide salicylique et d'acide caféique. Astringent, antiseptique et purifiant, il possède des vertus cicatrisantes. On utilise les pétales.

ATTENTION !
Alors que les brûlures au premier degré ne nécessitent pas systématiquement l'intervention d'un médecin, les brûlures plus graves, aux deuxième et troisième degrés, exigent d'urgence une assistance médicale hospitalière.

NOTES PERSONNELLES

....

....

....

....

Brûlures d'estomac

Les brûlures d'estomac se caractérisent par une sensation de brûlure au niveau du plexus solaire, de la poitrine jusqu'à la gorge. Ces douleurs surviennent avant ou après les repas, ou encore au moment du coucher. Dans la plupart des cas, elles sont dues à la remontée dans la bouche du liquide acide contenu dans l'estomac. On parle alors de « gastrite » pour désigner l'inflammation de l'estomac, d'« œsophagite » pour l'inflammation de l'œsophage, et d'« acidité » concernant la bouche. Les brûlures d'estomac peuvent avoir plusieurs causes : ingestion involontaire de substances caustiques ; ingestion d'alcools ou de piments trop forts ; ulcère d'estomac ; présence de germes, tel *Helicobacter pylori* ; abus de boissons glacées ; mastication insuffisante des aliments ; usage de médicaments qui irritent la muqueuse gastrique (antibiotiques, corticoïdes, anti-inflammatoires) ; état de stress ou d'angoisse, qui augmente la production d'acide chlorhydrique dans l'estomac.

- Versez une cuillerée à café de graines de cumin par tasse d'eau et portez à ébullition. Laissez infuser pendant 10 minutes et filtrez. Buvez une tasse après chaque repas.

- Mettez 50 g de racine de réglisse dans un litre d'eau froide. Faites bouillir pendant un quart d'heure. Buvez cette décoction tout au long de la journée.

En synergie :

→ Fleurs de mauve – Fleurs de camomille – Baies de myrtille
Faites bouillir 2 cuillerées à soupe de ce mélange dans un litre d'eau pendant une minute. Filtrez. Buvez avant les repas.

Le cumin contient des flavonoïdes, des tanins et une huile essentielle riche en aldéhyde cuminique. Il prévient et soigne les ballonnements et les brûlures d'estomac, tout en stimulant la digestion. Son action anti-infectieuse protège la muqueuse gastrique. Son action eupeptique et carminative en fait l'épice par excellence des digestions difficiles. On utilise les graines.

→ En synergie avec le fenouil, son action est amplifiée.

La réglisse contient de la glycyrrhizine, aux propriétés antispasmodiques, ainsi que de l'enoxolone, un anti-inflammatoire dont l'action est proche de celle de la cortisone. Elle contient également des flavonoïdes et des stéroïdes (spasmolytiques). Elle possède une action laxative douce qui lui permet de lutter contre la constipation, et elle est recommandée en cas de problèmes de digestion (brûlures d'estomac ou spasmes). Elle stimule l'activité des glandes surrénales. On utilise la racine.

ATTENTION !

N'abusez pas de la réglisse : elle peut provoquer de l'hypertension et des œdèmes, par rétention de sodium.

NOTES PERSONNELLES

Calculs biliaires

Les calculs biliaires sont des concrétions accidentelles qui se forment à l'intérieur de la vésicule biliaire. Ces « pierres » sont provoquées par la superposition de plusieurs couches de cholestérol et de pigments contenus dans la bile. On parle également de « lithiase biliaire ». Les calculs varient de la taille d'un grain de sable à celle d'un œuf. Ils peuvent se fixer dans les canaux biliaires, notamment le canal cholédoque. Il est possible de soigner les calculs lorsqu'ils sont petits. S'ils sont trop gros, ou lorsqu'ils bloquent le canal cholédoque, ils peuvent entraîner des complications (ictère, ou « jaunisse », inflammation des voies biliaires, pancréatite…), et provoquer des douleurs importantes. Il faut alors appeler le médecin en urgence, car une intervention chirurgicale peut devenir nécessaire.

Décoctions :

- Versez 2 cuillerées à soupe de fleurs hachées de caille-lait dans un litre d'eau. Portez à ébullition pendant 5 minutes. Filtrez et buvez au cours de la journée.

- Placez 4 g de racine et d'écorce de quassia dans 25 cl d'eau froide. Portez à ébullition, et faites bouillir pendant quelques minutes. Hors du feu, laissez infuser pendant 10 minutes et filtrez. Buvez une tasse avant chaque repas.

Infusions :

- Versez une cuillerée à café de chélidoine séchée dans une tasse à thé remplie d'eau bouillante. Laissez infuser pendant 10 minutes et filtrez. Buvez trois fois par jour.

- Versez une cuillerée à soupe de fleurs de caille-lait dans 25 cl d'eau bouillante. Laissez infuser pendant 10 minutes et filtrez. Buvez-en 3 tasses par jour, entre les repas.

Le caille-lait (ou gaillet) est composé de tanins, de vitamine C, de lipides, de flavonoïdes et d'iridoïdes (aspéruloside). Il possède des propriétés astringentes, antispasmodiques, diurétiques et dépuratives, et est indiqué en cas de calculs biliaires ou rénaux. On utilise les fleurs.

Le quassia est constitué de principes amers, de coumarines, de vitamine B1, de mucilages, de pectine et de tanins. C'est un tonique stomacal, qui favorise le fonctionnement de la vésicule biliaire. On utilise l'écorce et la racine.

ATTENTION !

Ne pas utiliser pendant la grossesse. Ne jamais dépasser la dose prescrite. C'est une plante toxique lorsqu'elle est consommée à haute dose.

Constituée d'alcaloïdes (allocrytopine, berberine et chélidonine), **la chélidoine** vient au secours de la vésicule biliaire. Elle a une activité antispasmodique et sédative dans les cas de douleurs intestinales et vésiculaires. C'est également un dépuratif, qui stimule la sécrétion de bile. On utilise toute la plante séchée (ne jamais la prendre fraîche pour une utilisation interne).

ATTENTION !

Ne pas utiliser pendant la grossesse. Ne pas donner aux enfants.

NOTES PERSONNELLES

....

....

....

....

....

....

....

....

....

....

....

....

....

....

Calculs rénaux

Les calculs rénaux, ou lithiase rénale, sont le résultat de la précipitation, sous forme de « cailloux », de substances normalement dissoutes dans l'urine. Ces calculs ont un volume variable et sont formés soit d'acide urique, d'urates divers, d'oxalate de chaux, soit de phosphate ammoniaco-magnésien ou de phosphate de chaux. La crise douloureuse qui en résulte survient en général lorsqu'il y a migration du calcul dans l'uretère (conduit situé entre le rein et la vessie). Il faut donc essayer avant toute chose de faciliter l'élimination rénale.

- Jetez 20 g de styles de maïs (c'est-à-dire les pistils, les « cheveux » qui sortent de l'épi) dans un litre d'eau bouillante, laissez infuser pendant un quart d'heure puis filtrez. Buvez une tasse de cette infusion toutes les 4 heures.

ASTUCE!
Pour une action diurétique plus puissante, préparez une décoction : versez 20 g de styles dans une casserole d'eau froide. Portez à ébullition et laissez bouillir une dizaine de minutes. Laissez refroidir, filtrez et buvez.

- Versez une cuillerée à soupe d'aubier de tilleul et une tasse d'eau froide dans une casserole. Faites bouillir pendant 4 minutes. Laissez infuser pendant 10 minutes et filtrez. Buvez plusieurs tasses avant de vous coucher.

Le maïs (*Zea mays*) est une plante de la famille des Poacées. Les styles sont diurétiques, car ils augmentent la sécrétion urinaire, et sédatifs, car ils calment les spasmes douloureux, essentiellement grâce à leur richesse en sels de potassium et en hétérosides flavoniques. Ils sont donc indiqués contre la cystite (inflammation de la vessie), les calculs rénaux, l'oligurie (diminution de la quantité des urines), l'albuminurie (élimination anormale de l'albumine dans l'urine) et toute affection rénale où il faut augmenter la sécrétion de l'urine et drainer le rein. L'intérêt des styles de maïs réside dans le fait qu'une prise prolongée de ce diurétique ne provoque pas de fuite en minéraux.

Riche en coumarines et en flavonoïdes, **l'aubier de tilleul** favorise les fonctions d'élimination des reins et de l'appareil digestif. Il active donc l'évacuation des toxines et des déchets de l'organisme, ce qui favorise la perte de poids. Antispasmodique hépato-biliaire, il combat les ballonnements et l'aérophagie. L'aubier de tilleul est la deuxième écorce, donc la partie la plus fraîche du tronc. Il est très différent du tilleul proprement dit, dont on utilise les fleurs.

ATTENTION !

Il va sans dire qu'une surveillance médicale est indispensable face à ce problème.

NOTES PERSONNELLES

Calvitie

Le cheveu possède une partie externe, la tige et une partie interne, le bulbe et sa racine. La tige est constituée de cellules mortes, emplies de kératine. Le bulbe et sa racine, la partie « vivante » du cheveu, nourrissent et oxygènent le cheveu par le biais de capillaires sanguins. La bonne santé et la croissance du cheveu dépendent donc de la qualité de la circulation sanguine : une mauvaise circulation peut altérer la santé du cheveu et provoquer sa chute. D'autres causes sont cependant possibles : un stress important ; une maladie congénitale ; une maladie du cuir chevelu (mycoses, lichen plan, eczéma, psoriasis...) ; un traumatisme laissant plaies et cicatrices ; certaines lésions suppurées (furoncles, pellicules, folliculite) ; certaines maladies infectieuses et parasitaires ; un dérèglement hormonal (puberté, grossesse) ; la prise de certains médicaments (chimiothérapie) ; une carence en protéines, acides aminés ou vitamines ; la pollution atmosphérique, le chlore dans l'eau des piscines, ou encore certains shampoings inadaptés.

- Ma grand-mère nous racontait toujours que la capucine était la plante des cheveux ! Elle préparait sa lotion capillaire ainsi : elle écrasait au pilon 100 g de feuilles d'ortie, 100 g de graines de capucine et 100 g de feuilles de cresson, puis plaçait ce mélange dans 50 cl d'alcool à 90°. Elle laissait macérer pendant 15 jours, puis passait en exprimant. Vous pouvez ajouter à cette préparation quelques gouttes d'une huile essentielle agréablement parfumée. Ma grand-mère massait quotidiennement son cuir chevelu avec cette lotion. Elle a toujours eu de très jolis cheveux blancs, souples et doux.

- Broyez des feuilles de capucine au mixeur et mélangez-les à une tasse d'eau. Filtrez. Frictionnez le cuir chevelu de cette préparation.

• Mélangez 50 cl d'eau et 25 cl de vinaigre. Ajoutez 100 g de racines ou de feuilles fraîches d'orties blanches finement hachées. Faites bouillir pendant une demi-heure, puis passez au tamis et mettez en bouteille. Frictionnez votre cuir chevelu tous les soirs pendant une à deux minutes avec cette préparation.

CONSEIL MALIN !

Lorsque vous avez tendance à perdre vos cheveux, faites-les toujours couper à la lune croissante. Effectuez tous les jours de simples massages du cuir chevelu et de la nuque.

• Essayez les frictions au cresson ! Passez une botte de cresson à la centrifugeuse pour en extraire le jus (ou passez-la au mixeur pendant 2 minutes). Frictionnez votre cuir chevelu de cette préparation tous les matins, 10 jours par mois, à la lune croissante.

• Préparez une décoction de thym en versant un verre de thym dans un litre d'eau froide. Laissez bouillir jusqu'à ce que la préparation ait réduit de moitié. Frictionnez vos cheveux de cette lotion, tous les matins. Vous pouvez aussi préparer une infusion, en versant un bouquet de feuilles fraîches d'ortie dans un litre d'eau. Utilisez en friction chaque matin.

• Réduisez en poudre 100 g de graines de persil. Frictionnez-en votre chevelure et votre cuir chevelu pendant 3 soirs consécutifs. Au matin, brossez soigneusement votre chevelure et lavez-la avec un shampoing doux. Renouvelez l'opération jusqu'à amélioration.

• Placez 50 g de fleurs de romarin dans 50 cl d'eau froide. Portez à ébullition, et faites bouillir pendant 2 minutes. Laissez infuser pendant un quart d'heure. Frictionnez régulièrement votre cuir chevelu avec cette lotion.

• Placez 60 g de romarin dans 50 cl d'alcool à 60°. Laissez macérer pendant 15 jours, puis filtrez. Frictionnez régulièrement votre cuir chevelu avec cette préparation.

En synergie :

Versez 60 g de romarin, 60 g de racine de bardane, 60 g d'ortie piquante, 30 g de buis et 30 g de graines de capucine dans 1,5 litre d'alcool à 60°. Laissez macérer pendant 15 jours. Filtrez la lotion et frictionnez-en votre cuir chevelu.

L'ortie (*Urtica urens*), plante de la famille des Urticacées, est très commune en France dans les haies, les coupes forestières et les terrains riches en nitrates. Ses propriétés régénérantes, revitalisantes et restructurantes pour le cheveu sont dues à sa richesse en vitamines (A, C, E) et en matières minérales (fer, potassium, silicium...).

La capucine (*Tropaeolum majus*), plante de la famille des Tropéolacées, est originaire du Pérou et du Mexique, d'où son surnom de « cresson du Pérou » ou « cresson du Mexique ». Elle est cultivée dans les jardins de toute l'Europe. Les propriétés rubéfiantes de la capucine lui confèrent une activité tonique et antipelliculaire sur le cuir chevelu, ce qui contribue à l'amélioration du cheveu. Grâce à sa forte teneur en soufre (0,17 g de soufre pour 100 g de plante), elle freine la chute et favorise la repousse, en tonifiant le cuir chevelu.

Le cresson (*Nasturtium officinale*), plante de la famille des Crucifères, pousse dans toute l'Europe, en Asie centrale, en Afrique du Nord et en Amérique. Il possède des propriétés reminéralisantes et tonifiantes, grâce à sa teneur en vitamines (A, B1, B2, D) et en minéraux (calcium, fer, iode, manganèse et potassium).

Le vinaigre de vin contient des tanins qui ont un rôle astringent protecteur sur le cuir chevelu.

Le thym (*Thymus vulgaris*), plante de la famille des Labiées, se trouve dans le Midi de la France, en Italie, en Espagne et au Portugal. Il est encore appelé « farigoule », « barigoule », « frigoule » ou « pote ». Sa fraction hydrosoluble est antioxydante, régénérante et tonifiante pour le cheveu.

Le persil (*Petroselinum sativum*), plante de la famille des Ombellifères, est originaire de Grèce. Il est utilisé depuis l'Antiquité. Les médecins grecs et arabes le mentionnent déjà dans leurs traités de pathologie médicale. Cette plante herbacée, à odeur fortement aromatique, croît en France, en Europe centrale et méridionale, dans les Balkans, en Asie occidentale et en Amérique du Nord. Le principe actif du persil est une huile essentielle à apiol et à myristicine. L'apiol et la myristicine permettent une meilleure dilatation des vaisseaux du cuir chevelu. Le persil contient également une bonne proportion de vitamine A. Cette vitamine joue un rôle très important dans la formation des tissus et aide à les reconstruire. Elle ralentit la chute des cheveux.

Le romarin (*Rosmarinus officinalis*), plante de la famille des Labiées, est très répandu dans le Bassin méditerranéen et dans les garrigues. Il est également appelé « l'herbe aux couronnes ». Les extraits de romarin et son huile essentielle possèdent des propriétés régénérantes et antioxydantes pour les cheveux. Ils stimulent également leur repousse.

NOTES PERSONNELLES

Carence en fer

Le fer est un constituant essentiel du corps humain. Sa carence est sans doute la plus répandue à travers le monde. Les causes les plus fréquentes en sont la grossesse, les hémorragies à répétition, les anémies, les règles hémorragiques, certains régimes « amaigrissants » fantaisistes...
Les conséquences d'une carence en fer sont nombreuses : modification du comportement, asthénie (diminution des performances physiques et psychiques), anomalie des phanères (peau, ongles, cheveux), et sensibilité accrue aux infections liées à une perturbation du système immunitaire (système de défense de l'organisme).

- Le seul remède que préconisait ma grand-mère était de boire une flûte de champagne avant chaque repas... et non après, car ce serait un crime de lèse-majesté. Bien entendu, ce « remède » ne s'adresse qu'aux adultes !

Le fer est nécessaire à la formation de l'hémoglobine du sang et aux procédés d'oxydation du tissu hépatique. L'organisme en contient 5 g, dont 60 % dans l'hémoglobine. Le besoin en fer d'une personne en état de convalescence s'élève à 10 mg par jour environ. Or, une coupe de **champagne** par repas fournit assez d'ions de fer frais, rapidement absorbables par l'organisme, pour compenser les pertes journalières. Outre ces ions positifs (Fe_{2+}), le champagne contient une eau dynamique et suractivée, une infime quantité de vitamines dont la propriété majeure est leur promptitude à traverser la muqueuse intestinale, des sels minéraux, des substances métalloïdes, une vingtaine d'acides aminés, des oligopeptides, du glucose, des sucres complexes, des tanins, des acides organiques et des alcools.

ATTENTION !

L'origine d'une carence en fer, comme ses conséquences, peuvent être graves ; un suivi médical est donc impératif.

Carence en vitamines

Sans vitamines, ni la croissance des enfants, ni l'équilibre nutritif des adultes, ni la persistance d'un certain tonus chez les personnes âgées ne sont possibles. Ce sont donc les vitamines qui président, en quelque sorte, au cycle de la vie. Les principales sont :

- la vitamine A (qui joue un rôle dans les capacités visuelles),
- la vitamine D (qui stimule le transport du calcium, ainsi que du phosphore, dans l'intestin),
- la vitamine E (qui a une action antioxydante cellulaire),
- les vitamines B1, B6, B12 (qui jouent un rôle clé dans le métabolisme énergétique des acides aminés et des protéines),
- la vitamine C (qui joue un rôle dans la résistance aux infections bactériennes et virales, ainsi que dans la synthèse des anticorps).

Il est donc capital d'absorber quotidiennement un cocktail multivitaminé.

- Pour commencer la journée avec une énergie féroce, écrasez une banane, mélangez-la à 2 cuillerées à café de miel et à une cuillerée à café de crème fraîche. Savourez !

- Faites infuser 20 g de bistorte par litre d'eau bouillante. Buvez-en 3 tasses par jour, après le repas.

- Préparez une décoction : écrasez dix fruits d'églantier dans 25 cl d'eau froide. Faites bouillir pendant 5 minutes, puis laissez infuser pendant 10 minutes et filtrez. Buvez une tasse midi et soir.

- Versez un quart de cuillerée à café de poudre d'éleuthérocoque dans un liquide tiède, et délayez soigneusement. Buvez le matin, avant 10 heures, pendant 10 jours. Si vous utilisez des morceaux de racine, mettez-en une cuillerée à café dans de l'eau bouillante et laissez infuser pendant 5 minutes. Filtrez et buvez.

• Versez une cuillerée à soupe de fucus dans 50 cl d'eau froide. Faites bouillir pendant 5 minutes. Filtrez et buvez un quart d'heure avant les repas.

CONSEIL MALIN !
Ajoutez une tisane odorante (verveine, framboise, aspérule…) à cette décoction, dont le goût est assez désagréable.

• Versez une cuillerée à soupe de muirapuama dans 25 cl d'eau bouillante. Laissez infuser pendant 10 minutes. Filtrez et buvez tiède le matin, sucré avec du miel.

• Dans 50 cl d'eau bouillante, versez 50 g de feuilles d'ortie et laissez infuser pendant 10 minutes. Filtrez. Buvez-en 3 tasses par jour, aromatisées avec des fruits ou sucrées au miel.

• Placez une cuillerée à soupe de racine de salsepareille dans 25 cl d'eau froide. Portez à ébullition et, à feu doux, laissez réduire de moitié. Filtrez, et sucrez avec du miel. Buvez une tasse le matin, à jeun, pendant 30 jours.

Bains :

• Versez 50 g de fucus dans un litre d'eau froide, et mettez à bouillir pendant 5 minutes. Hors du feu, laissez infuser pendant 10 minutes. Filtrez, puis ajoutez à l'eau de votre bain.

ASTUCE!
Vous pouvez également ajouter deux grosses poignées de gros sel marin.

• Préparez un bain stimulant : faites bouillir pendant 5 minutes 4 litres d'eau avec 500 g de thym. Laissez infuser pendant 10 minutes. Filtrez et ajoutez à l'eau de votre bain.

En synergie :

→ Coriandre – Fenouil – Cynorrhodon – Menthe verte – Anis – Mélisse – Bleuet – Morceaux de pomme
→ Sarriette – Citron
→ Mélisse – Feuilles d'oranger – Citronnelle – Réglisse – Pissenlit – Pétales de roses
→ Cynorrhodon – Mélisse – Guarana – Ginseng – Gingembre – Fleurs d'hibiscus
→ Thé vert – Citronnelle – Guarana

La banane est notamment cultivée aux Antilles, aux Philippines, sur le littoral de l'Amérique centrale, de l'Afrique et de l'Asie tropicale. Elle contient de la vitamine A, toutes les vitamines B sauf la B12, de la vitamine C, du sucre (80 %) et des tanins. Elle contient du fer, du phosphore, du magnésium, du potassium, du sodium, du zinc et du manganèse. Elle offre donc un aliment vitaminé de choix pour les enfants (favorisant la croissance) et les adultes (améliorant le travail manuel et intellectuel).

Outre sa richesse en sels minéraux, **le miel** contient des sucres simples, qui donnent très vite du tonus.

La crème fraîche contient du calcium.

La bistorte est constituée de tanins (15 à 20 %) et de mucilages. C'est un fébrifuge et un tonique. On utilise le rhizome. Elle est encore plus efficace en synergie avec l'arbousier.

Mieux connu sous le nom de son fruit, le cynorrhodon, **l'églantier** est très riche en vitamine C. Il contient du tocophérol, à l'action antioxygène, donc antiradicalaire. Il est également composé de vitamines A, B1, B2, PP, K et E, de flavonoïdes, de caroténoïdes, de procyonidés et de tanins. C'est un tonique, qui peut être légèrement diurétique. On utilise les fruits.

L'éleuthérocoque contient des glucosides (éleuthérosides), des vitamines, des acides aminés et des principes actifs. Il est conseillé en cas de fatigue et de surmenage. On utilise la racine en poudre ou en morceaux.

Le fucus est une algue qui favorise la combustion des lipides. Elle renferme de l'iode, qui stimule les échanges cellulaires et l'élimination des déchets. Elle contient également des polyphénols, des polysaccharides (immunostimulants), du mannitol, de l'acide alginique et des vitamines A, B, C, E. Véritable cocktail d'oligo-éléments, cette algue est indiquée en cas de fatigue ou de carence en vitamines.
→ En synergie avec le fenouil.

Le muirapuama contient un alcaloïde (la muirapumine), des huiles essentielles, des tanins, des résines et un principe amer. C'est un tonique neuromusculaire. On utilise la racine, la tige et les plantes jeunes.

L'ortie contient des vitamines B (B2, B5, acide folique), de l'acétylcholine, de l'histamine, des sels minéraux, des oligo-éléments et des acides aminés. Sa richesse en silice, en zinc et en vitamines la rend très utile pour lutter contre les cheveux ternes et les ongles cassants. C'est aussi un bon reminéralisant, tonique et antiasthénique. On utilise les feuilles et les racines.

La salsepareille est constituée de saponines stéroïdiques, de phytostérols (50 %), d'amidon, de résine, d'acide sarsapique et de sels minéraux (calcium, potassium). Elle possède des vertus fortifiantes et stimulantes. On utilise les racines.

La tige fleurie du **thym** sécrète une huile essentielle à base de phénols (thymol et carvacrol). Il renferme également des flavonoïdes et des acides-phénols. Il a une action tonique sur l'organisme. On utilise la plante et les fleurs.

Cellulite

La cellulite est considérée comme une inflammation du tissu conjonctif cellulaire sous-cutané, qui entraîne un gonflement donnant à la peau un aspect « capitonné ». On la nomme d'ailleurs familièrement « culotte de cheval » ou « peau d'orange »... Plus scientifiquement, on parlera de lipodystrophie. Son mécanisme est très simple : stockage anormal des graisses dans les cellules graisseuses de l'hypoderme (les adipocytes) et infiltration d'eau dans les tissus. Elle est souvent liée à une mauvaise circulation veineuse et lymphatique.

- Préparez une décoction à base d'écorce et de tige d'ananas. Faites bouillir pendant 5 minutes, puis laissez infuser hors du feu pendant 10 minutes. Filtrez.

CONSEIL MALIN !
Vous pouvez aussi faire une cure d'ananas pendant 1 mois.

- Versez une cuillerée à soupe de queues de cerises dans 25 cl d'eau froide. Faites bouillir pendant 4 à 5 minutes à feu doux, puis, hors du feu, laissez infuser pendant 10 minutes. Filtrez. Buvez 3 tasses par jour en dehors des repas.

- Variante du Dr Leclerc : tout de suite après la décoction, passez, ajoutez 250 g de cerises dénoyautées et une pomme coupée en rondelles, puis laissez infuser pendant 10 minutes.

ASTUCE !
Cette boisson se prépare à l'avance et peut se conserver au réfrigérateur.

- En décoction : faites bouillir pendant un quart d'heure une poignée de rhizome de chiendent haché dans un litre d'eau. Filtrez. Buvez-en tout au long de la journée.

- Versez 3 cuillerées à soupe de feuilles séchées de frêne dans un litre d'eau bouillante. Laissez infuser pendant 10 minutes, et filtrez. Buvez 4 tasses par jour de cette infusion.

- Versez 20 à 30 g de baies de genièvre dans un litre d'eau bouillante. Laissez infuser pendant 10 minutes. Filtrez. Buvez 3 tasses par jour.

- Versez une cuillerée à café de feuilles de maté dans une tasse à thé d'eau bouillante. Laissez infuser pendant 10 minutes, puis filtrez.

ATTENTION !
Cette infusion peut remplacer le thé du petit déjeuner. Évitez d'en consommer après 16 heures, car c'est un excitant.

- Mettez une cuillerée à soupe de feuilles de papaye dans 25 cl d'eau bouillante et laissez infuser pendant 10 minutes. Filtrez. Buvez tout au long de la journée. Aromatisez cette infusion avec des fruits.

- Mettez 50 g de piloselle dans un litre d'eau bouillante. Laissez infuser pendant 10 minutes. Filtrez. Buvez 2 à 3 tasses par jour.

- Laissez infuser pendant 10 minutes une cuillerée à café de fleurs de reine-des-prés dans une tasse à thé d'eau bouillante. Filtrez. Buvez 3 tasses par jour, le plus loin possible des repas.

En synergie :

→ Ananas – Ascophyllum
(à éviter en cas de maladie thyroïdienne)
→ Aubier de tilleul – Frêne – Lierre
→ Fucus – Frêne – Lavande
→ Maté – Orthosiphon – Piloselle – Genièvre
→ Reine-des-prés – Genièvre – Oranger amer
→ Papaye – Fucus – Maté
→ Mélilot – Thé vert – Piloselle
→ Garcimia – Oranger amer – Queue de cerise

Compresses :

- Faites bouillir pendant 10 minutes 30 g de racines ou de feuilles d'eupatoire dans un litre d'eau. Filtrez, puis appliquez sous forme de compresses chaudes pendant 4 à 5 minutes sur les zones concernées. Répétez cette opération trois fois par jour.

- Placez une cuillerée à café de feuilles et de baies de lierre grimpant dans 25 cl d'eau froide. Portez à ébullition, puis laissez bouillir pendant quelques minutes. Hors du feu, filtrez et laissez tiédir. Appliquez en compresses sur les zones concernées.

L'ananas contient de la bromélaïne, une enzyme qui dissout les protéines. Il est riche en vitamines A et C. Bien connu comme anti-cellulitique et liporéducteur, il facilite également la digestion, en diminuant l'acidité gastrique. On utilise l'écorce, la pulpe et sa tige. On peut aussi l'utiliser tout simplement pour aromatiser certaines tisanes !

Composé de glucoside et d'isoflavone, **le cerisier** est un diurétique, un laxatif et un sédatif des voies urinaires. Les queues de cerises contiennent des flavonoïdes et du sel de potassium, ce qui les rend très diurétiques, et particulièrement efficaces contre la rétention d'eau. Drainantes, elles favorisent la perte de poids. On utilise les queues des fruits.

Le chiendent contient des polysaccharides (triticine), de l'huile essentielle (agropyrum), des mucilages, de l'inuline, des sels minéraux, et du fructose. C'est un diurétique qui peut s'employer dans le traitement contre la cellulite. On utilise le rhizome.

Le frêne est composé de coumarines (fraxoside) de sécoiridoïdes, de tanins, de sels minéraux et de vitamines C et P. Il contient également un flavonoïde (le rutoside) et des polyphénols, qui jouent un rôle anti-oxydant. Le frêne favorise l'élimination des toxines et des déchets, ce qui permet d'atténuer la cellulite. On utilise les feuilles, l'écorce et les graines.

L'huile essentielle de genièvre renferme plus de 60 composants, dont du cinéol, du myrcène, du sabinène, des tanins, des terpènes, des sucres et de la junipérine. C'est une plante diurétique très réputée. Ses baies favorisent l'élimination des déchets et des toxines : elles facilitent ainsi l'amincissement et atténuent la cellulite. On utilise les baies.

Les feuilles de **maté** sont riches en sels minéraux et en matéine (proche de la caféine). Le maté est diurétique et facilite l'élimination des graisses. Il renferme des saponines qui stimulent le métabolisme et diminuent l'assimilation des lipides. C'est aussi un excellent tonique, qui améliore le transit intestinal en agissant sur les fibres musculaires digestives. On utilise les feuilles.

→ Excellent en synergie avec l'hamamélis, le coudrier et la vigne rouge.

La papaye est constituée d'enzymes protéolytiques (papaïne et chymopapaïne) et d'alcaloïdes (carpaïne). Elle agit directement sur les capitons qui forment la cellulite en fractionnant les protéines, les lipides et les pectines. Elle draine et évacue ainsi les amas de graisse en excès. On utilise les feuilles, les fleurs, les graines et les fruits.

Riche en flavonoïdes et coumarines, **la piloselle** stimule les reins et le foie, en facilitant la sécrétion de la bile. Elle favorise l'élimination des déchets et des toxines, lutte contre la rétention d'eau et combat la cellulite. On utilise les feuilles et la plante.

La reine-des-prés contient des hétérosides, des tanins, des flavonoïdes et des dérivés salicylés, présents dans les feuilles et les fleurs. Diurétique, elle participe au drainage de la cellulite. Analgésique et anti-inflammatoire, elle atténue les œdèmes liés à la rétention d'eau et à la surcharge pondérale. On utilise les sommités fleuries.
→ Elle excelle en synergie avec le fucus et la vigne rouge.

Composée de lactones sesquiterpéniques (antimicrobiens) et de polysaccharides (qui renforcent les défenses de l'organisme), **l'eupatoire** contient également des flavonoïdes (dont l'eupatorine), une huile essentielle et des alcaloïdes pyrrolizidiques. On utilise les feuilles et la racine.

Le lierre grimpant est composé de saponosides triterpéniques, de flavonoïdes et d'acides caféiques et chlorogéniques. Il est recommandé dans le traitement contre la cellulite. On utilise les feuilles et les baies.

NOTES PERSONNELLES

Chevilles enflées

Une cheville enflée possède un léger œdème, caractérisé par un gonflement de consistance molle, où le doigt s'enfonce et laisse une empreinte dite « du godet ».

L'œdème des chevilles a des causes variées :

- circulatoires, avec insuffisance veineuse ou lymphatique,
- cardiaques,
- métaboliques (cirrhose du foie, dénutrition, insuffisance rénale).

Il peut aussi être dû à une entorse de la cheville, suite à un faux mouvement du pied.

- À la fin de la journée, ma grand-mère avait parfois les chevilles enflées. Elle préparait alors une décoction de romarin, à raison de 30 g de feuilles fraîches pour 50 cl d'eau, qu'elle laissait infuser pendant 10 minutes. Elle plongeait ses chevilles pendant au moins un quart d'heure dans cette préparation (mais vous pouvez aussi appliquer des compresses). Ses chevilles étaient rapidement décongestionnées.

Le romarin (*Rosmarinus officinalis*), plante de la famille des Labiées, se développe dans les contrées méridionales, sur les collines arides de Provence et du Languedoc. Il occupait une place importante dans les rites antiques, en Égypte et en Grèce. Les Arabes s'en servirent également pour ses vertus thérapeutiques diverses. En Europe, le romarin fut utilisé dans les monastères, comme plante médicinale. En usage local, il diminue les œdèmes et les contusions, grâce à son huile essentielle riche en alpha-pinène, bornéol, camphre et cinéol.

ATTENTION !

Une attention particulière doit être portée à toute enflure des chevilles : soit il s'agit d'un léger œdème de fatigue, non pathologique, et le remède indiqué ci-dessus s'impose ; soit il s'agit d'un problème médical beaucoup plus grave, et une consultation chez un spécialiste est alors indispensable. Certaines maladies peuvent en effet entraîner un œdème des membres inférieurs : insuffisance cardiaque, hypertension artérielle essentielle, syndrome néphrétique, cirrhose, insuffisance rénale chronique, compressions abdomino-pelviennes...

NOTES PERSONNELLES

Cholestérol

Le cholestérol est une substance lipidique essentiellement synthétisée par le foie. Il est dans les aliments, notamment les œufs, les abats, le beurre et le lait entier. C'est un élément indispensable à la vie, nécessaire aux glandes génitales et surrénales. Cependant, lorsque son taux est trop élevé dans le sang, il est à l'origine de plaques sur la paroi artérielle interne : on parle d'athérosclérose. Il peut alors provoquer des maladies cardiovasculaires (angine de poitrine, infarctus du myocarde). L'hypercholestérolémie résulte très souvent d'une mauvaise alimentation. Cependant, d'autres causes sont possibles : prédispositions génétiques, diabète, hypothyroïdie, syndrome néphrotique... Pour conserver un bon équilibre lipidique, il est nécessaire de suivre un régime diététique adapté à son métabolisme et de pratiquer régulièrement un sport.

- Ma grand-mère profitait du printemps pour nous faire suivre une « cure » de pissenlits. Ce qui n'était pas pour nous déplaire, lorsqu'elle nous les servait en salade, accompagnés de petits lardons et d'œufs mollets... Faites tremper à froid 30 à 50 g de feuilles et de racines de pissenlits dans un litre d'eau pendant 2 à 3 heures. Chauffez jusqu'à ébullition. Laissez bouillir quelques secondes et infusez pendant 20 minutes. Filtrez et mettez au frais. Buvez une tasse après chacun des trois repas.

- L'artichaut s'oppose à l'accumulation du cholestérol dans les tissus et active l'élimination des excédents. Vous le consommerez cru, ou cuit dans très peu d'eau, en buvant l'eau de cuisson. Versez une cuillerée de feuilles d'artichaut séchées dans une tasse d'eau bouillante. Laissez infuser pendant 10 minutes. Si le goût est trop amer, sucrez avec du miel. Buvez 2 tasses par jour, avant les repas.

ASTUCE!
On peut aussi extraire le jus à la centrifugeuse.

- Faites une cure pendant 3 mois, à raison de 10 jours par mois, de la décoction suivante : mettez 6 cuillerées à café de chrysanthellum americanum dans 50 cl d'eau froide. Faites bouillir pendant 2 minutes et laissez infuser pendant 10 minutes. Filtrez et buvez la totalité de la préparation dans la journée, bien chaude, en trois fois.

- Versez 50 g de pétales de rose dans un litre d'eau froide. Faites bouillir pendant 3 minutes, puis laissez infuser pendant 10 minutes. Filtrez et buvez 3 à 4 tasses par jour entre les repas.

Conseils alimentaires :

- Entrées :

– crème de potiron (riche en potassium) à la muscade et au cerfeuil. N'ajouter ni crème, ni beurre. Épaissir avec un peu de riz.
– salade d'endives, pomme et orange avec une sauce à l'huile de tournesol (pour les bons acides gras).
– asperges sauce mousseline avec une pointe de paprika (crème à 15 % de matières grasses pour la sauce).

- Poissons :

– lotte au citron vert.
– poissons poêlés ou à la cocotte avec de l'huile de tournesol.
– rougets (contiennent un taux important de bons acides gras).

- Volailles et viandes :

– cuisses de poulet avec des pommes (cuites avec du citron et une pincée de cannelle).
– filets de dinde (contient peu d'acides gras saturés et beaucoup de mono ou poly-insaturés). Enlever la peau. Cuire à l'huile de tournesol et parfumer avec du basilic ou du curry.
– côtes d'agneau entièrement dégraissées et grillées.
– faux-filet de bœuf à l'ail entièrement dégraissé, cuit à la poêle avec de la margarine de tournesol.
– filet de porc au romarin et au laurier.

- Légumes :

– gratin de pommes de terre à la fleur de thym.
– aubergines et poivrons grillés au four, avec un filet d'huile de tournesol.
– cèpes ou tout champignon en papillotes (pas de beurre ni d'huile : les champignons s'imbibent comme des éponges).
– petits pois à l'étouffée, sans matières grasses.
– tomates provençales, sans matières grasses.

- Fruits :

Si possible 2 pommes par jour (la pomme permet de prévenir les excès de cholestérol sanguin).

Le pissenlit (*Taraxacum dens-leonis*) se trouve dans tous les lieux humides en Europe, en Asie, en Afrique et en Amérique boréale. Il contient certains principes actifs qui stimulent le foie en le tonifiant : alcools triterpéniques et stérols dans la racine, flavonoïdes (apigénol et lutéolol) dans les feuilles. Cette plante donnera donc de bons résultats en cas d'excès de cholestérol.

L'artichaut contient des acides-phénols, des acides-alcools, des flavonoïdes, de l'inuline et du magnésium. Son principe actif majeur, la cynarine, stimule la bile, ce qui facilite la digestion et l'élimination des toxines. Il combat le cholestérol et l'urée. On utilise les feuilles. Lorsqu'il est utilisé en synergie avec le chardon-marie, son effet sur les foies « fatigués » se voit amplifié.

Le chrysanthellum americanum est très riche en flavonoïdes et en saponosides. C'est une plante de la famille des Composées, qui ressemble à la camomille. D'après le Dr Couderc, le taux de cholestérol diminuerait de 30 à 50 % après une cure de 10 jours de cette décoction. On utilise toute la plante.

La rose est constituée d'huiles essentielles, d'hétérosides antimaçonniques, de dérivés flavoniques (quéritroside) et de tanins. Elle diminue le taux de cholestérol. On utilise les boutons et les pétales.

ATTENTION !

Il est impératif de vérifier régulièrement son taux de cholestérol sous surveillance médicale, la prise de médicaments pouvant être nécessaire. Selon l'importance de ce taux, certains aliments devront être consommés avec modération ou totalement supprimés, tels que la charcuterie, le beurre, le gras de la viande, les fromages, les œufs, les sucres et l'alcool.

NOTES PERSONNELLES

Circulation sanguine

La circulation sanguine dépend du bon fonctionnement du cœur et des vaisseaux. Une trop grande quantité de graisse saturée (la graisse d'origine animale, contenue dans le beurre, la charcuterie, la viande grasse et le fromage), de sucre à absorption rapide et d'alcool augmente le taux de cholestérol et des triglycérides dans le sang, ce qui altère le bon fonctionnement sanguin.

Une mauvaise circulation sanguine peut être à l'origine de plusieurs pathologies : jambes lourdes, avec engourdissement et douleurs dans les mollets, gêne à la marche, œdèmes au niveau des pieds et des chevilles ; varices, avec dilatation excessive et permanente des veines ; hémorroïdes internes ou externes, sensation de pesanteur anale, besoin persistant d'aller à la selle, douleurs aiguës en période inflammatoire et pertes sanguines plus ou moins importantes.

Le sang, ce précieux liquide qui nourrit nos tissus, se compose d'un sérum dans lequel on trouve :

- les globules rouges, qui fixent et transportent l'oxygène nécessaire à la respiration,
- les globules blancs, qui défendent l'organisme contre les agressions microbiennes,
- les plaquettes, qui aident à la coagulation en cas d'hémorragie.

La circulation sanguine est un cycle qui dépend du bon fonctionnement du cœur et des vaisseaux. Le sang se charge d'oxygène au niveau des poumons. Il passe alors dans le cœur, qui le renvoie dans tout l'organisme par le biais des artères. L'oxygène contenu dans le sang pénètre dans les organes grâce aux capillaires. Enfin, les veines renvoient vers le cœur le sang appauvri en oxygène et enrichi en dioxyde de carbone.

La stimulation de la circulation sanguine a un effet bénéfique sur l'ensemble de l'organisme.

- L'ail cru est un bon régulateur de la circulation sanguine. Croquez-en dès que possible !

- Ma grand-mère mettait un bouquet de menthe (fraîche ou séchée) dans son bain pour, disait-elle, « se rafraîchir » et activer sa circulation. Elle plaçait alors les feuilles dans un sachet de toile fine ou de mousseline.

ASTUCE !
Vous pouvez aussi utiliser un vieux collant filé, coupé au mollet et soigneusement noué.

- Pour stimuler la circulation et traiter les rougeurs de la peau, souvent dues à une mauvaise circulation sanguine, préparez une décoction en versant une cuillerée à soupe de raifort dans une tasse de lait, puis appliquez-la sur votre corps.

- Si vous êtes courageux, mélangez une tasse de gros sel marin, 2 cuillerées à soupe d'huile d'amande douce et 2 gouttes d'huile essentielle de géranium. Frictionnez tout votre corps avec cette préparation, rincez-vous à l'eau chaude et enroulez-vous pendant 10 minutes environ dans une serviette épaisse.

- En infusion : dans 25 cl d'eau bouillante, versez une cuillerée à soupe de feuilles d'airelles (ou myrtilles). Laissez infuser pendant quelques minutes. Filtrez et buvez 3 tasses par jour.

- En décoction : placez une cuillerée à soupe de baies d'airelles (ou myrtilles) dans 25 cl d'eau froide. Portez à ébullition et laissez infuser pendant quelques minutes. Filtrez. Buvez 3 tasses par jour.

- Mettez une cuillerée à soupe de feuilles de ginkgo biloba dans 25 cl d'eau bouillante. Laissez infuser pendant 10 minutes. Filtrez et buvez au coucher, avec un peu de miel.

- Faites macérer 100 g de feuilles de petite pervenche dans un litre de Banyuls pendant 10 jours. Filtrez en exprimant. Buvez un verre à porto de cette préparation avant chaque repas.

L'ail (*Allium sativum*), plante de la famille des Liliacées, croît spontanément en Sicile, en Espagne, en Égypte et en Algérie. Son bulbe frais contient des glucides (fructosane), une huile volatile sulfurée, des produits dérivés de l'allicine, les ajoènes, ainsi que des prostaglandines. Grâce à cette structure, l'ail permet de faire baisser la tension artérielle et de diminuer les graisses saturées dans le sang sous forme de cholestérol.

La menthe verte (*Mentha viridis*), plante de la famille des Labiées, est répandue dans les régions tempérées et septentrionales d'Europe, d'Asie et d'Amérique. Son nom vient de Mintha, le nom grec d'une nymphe que Perséphone, fille de Zeus et de Déméter, métamorphosa en plante par jalousie. Les Anciens l'utilisaient autant lors de cérémonies que pour ses qualités thérapeutiques. Hippocrate vantait ses vertus aphrodisiaques et Pline l'Ancien reconnaissait son action analgésique. Grâce à ses nombreux composants (notamment flavonoïdes, tanins et caroténoïdes), la menthe active la circulation sanguine.

Originaire des pays slaves, **le raifort** (*Armoracia rusticana*) se rencontre à l'état spontané dans les endroits frais et ombragés, sur les terrains humides et le long du littoral. La culture de cette grande plante vivace (qu'il ne faut pas confondre avec le radis noir, parfois nommé « raifort des Parisiens ») a gagné l'Europe occidentale au Moyen Âge, et la France, vraisemblablement, au XVIe s. À l'époque médiévale, sa racine s'employait comme traitement antiscorbutique et diurétique. Le raifort contient des glucosinolates (en particulier de la sinigroside, une substance qui active la circulation), des vitamines (notamment de la vitamine C), une enzyme, la myrosinase, et des acides aminés.

L'amande douce est le fruit de l'amandier doux (*Prunus amygdalus communis*), un arbre de la famille des Rosacées. **L'huile d'amande douce** possède des principes actifs (alcools terpéniques et flavonoïdes) aux propriétés régénérantes, des tanins et des vitamines adoucissantes.

L'huile essentielle de géranium est dotée de propriétés adoucissantes, régénérantes et astringentes, grâce à ses acides organiques, ses tanins et sa substance amère, la géraniine.

L'airelle renferme des flavonoïdes : ce sont des antioxydants impliqués dans la neutralisation des radicaux libres, qui permettent de prévenir l'apparition des maladies cardio-vasculaires. Elle augmente la résistance des capillaires. On utilise les baies et les feuilles.

Composé de flavonoïdes (biflavones, hétérosides de flavones, flavonols), de ginkgolides et de bilobol, **le gingko biloba** est particulièrement utile en cas de problèmes de circulation car il prévient la formation de caillots. On se sert des feuilles.
→ À utiliser en synergie avec le bouillon-blanc (molène).

La petite pervenche renferme de nombreux alcaloïdes indoliques (en particulier de la vincamine) et des tanins. Elle a un effet hypotenseur et un effet vaso-dilatateur, qui lui permet de combattre l'hypertension, d'améliorer le débit sanguin du cerveau et de protéger les capillaires. On utilise les feuilles.

ATTENTION !
Il est bien évident qu'avant toute chose les problèmes circulatoires doivent être examinés par un spécialiste pour diagnostiquer une éventuelle pathologie grave.

NOTES PERSONNELLES

....

....

....

....

....

....

....

....

....

....

Cloques

La cloque est un gonflement de l'épiderme provoqué par un épanchement de sérosité à la suite d'une brûlure, d'une piqûre d'insecte… Elle peut se localiser dans n'importe quelle partie du corps. L'ampoule, quant à elle, survient après des traumatismes répétés sur les mains, sur la plante des pieds ou le talon (voir le chapitre *Ampoules*).

- Lorsque nous étions petits, l'un de nos jeux consistait à passer rapidement le doigt sur une bougie allumée. Évidemment, les moins habiles se brûlaient un peu ! Ma grand-mère nous enduisait alors le doigt de miel qu'elle recouvrait d'une gaze, « pour pas qu'on se lèche », disait-elle ! Cela nous soulageait, évitait la formation de cloques et favorisait une cicatrisation rapide.

Le miel est considéré comme un émollient : il relâche les tissus enflammés et les ramollit. On pouvait lire en 1981 dans *Forum mondial de la santé* : « J'aimerais recommander une méthode exceptionnellement simple, efficace et peu coûteuse pour accélérer la cicatrisation des plaies chirurgicales et des escarres infectées, qui n'est autre que l'application de miel. C'est en 1966, en Angleterre, que j'ai appris d'un forgeron de village les vertus cicatrisantes du miel et, depuis lors, j'y ai eu recours à maintes reprises, dans mon pays et ailleurs. » (d'après *Tropical Docteur*, de P.J. Armon). L'acide formique du miel est un acide naturel qui s'avère être un antiseptique très puissant. N. Joïriche, auteur d'origine soviétique, signale également que « *le chirurgien soviétique Krinitski a acquis la conviction que le miel augmenterait la sécrétion de glutathion, substance stimulant la croissance et la division des cellules, favorisant ainsi la cicatrisation* » et que « *le professeur Smirnov a traité, avec du miel, soixante-quinze personnes blessées par armes à feu. Il a eu confirmation que, pour les plaies infectées et lentes à guérir, le miel aide à la désinfection et stimule la croissance des tissus* ». La preuve médicale de l'effet cicatrisant du miel serait donc bien établie.

Coliques

On englobe sous le terme de coliques intestinales tous les signes cliniques entraînant des douleurs au niveau du tube digestif : colites, dyspepsies, gastro-entérites, gastralgies et flatulences. Provoquées par de fortes contractions intestinales, les coliques sont le signe de troubles abdominaux. Les symptômes en sont variés : troubles dyspeptiques (éructations) ; nausées, digestion lente, brûlures, douleurs pseudo-ulcéreuses ; troubles colitiques (constipation, diarrhée, émission de glaires, douleurs abdominales). Toutes ces manifestations sont à considérer avec attention : elles peuvent être bénignes, mais aussi annoncer des complications plus graves, notamment une occlusion intestinale.

- Il faut toujours avoir la préparation suivante en prévention d'éventuelles coliques : faites un sirop avec 200 g de sucre et 50 cl d'eau. Après refroidissement, ajoutez 50 cl d'alcool de vin (45°). Mettez dans le mélange une poignée de feuilles et de tiges d'estragon. Filtrez. Mettez en bouteille et laissez ensuite macérer pendant 45 jours. Au moment des spasmes douloureux, buvez un verre à liqueur de ce breuvage.

ASTUCE !
Cette préparation peut aussi calmer les douleurs des règles.

- Dans 25 cl d'eau bouillante, versez une cuillerée à soupe de fleurs et de feuilles d'aneth. Laissez infuser pendant 10 minutes et filtrez. Buvez régulièrement.

- Placez une cuillerée à café de graines d'anis vert dans 25 cl d'eau froide. Portez à ébullition et faites bouillir pendant quelques minutes. Hors du feu, laissez infuser pendant 10 minutes et filtrez. Buvez plusieurs fois par jour.

- Versez une cuillerée à soupe de citronnelle dans 25 cl d'eau bouillante. Laissez infuser pendant 10 minutes. Filtrez et buvez une tasse par jour après les repas.

- Faites infuser pendant 10 minutes 2 clous de girofle dans une tasse d'eau bouillante. Filtrez. Buvez trois fois par jour.

- Dans 25 cl d'eau bouillante mettez une cuillerée à soupe de fleurs de mélilot. Laissez infuser pendant quelques minutes. Filtrez et buvez 3 tasses par jour, le plus loin possible des repas.

- Dans 25 cl d'eau bouillante, laissez infuser pendant 10 minutes une cuillerée à soupe de sarriette. Filtrez et buvez plusieurs tasses par jour de cette préparation.

En synergie :

- Versez 2 cuillerées à soupe de ce mélange dans un litre d'eau et faites bouillir pendant 10 minutes. Buvez une gorgée toutes les heures.

→ Anis vert – Cumin – Absinthe – Plantain – Gentiane – Racine de guimauve – Racine d'angélique
→ Racine d'aunée – Racine de gentiane

- Badiane – Écorce de bourdaine – Racine de réglisse – Feuilles de menthe poivrée
Faites infuser une cuillerée à soupe de ce mélange dans 50 cl d'eau. Filtrez. Buvez matin et soir.

- Racine de guimauve officinale – Anis vert – Cumin – Fleurs de millefeuille – Fleurs de camomille – Baies de genièvre – Bourse-à-pasteur
Faites bouillir pendant 5 minutes une cuillerée à soupe de ce mélange dans 50 cl d'eau. Filtrez. Buvez une gorgée toutes les heures.

L'estragon (*Artemisia dracunculus*), une variété de l'armoise, est un excellent condiment culinaire. Il est originaire du sud de la Russie et de Mongolie. Ses principaux constituants connus, l'estragol (60 à 70 %) et les terpènes (15 à 20 %) sous forme d'ocimène et de phéllandrène, lui confèrent certaines propriétés : il favorise la digestion gastrique, combat toutes sortes de spasmes, empêche une infection au niveau interne, et aide à l'évacuation des gaz intestinaux.

L'aneth est composé d'une huile essentielle et contient du carbone, du limonène, du phellandrène et du carbure. Il contient aussi des flavonoïdes, des coumarines, des xanthones et des triterpènes. Son huile essentielle soigne les spasmes intestinaux et les coliques. Il est stomachique et carminatif. On utilise les feuilles et les fleurs.

L'huile essentielle de **l'anis vert** contient de l'anéthol. Il est également composé de flavonoïdes, de furanocoumarines, d'acides gras, de stérols et de protéines. Considéré comme carminatif, antispasmodique et bactéricide, il stimule les sécrétions digestives. Il est couramment utilisé pour ses caractéristiques odoriférantes, car il permet de masquer le goût désagréable de certaines plantes. On utilise les graines.
→ En synergie avec le cresson de fontaine.

La citronnelle (ou mélisse) est composée d'une huile essentielle riche en citrol (entre 70 et 85 %), de géraniol et de citronnelle. C'est un puissant sédatif qui traite les troubles digestifs. Elle a un pouvoir antiseptique et cicatrisant en cas de colites. Antispasmodique, elle réduit les crampes digestives et les flatulences. On utilise les feuilles et les sommités fleuries.

Le giroflier est composé d'huile essentielle (eugénol à 85 %, acétyl eugénol, salicylate de méthyle, pinène et vanilline), de gomme et de tanins. Il agit comme antiseptique et antispasmodique, en soulageant les troubles digestifs, telles les flatulences et les coliques. On utilise le bouton floral (clou de girofle).

Le mélilot contient des flavonoïdes, un glucoside, de la coumarine et des acides-phénols. Il possède une action sédative sur les troubles digestifs et se révèle très efficace contre la colique. On utilise les sommités fleuries.

La sarriette contient de l'huile essentielle riche en carvacrol, thymol, pinène et terpènes. Elle traite les coliques, combat les flatulences et stimule la digestion. On utilise les fleurs.

ATTENTION !

La sarriette est déconseillée aux femmes enceintes.

NOTES PERSONNELLES

Conjonctivite

Le terme de « conjonctivite » définit une inflammation de l'œil. D'un point de vue médical, la conjonctive est la muqueuse qui tapisse l'intérieur de la paupière et la partie extérieure de la sclérotique de l'œil. La conjonctivite est l'inflammation de cette muqueuse : la face interne de la paupière est rouge, l'œil est irrité, un écoulement d'aspect purulent peut se produire, accompagné de sensations de brûlures. La conjonctivite peut être d'origine virale, bactérienne, allergique ou tout simplement liée à une irritation.

- Délayez de la farine de froment dans un jaune d'œuf. Posez cet emplâtre sur vos paupières et gardez-le le plus longtemps possible.

CONSEIL MALIN !
L'idéal est de le conserver toute la nuit, sous un bandeau.

- Versez 30 g de racines de fenouil dans un litre d'eau froide et laissez bouillir pendant 10 minutes. Hors du feu, versez dans un bol. Penchez-vous au-dessus des vapeurs qui s'en dégagent, après vous être couvert la tête à l'aide d'une serviette.

- Placez 50 g de feuilles de mauve dans un litre d'eau froide. Faites bouillir pendant 2 minutes, puis laissez infuser pendant 10 minutes et filtrez. Une fois que cette décoction est froide, utilisez-la pour en baigner régulièrement et précautionneusement vos yeux. Vous pouvez également faire la même fumigation que celle proposée pour le fenouil.

Compresses :

- Lorsqu'on vous offre un bouquet de roses, surtout ne jetez pas les pétales ! Faites-les sécher et gardez-les précieusement. Pour soulager une conjonctivite, faites infuser 50 g de ces pétales dans un litre d'eau bouillante. Laissez infuser pendant un quart d'heure, puis imbibez des compresses de cette infusion et placez-les sur vos paupières.

- Versez une cuillerée à soupe de pétales de coquelicot dans 25 cl d'eau bouillante. Laissez infuser pendant 10 minutes. Utilisez en compresses, que vous renouvellerez régulièrement.

- Préparez une décoction : faites bouillir 50 g d'euphraise dans un litre d'eau et laissez infuser pendant 10 minutes. Laissez tiédir, puis appliquez en compresses sur les paupières.

- Dans 25 cl d'eau bouillante mettez une cuillerée à soupe de fleurs de mélilot. Laissez infuser pendant quelques minutes et filtrez. Utilisez en compresses tièdes ou en bains oculaires froids.

En synergie :

→ Fleurs de bleuet (5 g) – Feuilles de plantain (10 g) – Mélilot (5 g)
Versez 150 g d'eau bouillante et laissez infuser pendant un quart d'heure. Appliquez en compresses sur les paupières.

La farine de froment, obtenue à partir de grains de blé, contient environ 60 % d'amidon. L'amidon permet un relâchement des tissus enflammés, il est adoucissant.

Le fenouil est riche en anéthol. Il contient également des flavonoïdes, des furano-coumarines et des stérols. C'est un antimicrobien et un anti-inflammatoire. On utilise les graines, les feuilles et les racines.

La mauve est composée de mucilages, de flavonoïdes et d'un anthocyanoside, le malvine. Elle a une action anti-inflammatoire et possède des propriétés adoucissantes et émollientes. On utilise les fleurs et les feuilles.

ATTENTION !

Ne pas utiliser en cas de traitement anti-coagulant.

La rose de Damas (*Rosa damascena*) est une fleur originaire du Caucase, cultivée par les Perses, les Grecs, les Romains et les populations du Proche-Orient. En Perse, sa distillation remonte aux environs du IXe s. ; les pétales servent à préparer l'eau distillée de rose pâle, employée dans la plupart des cas en collyre contre les inflammations oculaires bénignes et les irritations de l'œil (conjonctivite, fatigue des yeux). Sa propriété anti-inflammatoire vient en grande partie du principe actif contenu dans ses pétales, une huile essentielle qui renferme du géraniol et du citronellol.

Le coquelicot est composé d'alcaloïdes isoquinoléiques (papavérine, rhéadine, isorhéadine…), d'anthocyanosides, de mucilages, de tanins, de nitrate de potasse et de mécocyanine. Ses fleurs ont des propriétés apaisantes. Grâce à son action douce, il est recommandé pour les personnes âgées et les enfants.

L'euphraise contient des résines, des tanins, des pigments et de l'aucuboside. Elle a des propriétés astringentes, et permet de réduire les sécrétions des muqueuses oculaires. On utilise la plante entière.

Le mélilot contient des flavonoïdes, un glucoside, de la coumarine et des acides-phénols. Ses flavonoïdes lui confèrent des propriétés anti-inflammatoires. On utilise les sommités fleuries.

→ En synergie avec l'euphraise, il donne encore de meilleurs résultats.

ATTENTION !

Si, au bout de 24 heures, le résultat n'est pas probant, une consultation chez l'ophtalmologiste s'impose. En effet, la majorité des conjonctivites sont bénignes, mais d'autres peuvent se révéler beaucoup plus graves, en particulier chez le nouveau-né et le nourrisson.

Constipation (adultes)

La constipation se définit comme un retard ou une difficulté à évacuer les selles. Celles-ci sont moins fréquentes, mais abondantes et plus dures que normalement. Chez l'adulte, l'impossibilité d'aller quotidiennement à la selle est un état très fréquent, notamment chez les femmes. Cette constipation est due à un ralentissement du bol alimentaire dans le tube digestif, en particulier au niveau du côlon et du rectum. Cet état a parfois des conséquences invalidantes : douleurs abdominales, ballonnements, haleine forte, langue chargée, mycoses...

- Ma grand-mère, qui était très sujette à ce désagrément, faisait macérer pendant 3 jours une poignée de feuilles de basilic dans un litre de vin rouge. Elle ajoutait à cela une quantité égale d'huile d'olive et prenait un verre à porto de ce mélange quatre fois par jour, notamment au début de chaque repas. Cela mettait fin à la constipation la plus opiniâtre.

ATTENTION !
Il est évident que cette préparation est strictement réservée à l'adulte !

- Préparez une décoction : mettez 5 g de cuscute dans 25 cl d'eau froide. Faites bouillir pendant 3 minutes, puis laissez infuser pendant 10 minutes. Filtrez et buvez dans la journée.

- Préparez une décoction : faites bouillir une demi-cuillerée à café d'écorce de bourdaine dans 25 cl d'eau pendant 4 à 5 minutes. Retirez du feu et ajoutez une cuillerée à café d'anis vert. Laissez infuser pendant 10 minutes. Filtrez et buvez au coucher avec un peu de miel.

ATTENTION !
Utilisez l'écorce séchée, et non fraîche.

- Faites macérer 3 à 6 gousses de séné et 1 g de gingembre dans une tasse d'eau froide pendant 6 heures. Filtrez avant de boire.

ATTENTION !
Ne dépassez pas la dose indiquée.

- Faites infuser pendant 10 minutes une cuillerée à café de feuilles de noyer dans 25 cl d'eau. Filtrez et buvez plusieurs tasses de cette préparation, entre les repas.

- Dans 50 cl d'eau bouillante, versez 30 g de fleurs séchées de pêcher et laissez infuser pendant 10 minutes. Filtrez et buvez 2 tasses par jour.

- Laissez tremper pendant 2 heures 30 g de feuilles et 30 g de racines de pissenlit dans un litre d'eau froide. Faites chauffer doucement, et retirez du feu juste avant l'ébullition.
Laissez refroidir et filtrez. Buvez 3 tasses par jour, avant les repas.

- Placez 20 g de pulpe et de graines de tamarin dans un litre d'eau. Laissez infuser pendant 10 minutes, puis filtrez.
Buvez 2 à 3 tasses par jour de cette préparation.

En synergie :

→ Réglisse (1 cuillerée) – Racine de pissenlit (3 cuillerées) dans 50 cl d'eau bouillante.
Laissez infuser pendant 10 minutes. Filtrez. Buvez une tasse deux fois par jour.

ATTENTION !
N'abusez pas de la réglisse : elle peut provoquer de l'hypertension et des œdèmes, par rétention de sodium.

→ Séné (2 gousses) – Gingembre (1 g) – Clous de girofle (2 clous)
Versez dans une tasse d'eau bouillante. Laissez infuser pendant un quart d'heure. Filtrez avant de boire.

Conseils alimentaires :

- Entrées :

– crème de laitue.

– potage de légumes verts : poireaux, petits pois et haricots.

– artichauts à la vinaigrette.

– salade de mesclun (mâche, endive et laitue).

- Légumes :

– carottes au cumin (il aide à lutter contre les ballonnements).

– épinards, brocolis, champignons.

– gratin d'aubergines et de tomates, ou purée d'aubergines.

– courgettes au basilic avec un filet d'huile d'olive.

- Poissons :

– poissons au four, farcis au pain complet.

– tous les poissons au court-bouillon accompagnés d'une sauce aux quatre herbes (mixer un yaourt et un petit-suisse avec du persil, du cerfeuil, de l'estragon et une botte de cresson).

– poissons panés dans une chapelure mélangée avec une cuillerée à soupe de son, et cuits dans un filet d'huile d'olive.

– filets de sardines sur du pain complet et passés au four.

- Volailles et viandes :

– canard rôti aux figues.

– poulet aux pruneaux, servi avec une purée de pommes (fruits).

– côtelettes d'agneau aux champignons.

– bœuf aux petits légumes.

– jarret de porc aux lentilles.

– pot-au-feu aux légumes.

– escalopes de veau panées dans une chapelure contenant une cuillerée à soupe de son.

- Fruits :

Au moins deux par jour, surtout ceux riches en fibres : pruneaux, pommes, poires, figues, pêches, prunes, oranges, raisin, abricot, cerises.

Le basilic (*Ocimum basilicum*), plante de la famille des Liliacées, est originaire de l'Inde. Ses feuilles séchées sont utilisées pour combattre les spasmes, empêcher le phénomène infectieux de se développer et améliorer la digestion. Ces propriétés sont dues à l'huile essentielle constituée d'estragol (methylchavicol) et de linalol.

L'huile d'olive, classée dans la catégorie des huiles grasses, est obtenue à partir du fruit *d'Olea europaea* (Oleacées). Elle relâche et ramollit les tissus enflammés, augmente la sécrétion biliaire, et surtout purge légèrement grâce à sa teneur en oléine (70 %) et linoléine.

La cuscute contient un glucoside (la cuscutine) des tanins et des résines. Elle a des propriétés cholagogues, carminatives, purgatives et détersives. On utilise les parties aériennes.

Le noyer est constitué de naphtoquinones (juglone, juglandine), d'huile essentielle (eugénol), de tanins et de vitamine C. C'est un laxatif et un tonique, qui soigne la constipation chronique. Il a des propriétés antimicrobiennes, antiparasitaires et purgatives. On utilise les feuilles.
→ En synergie avec le gingembre et l'angélique, il facilite l'expulsion des gaz.

Les fleurs et les feuilles de **pêcher** contiennent du glucoside cyanogénétique, une huile essentielle et de l'acide cyanhydrique. C'est un excellent laxatif, qui peut s'utiliser en synergie avec d'autres plantes plus amères.

Le pissenlit contient de la lactucopicrine, des triterpènes, des vitamines A, B, C, D, des stérols, des tanins et des lactones sesquiterpéniques. Dépuratif, il facilite l'élimination des toxines contenues dans le foie, la vésicule biliaire et les reins et soigne la constipation. On utilise les racines et les feuilles.
→ En synergie avec l'ortie.

Le tamarin est constitué d'acides organiques (tartrique, malique, citrique), de cinnamates, de polysaccharides, d'huile essentielle, de sels minéraux, de pectine et de sucres. C'est un laxatif doux, indiqué pour lutter contre la constipation. Il améliore la digestion et diminue les flatulences. On utilise le fruit (pulpe et graines).

NOTES PERSONNELLES

Constipation (enfants)

La constipation, chez les tout-petits, peut être provoquée par le passage du sein au biberon ou par un changement d'alimentation (passage de l'alimentation liquide à l'alimentation solide). Elle peut être aussi liée au stress de l'apprentissage de la propreté et, chez les plus grands, au passage en classe supérieure ou à une fatigue scolaire. Elle peut aussi être due à un apport en eau insuffisant. Les enfants ne savent pas toujours dire quand ils ont soif. Si cette constipation est accompagnée de vomissements et/ou de fièvre, il faut rapidement consulter un médecin, pour prévenir tout risque d'occlusion intestinale.

- En cas de constipation, ma grand-mère faisait cuire des pruneaux et nous donnait leur jus à boire. Puis nous avions le droit de manger les pruneaux...

- Parfois, elle fendait les pruneaux jusqu'au noyau, en longueur, et les faisait tremper dans l'eau jusqu'à ce qu'ils soient regonflés. Elle les faisait alors cuire pendant 2 heures en changeant trois fois l'eau de cuisson (en remettant de l'eau chaude). Nous devions en manger de 8 à 20, à jeun.

- Ou bien elle faisait tremper des pruneaux crus dans de l'eau froide pendant 24 heures, après les avoir incisés au couteau. Elle nous en donnait de 4 à 10 au petit déjeuner.

- Ou encore, elle faisait cuire les pruneaux dans un mélange d'eau et de vin rouge. Elle y ajoutait de la cannelle, un zeste de citron et du sucre de canne. Nous attendions ce dessert avec impatience !

CONSEIL MALIN !

Aux repas, nous avions des purées de carotte à l'eau et de belles pommes cuites avec leur peau.

- Il est également fortement conseillé d'absorber le matin, à jeun, une cuillerée d'huile d'olive ou de ricin.

ATTENTION !

Cette dernière ne devra être utilisée qu'exceptionnellement, car c'est un laxatif drastique qui exerce une puissante action sur la muqueuse intestinale ; il est dangereux d'en abuser.

- Il existe aussi une recette à base de figues sèches : mettez-en une dizaine dans un grand bol et couvrez-les d'eau tiède. Laissez-les tremper toute la nuit. Au réveil, et à jeun, buvez le jus et mangez les figues. L'effet laxatif est assuré.

- Mettez 5 g de carragaheen dans un litre d'eau froide. Faites bouillir pendant 8 minutes, puis laissez infuser pendant 10 minutes et filtrez. Buvez-en 50 cl par jour, en trois fois.

- Versez 2 cuillerées à café de calices d'hibiscus sabdariffa dans une tasse d'eau bouillante. Sucrez légèrement et laissez infuser pendant 10 minutes. Filtrez et dégustez chaud ou froid.

- Dans une tasse à thé d'eau bouillante, versez une cuillerée à soupe de feuilles et de fleurs de mauve. Laissez infuser pendant 10 minutes, filtrez et sucrez avec du miel. Buvez-en 3 tasses par jour, entre les repas.

- Dans un litre d'eau bouillante, faites infuser pendant 20 minutes 10 g de racine concassée de rhubarbe médicinale et filtrez. Buvez chaud et sucré.

- Mettez une cuillerée à café de graines d'ispaghul dans un demi-verre d'eau ou dans un yaourt. L'ispaghul est un excellent laxatif pour enfants, composé pour moitié de mucilages.

La prune, soumise à la dessiccation, développe certains principes qui constituent sa matière nutritive. Les prunes séchées (ou pruneaux) sont considérées comme des laxatifs doux dans toutes les formes de paresse intestinale. La pulpe de la prune ramollit le bol fécal et excite les contractions de l'intestin grâce à l'abondance de ses matières cellulosiques. La prune est en effet riche en vitamines B et C, en hydrates de carbone et en sucres.

Grâce à son acidité, **la pomme** aide à la digestion et provoque une importante sécrétion des glandes intestinales.

L'huile de ricin est préconisée contre la constipation. Son principe purgatif provient de l'acide ricinoléique qui n'est dégagé que dans l'intestin par l'action du suc pancréatique.

L'huile d'olive est laxative : elle facilite l'évacuation de la bile, car elle permet le ramollissement du bol intestinal.

Le **carragaheen** est composé de mucilage, d'iode, de brome, de sels minéraux et d'ergostérol. C'est un laxatif et un émollient, grâce à son mucilage. On utilise le thalle.
→ Excellent en synergie avec le bouillon-blanc, le tussilage, le coquelicot, la mauve, la guimauve, le lichen d'Islande et la violette.

ATTENTION !
Il ne faut jamais mélanger le carragaheen aux plantes à tanins ou astringentes, tels le chêne, le noyer ou la tormentille.

L'hibiscus sabdariffa est composé de polysaccharides hétérogènes acides, d'acides organiques (citrique, malique, tartrique), de vitamine C, de composés phénoliques, de lactone et d'acide hydrothérapique. C'est un antispasmodique et un tonifiant, qui calme les spasmes intestinaux grâce à ses vertus laxatives. On utilise les calices.

La mauve est composée de mucilages, de flavonoïdes et d'un anthocyanoside, le malvine. Adoucissante et émolliente, elle a des vertus laxatives et apaise les inflammations de l'intestin. On utilise les fleurs et les feuilles.

ATTENTION !

Ne pas utiliser en cas de traitement anticoagulant.

La rhubarbe médicinale est constituée d'hétérosides, de flavonoïdes (catéchine), de vitamines B et C, d'anthraquinones, de polyphénols, de tanins, d'oxalate de calcium, de sennosides A et B et de tanins. Elle a des propriétés anti-inflammatoires, antibactériennes, toniques et astringentes. Consommée à haute dose, c'est un laxatif. On utilise les racines.

ATTENTION !

Les causes de la constipation sont parfois bénignes (causes physiologiques dues à un trouble de la motricité intestinale), mais il existe des causes dites malignes (tumeur, occlusion...), qui peuvent avoir de graves conséquences. Il est donc impératif de consulter un spécialiste.

NOTES PERSONNELLES

Convalescence (adultes)

La convalescence se définit comme la période intermédiaire entre la fin d'une maladie et le retour à la santé physique et psychique. Le convalescent est particulièrement affaibli après une maladie aiguë, ou une longue affection chronique pendant laquelle il ne peut se nourrir correctement. Pâle, amaigri, il n'a pas suffisamment d'appétit pour réparer les forces de son organisme.

- Pour retrouver du tonus, achetez 1 kg d'épinards cultivés sans engrais (bio). Lavez-les et passez-les à la centrifugeuse pour en extraire le jus. Mettez ce jus dans une bouteille et complétez avec du vin de Bordeaux, de préférence de la région du Médoc, et 3 cuillerées à soupe de miel. Bouchez, mélangez bien. Prenez-en 2 verres par jour (matin et midi), de préférence en dehors des repas. Gardez la bouteille au réfrigérateur. Le traitement durera de 1 à 3 mois, selon le degré de fatigue du convalescent.

Les vins du Médoc contiennent une moyenne de 100 à 300 mg par litre de phosphate associé au cation potassium. En outre, ils sont riches en fer (action reminéralisante), en phosphore (qui permet de contrôler la libération de l'énergie), et en tanin (véritable « requinquant » de l'organisme grâce à la conjugaison de la vitamine C et du fer). Quant au potassium, il régularise le rythme cardiaque, améliore la fonction musculaire ainsi que les facultés mentales, et oxygène le cerveau.

L'épinard (*Spinacia oleracea*), plante de la famille des Chénopodiacées, est riche en vitamines, en acide folique, en sels de fer facilement assimilables, en chlorophylle (régénérateur du sang) et en saponine (substance facilitant la sécrétion des sucs digestifs). Cette plante, pouvant rendre de grands services dans le traitement des anémies, est très efficace en période de convalescence.

Cors et durillons

La cause principale de ces déformations est le frottement répété des chaussures, provoquant une hypertrophie du point traumatisé. Le cor est une excroissance de la couche superficielle de la peau (épiderme) avec un prolongement s'enfonçant plus ou moins dans la couche profonde (derme), d'où son nom de « clou ». Entre les orteils, il forme le fameux « œil-de-perdrix ». Le durillon, quant à lui, est un épaississement arrondi, légèrement saillant, de la couche cornée de la peau. Par suite de frottements répétés, il se constitue parfois une petite bourse séreuse au-dessus du durillon, qui peut suppurer en cas d'inflammation.

- Ma grand-mère n'imaginait pas une seconde que des cors ou des durillons puissent enlaidir ses pieds ! Dès leur apparition, elle mettait vite fin à ces petits désagréments. Elle préparait un cataplasme, en faisant macérer de la mie de pain dans du vinaigre pendant une demi-heure, puis appliquait celui-ci sur les cors et les durillons pendant 10 à 15 minutes.

- Parfois, elle mettait 2 tranches de pain blanc et 2 rondelles d'oignon dans un bol. Elle couvrait de vinaigre et laissait reposer pendant 24 heures. Elle enduisait le cor ou le durillon de pain vinaigré et plaçait un morceau d'oignon par-dessus. Elle maintenait le tout avec un bandage et une vieille chaussette, et conservait cet emplâtre toute la nuit. Le résultat était garanti !

- Appliquez une rondelle d'ail cru ou de l'ail pilé sur le cor, sans toucher la peau autour, et conservez-la toute la nuit. Pour que le produit reste en place, mettez une bande bien serrée autour de l'orteil concerné. Laissez à l'air dans la journée. Recommencez toutes les nuits jusqu'à disparition du cor.

- Profitez des vertus de la chélidoine : tous les matins, passez son suc jaune sur le cor. Le soir, lavez la partie atteinte et frottez doucement avec une pierre ponce. Recommencez le lendemain matin. Au bout d'une semaine vous n'aurez plus aucune trace de cor ou de durillon.

ATTENTION !

Agissez comme pour l'ail. Ne débordez pas sur la peau saine, vous pourriez provoquer une plaie.

- Faites macérer des feuilles de poireaux pendant 24 heures dans du vinaigre de vin. Appliquez ensuite cette préparation, plusieurs nuits d'affilée, sur vos cors ou durillons. Ils seront beaucoup plus faciles à extirper.

- Coupez une tomate-cerise en deux ; posez une moitié sur l'orteil « à cor ». Faites un bandage suffisamment serré (sans trop écraser la tomate quand même) pour qu'il tienne toute la nuit. Le lendemain matin, le cor sera décollé et vous pourrez tirer la racine délicatement avec une pince à épiler.

- Faites macérer quelques pétales de lys dans du vinaigre pendant 9 jours. Appliquez ces pétales et maintenez avec un pansement. Renouvelez l'opération tous les jours.

- Faites cuire une gousse d'ail sous la cendre ou au four, enveloppée dans du papier aluminium. Placez-la sur le cor quand elle est encore chaude et fixez-la par une bande.

- Faites macérer une feuille de saule blanc dans un peu de vinaigre pendant 24 heures. Appliquez-la ensuite sur le cor ou le durillon et ils disparaîtront rapidement.

Le vinaigre de vin est un liquide acide fait à partir de vin, de cidre ou de bière, et qui résulte d'une fermentation acétique. Le mot vinaigre provient de la combinaison des mots « vin » et « aigre ». Historiquement, on parle déjà de vinaigre dans un texte médical assyrien, à propos du traitement des douleurs auriculaires. En l'an 400 av. J.-C., Hippocrate s'en servait beaucoup. La Bible mentionne également son usage pour panser et guérir les blessures et les plaies infectées. Sa composition en acides essentiels, en enzymes spécifiques et en phénols, lui confère des propriétés antiseptiques, bactéricides et anti-inflammatoires, qui agissent sur la peau en ramollissant certains tissus.

L'oignon (*Allium cepa*), plante de la famille des Liliacées, pousse à l'état spontané en Iran. Il est cultivé dans le monde entier. Grâce à ses composés organiques et à ses enzymes (oxydases et diastases), il possède des propriétés émollientes et anti-inflammatoires. Il peut dissoudre certaines substances.

La chélidoine contient des alcaloïdes, dont la chélidonine, la sanguinarine, la berbérine et la protopine. On y trouve également des saponosides et une huile essentielle. C'est une plante toxique, mais utilisée en externe, elle possède le pouvoir de faire disparaître les cors aux pieds en une semaine.

Le saule blanc contient du tanin, du saligénol et de la vitamine C.

ATTENTION !

En s'enflammant, le cor peut être le point de départ d'un abcès entraînant une lymphangite grave. Il ne faudra donc surtout pas négliger le conseil avisé de votre médecin. Quant au durillon, par suite de frottements répétés, il peut se constituer une petite bosse séreuse qui peut s'enflammer, suppurer et se transformer en phlegmon. Dans ce cas, une consultation médicale s'impose d'urgence pour éviter des conséquences fâcheuses.

NOTES PERSONNELLES

....

....

....

Coryza (enfants et nourrissons)

Le coryza est une inflammation de la muqueuse nasale, qui survient dans la plupart des cas à la suite d'un refroidissement. Le coryza aigu nasal correspond au « rhume de cerveau ». Habituellement bénin chez l'adulte, il peut donner lieu, chez le nourrisson, à des complications entraînant l'obstruction des fosses nasales par le gonflement des muqueuses. Il peut en résulter des troubles de la déglutition, une gêne dans l'ingestion, des vomissements, des accidents infectieux (otite, sinusite, méningite).

- Voici une recette surtout adaptée aux jeunes enfants : lavez le nez à l'eau salée toutes les 3 heures (de préférence avec un petit compte-gouttes ou une petite seringue). Cette opération ne doit jamais se pratiquer sur un enfant couché. Faites-le recracher, puis instillez dans chaque narine 3 à 5 gouttes d'une émulsion d'huile d'olive et de citron (une cuillerée à café de chacun). Gardez ses petits pieds bien au chaud, dans de grosses chaussettes de laine.

ASTUCE !
Vous pouvez aussi faire brûler dans la chambre quelques feuilles d'eucalyptus.

Indépendamment du chlorure de sodium, du magnésium, de l'iode et du bromure, **le sel** contient des éléments catalyseurs comme l'or, le cuivre, le nickel, le cobalt, etc., dont le rôle biologique est très important comme modificateur du terrain. Il renferme aussi des particules argileuses. Il empêche les infections de se développer et possède une action cicatrisante.

L'huile d'olive permet de ramollir les tissus de la muqueuse nasale.

Le citron agit comme anti-inflammatoire sur les parois des muqueuses, grâce à ses dérivés flavoniques.

L'eucalyptus permet de lutter efficacement contre l'infection grâce à son huile essentielle pouvant contenir plus de 80 % d'eucalyptol.

ATTENTION !

Les complications pouvant arriver très vite chez le nourrisson, il est évident que l'on fera appel en urgence à un pédiatre s'il n'existe aucune amélioration de son état au bout de 48 heures.

NOTES PERSONNELLES

Coup de froid (adultes)

On donne le nom de « coup de froid » à une indisposition causée par une baisse subite de la température ambiante. Certains facteurs prédisposent à ce problème (fatigue, malnutrition, alcoolisme, choc psychoaffectif affaiblissant l'organisme...). Divers symptômes en découlent : sensation de froid accompagnée de frissons, maux de tête, douleurs dans les jambes, pâleur générale, paresse musculaire, engourdissement des extrémités, difficultés d'élocution, asthénie et affaiblissement de la vue. Les coups de froid sont en général bénins. Dans certains cas plus graves, l'individu tombe dans une sorte de semi-paralysie intellectuelle et physique, avec fatigue extrême et impossibilité de se mouvoir. Il faut alors faire intervenir un médecin en urgence.

- Versez un grand verre de champagne dans une casserole. Ajoutez 2 morceaux de sucre. Faites chauffer en surveillant très attentivement. Dès que le liquide frissonne, versez-le dans un verre. Attendez que le breuvage refroidisse un peu et buvez-le dès que possible.

- Si le café ne vous empêche pas de dormir, vous pouvez également en boire une tasse au coucher, très chaud et allongé d'un jus de citron. L'abondante transpiration provoquée par ce mélange vous permettra d'éliminer les toxines, les dérivés flavoniques contenus dans le suc de citron étant anti-inflammatoires. Deux couvertures pour vous permettre de transpirer... et le tour est joué !

- Laissez infuser pendant 10 minutes une cuillerée à soupe de serpolet dans 25 cl d'eau bouillante et filtrez. Buvez 3 tasses par jour, le plus loin possible des repas.

• Versez 30 g de thym dans un litre d'eau bouillante. Laissez infuser pendant 10 minutes, à couvert, pour ne pas perdre les substances volatiles : elles vont se cristalliser dans le couvercle, faites-les alors retomber dans la casserole. Filtrez et mettez en bouteille. Buvez 4 tasses par jour, éventuellement sucrées avec du miel, jusqu'à amélioration de votre état.

CONSEIL MALIN !

Pour renforcer vos défenses, en cas de « coup de froid » ou de fatigue par exemple, vous pouvez ajouter à vos tisanes 1 à 2 gouttes de propolis : elle concourt à augmenter les défenses naturelles de l'organisme et constitue un excellent dynamisant et fortifiant général. Choisissez de la propolis bio-apithérapique.

Le champagne contient différents composants qui expliquent cette action. Il renferme énormément de molécules de sucres complexes qui permettent de déposer des glycoprotéines à la surface des membranes tissulaires, dont la principale action est d'aider les cellules à neutraliser les toxines virales du rhume, de les dégrader et de les éliminer. Glucose et oligotanins augmentent la production des anticorps et permettent aux cellules de l'organisme de riposter de manière plus énergétique. Le sélénium, un oligo-élément, dirige une catégorie d'enzymes spécialisées (la glutathion-peroxydase, par exemple) diminuant la virulence des toxines virales. Deux éléments importants se trouvent également dans le champagne : le phosphore et le soufre. Le phosphore est un élément atomique dont la principale propriété est d'engendrer de l'énergie et de créer de la force. Le soufre (combiné sous sa forme de sulfate de potassium) est un corps simple qui permet d'éliminer les toxines de l'organisme. Le mélange de tous ces composés avec le sucre, substance très nutritive, entraîne un effet thérapeutique extrêmement efficace.

Le serpolet est constitué d'une huile essentielle (thymol, carvacrol), de flavonoïdes (quescétine et kæmpferia), d'acide caféique, de mucilages et de tanins. Tonifiant, le serpolet est appelé « thym des montagnes ». C'est un antispasmodique, antiseptique et antifongique. Il est très efficace

pour lutter contre les affections respiratoires (grippes, rhumes, maux de gorge, toux, bronchites). On utilise les sommités fleuries.
→ En synergie avec la menthe poivrée et la sarriette.

La tige fleurie du **thym** sécrète une huile essentielle à base de phénols (thymol et carvacrol). Il renferme également des flavonoïdes et des acides-phénols. C'est un antioxydant et un décontractant musculaire. Antispasmodique et antitussif, c'est un antiseptique broncho-pulmonaire : grâce à ces propriétés antibactériennes, il est à consommer en cas de rhume et d'états grippaux. On utilise la plante et les fleurs.

ATTENTION !
La persistance des signes cliniques exige évidemment l'aide d'un médecin.

NOTES PERSONNELLES

Coup de soleil

Le coup de soleil est une brûlure minime, mais qui peut se révéler grave par la suite. Attention aux conséquences d'une exposition prolongée au soleil. Ne restez jamais en plein soleil lorsqu'il est à son zénith (calculez l'heure en vous appuyant sur le temps solaire moyen de Greenwich). Alternez les moments d'exposition (10 minutes au maximum) et les pauses à l'ombre, car les rayons solaires sont de plus en plus puissants de nos jours. Si vous ne prêtez pas attention à ces conseils de base, vous risquez un « coup de soleil », c'est-à-dire une brûlure superficielle de la peau, voire beaucoup plus grave. Il peut en effet se produire :

- une rougeur (érythème solaire) avec sensation de « cuisson »,
- un gonflement indolore de la peau, avec infiltration de liquide,
- une insolation, dans le cas d'une exposition trop prolongée.

- La première chose à faire est de se protéger ! Si, malgré tout, vous souffrez d'un coup de soleil léger, badigeonnez de yaourt l'endroit de la brûlure. Laissez sécher pendant un quart d'heure, puis lavez doucement avec de l'eau ou un savon surgras, qui respecte et maintient le pH et le degré d'hydratation de la peau.

- Pour un coup de soleil qui pèle, massez avec de la lanoline pure ou un savon à la lanoline que vous trouverez chez votre pharmacien.

- On peut encore étendre sur la partie touchée un blanc d'œuf battu en neige. La douleur s'atténuera immédiatement.

- Il est également possible d'appliquer des compresses d'huile ou de vinaigre de cidre.

ASTUCE!

Différentes huiles peuvent être employées, notamment l'huile d'olive ou l'huile d'amande douce qui relâche et ramollit les tissus enflammés, ainsi que l'huile de cade et l'huile d'avocat.

- Avant de partir pour la cueillette des fruits, ma grand-mère préparait un masque à base de crème de lait additionnée d'un jus de citron. C'était une recette réputée pour éviter les coups de soleil. Bien entendu, on ne disposait pas alors des crèmes solaires d'aujourd'hui : les peaux fragiles seront certainement mieux protégées par une crème possédant un indice élevé !

La lanoline est une matière grasse extraite de la matière sébacée (suint) que sécrète la peau du mouton et qui se mêle à sa laine.

Le yaourt renferme en grande quantité des protéines, des vitamines et des minéraux. C'est un hydratant naturel. Il contient des bactéries actives qui aident à combattre les infections.

L'huile de cade, obtenue par distillation sèche des rameaux de genévrier cade (Juniperus oxycedrus), possède des phénols et des carbures terpéniques.

L'huile d'avocat contient 80 % d'acides gras insaturés (acide oléique et acide linoléique). Elle agit en tant que protecteur solaire.

Le vinaigre de cidre soulage les coups de soleil et l'irritation de la peau, en assouplissant les tissus.

La crème de lait se compose de matières grasses, de caséine, d'albumine, de sucre et d'eau. Comme elle active le relâchement et la détente des tissus, elle permet une meilleure pénétration du citron dans les pores de la peau.

Le citronnier (*Citrus limonum*), plante de la famille des Rutacées, est originaire d'Asie. Il produit un fruit dont la pulpe possède des propriétés très intéressantes. Les flavonoïdes, appelés encore citroflavonoïdes, sont des facteurs vitaminiques P qui agissent sur la microcirculation et combattent la perméabilité des capillaires, en augmentant leur résistance.

ATTENTION !

Un coup de soleil, s'il est léger, n'est pas très grave, mais il faut rester vigilant : le stade supérieur sera considéré comme une brûlure, obligeant à faire appel à un médecin. Des expositions prolongées peuvent induire, au bout de quelques années, des tumeurs de la peau. Prudence, donc !

NOTES PERSONNELLES

....
....
....
....
....
....
....
....
....
....
....
....
....
....
....
....
....
....
....
....
....
....
....

Couperose

La couperose se définit comme une inflammation chronique des glandes cutanées du visage. Elle se caractérise par des rougeurs provoquées par la dilatation des vaisseaux capillaires de la peau. Ces petites lignes rouges ou violacées marquent le visage au niveau du nez, des joues, du menton et du front, et se rencontrent le plus souvent chez les adultes. Les gens à la peau claire y sont les plus sensibles. Cette anomalie de la micro-vascularisation n'a pas d'origine clairement définie. Certains facteurs aggravants sont cependant bien connus : exposition prolongée au soleil ou à la chaleur, consommation d'alcool, traitement à la cortisone... Elle peut se présenter sous quatre aspects différents : « arborée », si ces manifestations ont la forme de branches d'arbre ; « linéaire », si elles sont formées de petites lignes droites ou légèrement incurvées ; « étoilée », quand elles prennent l'aspect de petites étoiles ; « ponctiforme », s'il s'agit d'une série de points rouges.

Masques :

- Ma grand-mère conservait toujours un peu de gelée royale, comme un trésor auquel nous n'avions pas le droit de toucher, car c'est un produit rare et cher. Pour atténuer une couperose, elle écrasait un morceau de banane qu'elle mélangeait à une cuillerée d'huile d'olive. Puis elle y incorporait une noisette de gelée royale. Elle étalait ensuite la préparation sur le visage en une couche mince qu'il fallait garder un quart d'heure. Après avoir rincé à l'eau claire, on séchait sans frotter. L'opération était renouvelée jusqu'à l'amélioration des lésions.

- Composez le masque suivant : 2 cuillerées à soupe d'argile en poudre, 3 cuillerées à soupe de jus d'orange, une cuillerée à café d'huile d'olive et une cuillerée à café de crème fraîche. Appliquez sur le visage, en insistant sur les zones couperosées. Laissez agir pendant un quart d'heure. Rincez à l'eau citronnée et séchez soigneusement.

CONSEIL MALIN !

Avant de vous coucher, appliquez sur votre visage des feuilles de laitue fraîche : froissez délicatement les feuilles, afin d'en exprimer le suc. Laissez agir pendant une demi-heure. Retirez les feuilles et saupoudrez votre visage de fécule de pomme de terre (à l'aide d'une houppette).

Lotions :

- Mettez 2 laitues dans une casserole, couvrez d'eau et faites bouillir pendant 2 heures : vous obtiendrez de « l'eau de laitue ». Matin et soir, appliquez cette eau en lotion sur les parties couperosées. Séchez à la poudre d'amidon.

- Faites bouillir 120 g d'oignons de lys blanc dans un litre d'eau froide. Faites réduire jusqu'au tiers, puis laissez refroidir. Passez cette lotion sur votre peau matin et soir, et laissez sécher à l'air libre.

ASTUCE !

Ma grand-mère tamponnait son visage matin et soir avec une infusion de tilleul : elle jetait 30 g de fleurs dans un litre d'eau bouillante, laissait infuser 10 minutes, puis filtrait.

Compresses :

- Mettez 30 g de rhizome de fragon dans un litre d'eau froide et faites bouillir pendant 4 minutes. Laissez tiédir pendant 10 minutes, puis utilisez en compresses ou en lotion sur les zones à traiter.

- Préparez une décoction en versant 30 g d'eupatoire dans un litre d'eau (racines et feuilles). Laissez bouillir pendant 10 minutes. Filtrez et appliquez en compresses tièdes pendant 1 à 2 minutes sur les endroits couperosés, deux fois par jour.

- Préparez une décoction de 50 g de noix de cyprès dans un litre d'eau froide. Faites bouillir pendant 10 minutes, puis laissez infuser pendant un quart d'heure. Appliquez en compresses matin et soir.

La gelée royale se présente comme une bouillie fluide, blanchâtre. Elle est produite, dans des cellules spéciales de la ruche, par les abeilles chargées de nourrir les larves destinées à devenir reines. Cette substance est préconisée comme régénérateur des cellules ; c'est un véritable concentré d'éléments vitaux (glucides, corps gras, acides aminés, vitamines, oligo-éléments...).

L'huile d'olive contient 7 % d'acide linoléique, des traces d'acide alphalinoléique, et surtout 80 % d'acide oléique. Ce dernier a un effet protecteur sur les vaisseaux sanguins, nourrit la peau et assouplit le derme.

La banane contient du carotène, précurseur de la vitamine A, qui joue un rôle important dans la formation des tissus et les reconstitue.

L'argile provient de la décomposition des feldspaths. Elle est composée essentiellement de silice et d'alumine. Sa principale action sur la couperose provient de l'alumine : celle-ci agit sur la microcirculation, en resserrant les tissus.

L'orange a pour principale vertu de resserrer les tissus, grâce à sa composition en acides organiques et en coumarines, qui agissent sur les micro-vaisseaux.

L'activité émolliente de **la crème fraîche** provient de ses matières grasses, de sa caséine, de son albumine et de son lactose.

La laitue vireuse (*Lactuca virosa*), plante de la famille des Composées, pousse à l'état sauvage en Europe centrale et méridionale. Elle possède des propriétés anticouperose, grâce à ses vitamines A et B et à ses acides organiques.

Le lys blanc contient une essence, du fer et du bore. C'est un vulnéraire. Il active la cicatrisation des blessures et des brûlures. Il est excellent contre la couperose. On utilise les pétales et les oignons.

Le tilleul (*Tilia cordata*), plante de la famille des Tiliacées, est riche en une huile essentielle contenant du farsénol, qui possède sur la peau une action sédative, adoucissante et émolliente, relâchant les tissus enflammés.

Le fragon (ou « petit houx ») contient des flavonoïdes, du potassium, des tanins et des acides alcools, ainsi que des saponosides stéroïques et des stérols. Vasoconstricteur et anti-inflammatoire, il améliore le fonctionnement du système veino-lymphatique. On se sert du rhizome.

ATTENTION !

Ne pas utiliser en cas de problèmes de circulation sanguine et d'insuffisance artérielle.

L'eupatoire (*Eupatorium cannabinum*), plante de la famille des Astéracées, est composée de lactones sesquiterpéniques (antimicrobiens), de polysaccharides (qui renforcent les défenses immunitaires), de flavonoïdes (eupatorine) et d'une huile essentielle (le thymol).

Le cyprès est composé de tanins, de polyphénols, de flavonoïdes, de procyonidés, d'une huile essentielle (pinènes, camphène, cédrol, cymène, camphre de cyprès, sabinol), d'alcool terpénique et d'acide valérianique. Ses noix sont efficaces contre les troubles vasculaires et possèdent des propriétés veinotoniques.
→ Excellent en synergie avec l'hamamélis et le marron d'Inde.

NOTES PERSONNELLES

....

....

....

....

....

....

....

Coupure légère ou éraflure

Une blessure légère est une lésion de la peau comportant une plaie plus ou moins profonde, produite par une cause extérieure. En général, cette plaie est causée par des instruments tranchants : ciseaux, couteaux, lames de rasoirs... Comme ces derniers peuvent être sales, il est utile, en premier lieu, de détruire les germes, en faisant sortir une goutte de sang de la plaie et en la lavant avec une solution antiseptique, à faible teneur en alcool.

- Ma grand-mère commençait par nettoyer les genoux « couronnés » ou les petits doigts coupés par des herbes ou du papier avec un mélange d'eau (un verre) et de sel marin (une cuillerée à café). Bien entendu, elle n'oubliait pas de souffler en même temps sur la blessure pour éviter que ça ne pique ! Puis elle épluchait un oignon et recueillait délicatement la très mince pellicule se trouvant entre deux couches. Elle l'appliquait à même la plaie et recouvrait d'un linge léger en bandage.

ASTUCE!
Non seulement la pellicule d'oignon aidait à la cicatrisation, mais elle empêchait le linge de coller à la plaie, ce qui évitait d'arracher les croûtes en refaisant le pansement. Ce pansement, renouvelé matin et soir, guérissait la plaie en quelques jours.

- Ma grand-mère dérobait à mon grand-père ses paquets de papier à cigarettes pour soigner les petites coupures. Il suffisait d'appliquer une feuille dessus, et le saignement s'arrêtait aussitôt.

- Elle me recommandait aussi d'obstruer la coupure avec du poivre réduit en poudre fine. L'application est indolore, car le poivre n'exerce son action excitante que sur les muqueuses. Pour cela, il faut que les bords de la coupure soient nets.

CONSEIL MALIN !
Vous pouvez aussi utiliser du jus de céleri en compresses ou faire des cataplasmes de jeunes carottes crues, râpées avec leurs feuilles.

- Si vous avez les mains écorchées, mélangez une cuillerée à soupe de lanoline, une cuillerée à soupe de baume du Pérou et 10 gouttes de l'huile de votre choix (olive, amande douce, pépins de raisin...). Pendant que la préparation repose, massez vos mains pour les stimuler. Appliquez la pommade et laissez-le agir pendant 4 à 5 minutes, pas davantage, car son action est forte. Rincez à l'eau de rose.

L'oignon (*Allium cepa*), plante de la famille des Liliacées, est cultivé partout dans le monde. Il est apprécié depuis l'Antiquité pour ses vertus anti-infectieuses. Il contient des sels, une essence, des composés soufrés organiques et des enzymes (oxydases, diastases) capables de dissoudre certaines substances en contact avec elles. Sa composition lui permet de relâcher et de ramollir les tissus enflammés, de calmer l'inflammation, de lutter contre l'infection et contre la douleur. La cicatrisation est donc facilitée.

Le poivre commun (ou poivre noir) est le fruit du *Piper nigrum*, liane de l'Inde et de la Malaisie, qui fait partie de la famille des Pipéracées. Il contient une huile essentielle à phellandrène, deux résines âcres, la pipérine et la pipéretine, et des acides aromatiques. Ces principes actifs en font un excellent cicatrisant (par une congestion intense au contact de la peau), détruisent les bactéries et arrêtent l'hémorragie. On distingue trois sortes de poivre. Le poivre vert est la baie entière fraîche, cueillie avant maturité ; elle est très aromatique. Le poivre noir est cueilli en début de maturité et séché au soleil jusqu'à ce que son enveloppe extérieure prenne cette couleur. Le poivre blanc est le fruit récolté à pleine maturité et débarrassé de ses enveloppes externes, épicarpe et mésocarpe.

Matière grasse extraite du suint de la laine du mouton, **la lanoline** est une substance cireuse et anhydre, de couleur jaune citron, qui a la consistance d'une pommade neutre et translucide. On l'utilise pour adoucir la peau, l'assouplir et la cicatriser. Elle contient des acides gras et des alcools libres estérifiés.

Le baume du Pérou (*Myroxylon balsamum*) provient d'un arbre d'Amérique centrale. Il porte ce nom car, lors de l'occupation espagnole, il fut chargé sur un bateau à Callao, au Pérou, avant d'être envoyé en Europe. Le liquide sirupeux et noirâtre qu'on en extrait, à l'arôme fortement vanillé, contient de la cinnaméine, du farsénol et du peruviol, des substances aux vertus cicatrisantes et antiseptiques.

Les huiles (olive, amande douce, pépins de raisin...) sont cicatrisantes, anti-inflammatoires et régénérantes grâce à leur teneur en acide linoléique, en acide alpha-linolénique, en acide oléique et en vitamine E.

L'eau de rose est préparée à partir d'une distillation de pétales de rose de France, également appelée rose de Provins ou rose rouge officinale (*Rosa gallica*). Cette rose croît spontanément dans toute l'Europe, ainsi qu'en Asie occidentale, sur des terrains calcaires. Vénérée depuis la plus haute Antiquité, elle tient une place importante dans la médecine arabe, qui lui attribue des vertus presque miraculeuses. L'eau de rose, au XVIe s., servait à la préparation d'un collyre. Elle possède les propriétés suivantes : anti-inflammatoire grâce à ses dérivés flavoniques, astringente grâce à ses tanins, et adoucissante grâce à ses dérivés phénoliques et à son huile essentielle (géraniol, citronellol et linalol).

ATTENTION !

Il faut être très attentif à la propreté de la plaie. En effet, si l'instrument tranchant est souillé ou rouillé, il est utile, dans un premier temps, de faire saigner la plaie et de la nettoyer soigneusement avec une solution antiseptique. Si la vaccination contre le tétanos n'est pas à jour, il faut impérativement la faire régulariser chez un médecin.

Courbatures

Les courbatures sont des sensations de fatigue extrême, dans le dos et les membres, dues à un effort prolongé ou à un état fiévreux. Dans le premier cas, elles peuvent être assez longues à disparaître, une fois que l'on s'est mis au repos. Dans le second cas, elles peuvent être la conséquence de maladies infectieuses. La durée et l'intensité des courbatures dues à l'effort varient en fonction du travail fourni par le muscle. Un marathonien n'aura pas les mêmes réactions qu'un sportif qui s'entraîne pour un 100 mètres. Les causes de ces courbatures peuvent être de petits épanchements de sang, provoqués par rupture des capillaires sanguins ; des microtraumatismes entraînant la lésion de certaines cellules musculaires ; ou encore une accumulation de déchets toxiques dans le muscle. Les courbatures ont un impact important sur la performance des sportifs. Il est courant d'observer, parmi ses effets négatifs, une réduction de la force et de la puissance musculaire, ainsi qu'une baisse de la capacité des muscles à absorber les chocs.

- Quand nous avions ce problème, ma grand-mère préparait une décoction de camomille. Elle mettait 50 g de cette plante dans un litre d'eau froide qu'elle portait lentement à ébullition. Elle laissait bouillir pendant un quart d'heure à feu doux, retirait du feu puis filtrait. Elle nous faisait alors prendre un bain chaud additionné de cette décoction pendant 20 minutes environ.

CONSEIL MALIN !
Pour éviter les courbatures après le sport, n'oubliez jamais d'étirer les muscles qui ont travaillé.

La camomille romaine (*Anthemis nobilis*), plante de la famille des Composées, n'est mentionnée dans les écrits qu'à partir du XVIe s., en Angleterre, comme une mauvaise herbe. Aujourd'hui, elle est surtout cultivée en Anjou. Son huile essentielle (0,4 à 1,5 %) doit sa couleur bleu clair à des traces de chamazulène qui possède des propriétés anti-inflammatoires.

ATTENTION !

Les courbatures peuvent être le premier signe d'une maladie infectieuse (fièvre typhoïde, grippe...). La fièvre peut survenir dans un second temps. Il faut alors appeler un médecin en urgence.

NOTES PERSONNELLES

Crampe musculaire

La crampe musculaire est la contracture soudaine, intense et très douloureuse d'une partie ou de la totalité d'un muscle. Sa durée est généralement courte. Elle survient surtout la nuit : dans la majorité des cas, elle est due à une mauvaise position du corps ou la compression d'une racine nerveuse. Chez les sportifs, ces crampes sont fréquentes, mais bénignes. Elles se produisent surtout au niveau du mollet.

- Versez une cuillerée à soupe d'écorce de saule blanc dans 25 cl d'eau bouillante. Laissez infuser pendant 10 minutes et filtrez. Buvez deux fois par jour.

- Versez une cuillerée à soupe d'écorce de saule blanc dans 25 cl d'eau froide. Faites bouillir pendant 2 minutes, puis, hors du feu, laissez infuser pendant 10 minutes et filtrez. Buvez une tasse de cette décoction trois fois par jour. Cette décoction sera encore plus efficace en y ajoutant 10 g de millepertuis et de viorne obier.

- Dans 25 cl d'eau froide, versez une cuillerée à soupe de racine de valériane. Faites bouillir pendant 3 minutes, puis, hors du feu, laissez infuser pendant 10 minutes et filtrez. Ajoutez une tisane odorante pour masquer le goût désagréable de cette décoction, ou sucrez avec du miel. Buvez dans la journée et le soir au coucher.

ASTUCE !
Pour des crampes au pied ou au mollet, posez le pied sur du carrelage froid et marchez sur la pointe des pieds.

- Ma grand-mère mettait au fond du lit un morceau de véritable savon de Marseille et les crampes disparaissaient au cours de la nuit. Un aimant de dimensions moyennes, disposé à l'extrémité du lit, donne le même résultat.

Massages :

- On peut masser le muscle contracté avec un peu d'huile d'olive dans laquelle auront macéré, au bain-marie, des fleurs de camomille.

- Le massage agit sur les muscles, en les fortifiant ou en leur permettant de retrouver un état normal. Il provoque un échauffement du muscle et active la circulation sanguine. Il favorise l'élimination de l'acide lactique, stimule la lymphe et contribue au bon fonctionnement du système immunitaire. Frictionnez d'abord tout votre corps au gant de crin. Mélangez 10 cl d'huile de paraffine, 10 gouttes d'huile essentielle de cyprès, 10 gouttes d'huile essentielle de sarriette et 5 gouttes d'huile essentielle de genévrier. Faites pénétrer l'huile, en massant tout votre corps.

Bains :

- Versez 200 g de rhizome de fougère mâle dans un litre d'eau froide. Faites bouillir pendant 10 minutes. Laissez tiédir un peu, puis utilisez en bains de pieds.

- Mettez 40 feuilles de laurier-sauce dans un litre d'eau froide et portez à ébullition. Hors du feu, laissez infuser pendant 10 minutes. Filtrez et versez cette décoction dans l'eau du bain.

Le saule blanc est composé de glucosides phénoliques, d'acide salicylique, de flavonoïdes, de tanins et de proanthocyanidols. C'est un anti-inflammatoire, qui atténue les douleurs articulaires. On utilise l'écorce.
→ En synergie avec le tilleul et la bourrache.

La valériane est constituée d'iridoïdes (valépotriates), d'alcaloïdes, d'un glucoside (valérianate) et d'huiles essentielles (dont du camphène, du pinène, du terpinéol et du bornéol). Relaxante et antispasmodique, c'est la plante sédative par excellence. On utilise la racine.

La camomille macérée dans l'huile d'olive a plusieurs propriétés : elle permet d'atténuer ou de faire disparaître la douleur, elle combat les spasmes musculaires grâce à ses flavonoïdes (glucoside de l'apigénol et du lutéolol), et elle diminue tout phénomène inflammatoire existant (cette propriété est liée aux traces de chamazulène que contient son huile essentielle).

Le savon blanc de Marseille se prépare à chaud avec de l'huile d'olive commune et une lessive de potasse étendue. La présence du morceau de savon de Marseille au fond du lit, entre les draps, entraîne une augmentation de la chaleur dégagée par l'organisme au niveau des jambes et des pieds. Des effluves de potasse se répandent à l'extérieur du savon et une absorption de potassium se produit au niveau de la peau des membres inférieurs vers les muscles. Les crampes diminuent ou disparaissent grâce à cet apport de potassium, car elles sont dues à un manque de cet élément.

L'huile de paraffine (ou huile de vaseline, ou paraffine liquide) provient de la distillation de certains pétroles du Caucase ou d'Amérique. Cette huile est un liquide incolore et visqueux qui sert de base à la préparation.

Le cyprès (*Cupressus sempervirens*), plante de la famille des Conifères, est un arbre fréquemment planté dans les jardins et dans les cimetières du Midi de la France. Il est originaire d'Europe orientale et d'Asie occidentale. Grâce à ses tanins, son huile essentielle possède la propriété d'être vaso-constrictrice et astringente.

La sarriette (*Stureia hortensis*), plante de la famille des Labiées, est un sous-arbrisseau dont l'odeur rappelle celle du thym. Son huile essentielle très aromatique, riche en polyphénols (thymol et carvacrol), possède une action antioxydante, antiseptique, purifiante et tonifiante.

Le genévrier (*Juniperus communis*), plante de la famille des Conifères, est un arbrisseau buissonnant commun en Europe. Il aime les terrains ensoleillés et peut se développer jusqu'à une altitude de 2 000 m. L'huile essentielle des baies et de l'écorce de genévrier contient des dérivés terpéniques, des flavonoïdes, un principe amer (juniperine) et une résine, qui lui confèrent des propriétés rubéfiantes, astringentes, purifiantes et tonifiantes.

La fougère mâle est constituée de triterpènes, d'huile essentielle et de résine. En bain de pieds, elle excelle contre les crampes. Sa décoction, ajoutée à l'eau du bain, soulage les douleurs musculaires. Elle est également très efficace appliquée en compresses sur les parties enflammées par les rhumatismes. On utilise le rhizome.

L'huile essentielle de laurier-sauce contient 30 à 50 % de cinéol, du linalol, de l'alphapinène et de l'alphaterpinéol. Le laurier-sauce contient également des tanins, des mucilages, de la trilaurine et des principes amers. Sa décoction, ajoutée à l'eau du bain, soulage les membres douloureux. On utilise les feuilles.

ATTENTION !

Ne pas confondre avec le laurier-rose et le laurier-cerise, extrêmement toxiques.

NOTES PERSONNELLES

....

....

....

....

....

....

....

....

....

....

....

....

....

Crevasses

Les crevasses sont des fissures plus ou moins douloureuses de la peau, au niveau des mains. Les plaies sont plus profondes que celles provoquées par les gerçures. Les causes en sont multiples : une irritation légère mais continue, le froid, la pression, certaines affections de la peau comme l'eczéma ou l'impétigo...

- Préparez de l'huile d'amande amère en mélangeant 2 ml d'essence d'amande amère et 50 cl d'huile d'olive. Mélangez une poignée de farine de lin et une cuillerée d'huile d'amande amère, en ajoutant un peu d'eau chaude, de manière à former une bouillie claire. Plongez-y vos mains et frictionnez-les pendant un quart d'heure. Rincez à l'eau tiède. Vous soignerez ainsi vos gerçures et adoucirez la peau de vos mains.

- Préparez un cataplasme avec un petit bouquet de plantain frais haché. Mettez-le dans un linge et appliquez-le sur les crevasses pendant 10 minutes.

L'amandier amer (*Prunus amygdalus*), arbre de la famille des Rosacées, est originaire d'Asie Mineure et de Mésopotamie. Il est fréquent dans les rocailles arides de l'Europe méridionale. Son fruit, l'amande, est composé à 45 % d'une huile connue sous le nom d'« huile d'amande amère ». Ses propriétés sur la peau sont reconnues comme anti-inflammatoires et cicatrisantes, grâce à ses enzymes, à ses phénols et à ses vitamines (A, B1, B2, B3, B5 et B6).

L'huile d'olive assouplit et nourrit la peau grâce à sa forte teneur en acide oléique (80 %).

Le lin (*Linum usitatissimum*), plante de la famille des Linacées, est probablement originaire du Caucase. Connu pour ses fibres textiles depuis les premiers âges de l'humanité, il était déjà cultivé au début du Néolithique au Moyen-Orient. Sa richesse en mucilages lui donne des propriétés anti-inflammatoires. Sa propriété hydrophile lui permet de restructurer le tissu cutané, et sa teneur en lipides joue un rôle de conditionneur cutané.

Le plantain (*Plantago major*), herbe de la famille des Plantaginacées, se trouve dans tous les lieux incultes de l'Europe, de l'Afrique du Nord et d'Asie occidentale. La feuille de plantain est utilisée depuis longtemps, dans la médecine populaire, comme un anti-inflammatoire très puissant sur les blessures et les crevasses, et comme un antibactérien, grâce à sa réaction sur les enzymes des micro-organismes. Ces propriétés sont dues aux principes actifs contenus dans la plante : le mucilage, la pectine, les tanins et les iridoïdes (l'aucuboside notamment).

NOTES PERSONNELLES

....

....

....

....

....

....

....

....

....

....

....

....

....

....

....

....

....

....

Crise de foie

Le foie constitue l'un des organes les plus volumineux du corps humain. Il est essentiel au métabolisme, en raison de ses multiples fonctions : il sécrète la bile, qui facilite l'absorption des graisses ; il participe à la régulation de la glycémie ; il limite l'activité des toxines, en jouant un rôle de filtre.
La crise de foie correspond à l'ensemble des troubles digestifs liés à une consommation excessive de nourriture ou d'alcool. Il en résulte une série de symptômes caractéristiques d'une surcharge en toxines : douleur sourde sous les côtes du côté droit, sensation de pesanteur, malaise généralisé, migraines violentes, vomissements, langue pâteuse, et parfois même vertiges et difficultés à supporter la lumière.

- Coupez, sans l'éplucher, un citron non traité en rondelles. Versez dessus un litre d'eau bouillante et ajoutez une cuillerée à soupe de miel. Laissez infuser et buvez de petites tasses du mélange (tiède de préférence) tout au long de la journée. Renouvelez l'opération le lendemain.

- Préparez une infusion : placez une cuillerée de feuilles d'artichaut séchées dans une tasse d'eau bouillante. Laissez infuser pendant 10 minutes et filtrez. Si le goût vous paraît trop amer, sucrez avec du miel. Buvez 2 tasses par jour, avant les repas.

- Versez une cuillerée à café de ballotte dans une tasse d'eau bouillante. Laissez infuser pendant 10 minutes et filtrez. Buvez 3 tasses par jour.

- Versez 10 g de boldo dans un litre d'eau bouillante. Laissez infuser pendant 10 minutes et filtrez. Buvez une tasse avant chaque repas.

- Mettez 500 g de carottes dans 1,5 litre d'eau froide. Laissez cuire pendant une demi-heure. Buvez chaud.

- Préparez une infusion : comptez une cuillerée à soupe de chardon béni pour une tasse d'eau bouillante. Filtrez. Buvez une tasse avant le déjeuner et une autre avant le dîner.

- Dans 25 cl d'eau froide, mettez une cuillerée à soupe de racines de grande patience (ou patience sauvage). Faites bouillir pendant 4 minutes, puis laissez infuser pendant 10 minutes. Filtrez et buvez 2 tasses par jour en dehors des repas.

- Mettez une cuillerée à dessert d'hépatique des fontaines dans 25 cl d'eau bouillante. Laissez infuser pendant 10 minutes et filtrez. Buvez une tasse midi et soir, après chaque repas. Sucrez avec du miel. Faites une cure de 1 semaine tous les 15 jours.

- Faites infuser pendant 10 minutes une cuillerée à café de feuilles de noyer dans 25 cl d'eau bouillante et filtrez. Buvez plusieurs tasses de cette préparation, entre les repas.

- Faites macérer 1 racine de radis noir coupée en morceaux dans 50 cl d'huile végétale pendant 24 heures. Filtrez et consommez une cuillerée à soupe de cette préparation en cas de besoin.

Le citron recouvert de son écorce contient de nombreuses glandes remplies d'une essence à l'odeur pénétrante. Les loges du fruit renferment un suc très acide contenant de l'acide citrique. L'essence de citron et l'acide citrique ont pour effet d'augmenter la capacité de l'organisme à éliminer les toxines, de purifier le système digestif, de lutter contre les vomissements et de stimuler les sécrétions urinaires.

L'artichaut contient des acides phénols, des acides alcools, des flavonoïdes, de l'inuline et du magnésium. Son principe actif majeur, la cynathine, stimule la bile, ce qui facilite la digestion et l'élimination des toxines. Il combat le cholestérol et l'urée. Sa teneur en sels de potassium lui donne des vertus diurétiques. On le dit également bénéfique contre les nausées et les ballonnements. On utilise les feuilles.

→ Lorsqu'il est utilisé en synergie avec le chardon-marie, son effet sur les foies « fatigués » est amplifié.

ATTENTION !

Ne pas utiliser en cas de colopathie.

La ballotte est composée de choline, d'acides-phénols, d'alcaloïdes, de tanins, de saponine, d'huile essentielle et de pectine. C'est l'amie du foie, grâce à la choline, qui empêche la fixation des lipides dans le foie. C'est également un sédatif, qui lutte contre les spasmes digestifs douloureux. On utilise la plante.

→ En synergie avec la papaye ou le noyer, elle améliore le fonctionnement du foie.

Le boldo est composé d'huile essentielle monoterpénique, d'hétérosides, de flavonols, et d'alcaloïdes (boldine). Il aide au bon fonctionnement du foie et active les sécrétions gastriques. Il permet également de lutter contre les calculs biliaires et diminue les douleurs de la vésicule. On utilise les feuilles.

ATTENTION !

Ne pas utiliser pendant la grossesse, ni en cas de maladie du foie.

La carotte appartient à la famille des Ombellifères. Elle est très riche en vitamines, notamment en béta-carotène (provitamine A). Puissant anti-radicalaire, la carotte est également l'amie du foie.

Le chardon béni contient un principe amer, la cnicine, ainsi que des lignanes, des mucilages, des tanins, des alcaloïdes, des flavonoïdes et des lactones sesquiterpéniques. Il contient également du nitrate de potassium, du magnésium et du calcium. C'est un tonique digestif et un stimulant hépatique. On utilise les sommités fleuries.

ATTENTION !

Consommé à dose excessive, il peut provoquer des vomissements.

La grande patience (ou patience sauvage) contient du fer, des minéraux et de l'acide oxalique. Très efficace en cas d'engorgement du foie, de jaunisse ou d'insuffisance biliaire, elle stimule les réactions des défenses de l'organisme. On utilise la racine.

L'hépatique des fontaines contient des lipides, des oligo-éléments, une huile essentielle, du stérol et du carotène. C'est la plante idéale pour lutter contre les abus alimentaires, à consommer les lendemains de fête. Elle est également excellente en cas d'insuffisance hépatique. On utilise la plante.

Le noyer est constitué de naphtoquinones (juglone, juglandine), d'huile essentielle (eugénol), de tanins et de vitamine C. C'est un laxatif et un tonique, qui possède des vertus purgatives et soigne la constipation chronique. On utilise les feuilles.
→ En synergie avec le gingembre et l'angélique, il facilite l'expulsion des gaz.

Le radis noir est composé d'huile essentielle sulfurée (raphanol), de glucobrassicine, de vitamine C et d'hétéroside soufré. Très efficace dans le traitement des troubles hépatiques, c'est un excellent draineur du foie. Il favorise l'élimination des toxines en stimulant la sécrétion de la bile. On utilise la racine et les graines.

ATTENTION !
Le radis noir est déconseillé en cas d'ulcère et d'affection thyroïdienne.

NOTES PERSONNELLES

....

....

....

....

....

....

....

....

....

....

Cystite

La cystite est une inflammation aiguë ou chronique de la vessie. Elle se caractérise par des douleurs plus ou moins intenses, qui augmentent pendant la miction, une pesanteur dans le bas-ventre, des difficultés à uriner et un besoin incessant d'aller aux toilettes. Il s'agit d'une maladie infectieuse causée par des bactéries de type *Escherichia coli*. Ces bactéries pathogènes remontent les voies urinaires jusqu'à la vessie, et envahissent quelquefois tout l'arbre urinaire, ce qui peut entraîner une pyélonéphrite (infection des reins). Dans ce cas, il est indispensable de consulter un médecin.

Infusions :

- Jetez une poignée de thym (20 à 30 g) dans un litre d'eau bouillante. Laissez infuser pendant un quart d'heure. Filtrez et buvez régulièrement cette infusion dans la journée (une tasse toutes les 4 heures environ).

- Versez 1,5 g de graines d'ache (ou céleri sauvage) par tasse (ou 20 g par litre d'eau). Laissez infuser pendant 10 minutes et filtrez. Buvez 3 tasses par jour.

- Vous pouvez aussi faire infuser une cuillerée à dessert de feuilles d'ache pendant 10 minutes dans 25 cl d'eau bouillante . Filtrez. Buvez 2 à 3 tasses par jour.

- Laissez infuser pendant un quart d'heure 50 g de feuilles d'arbousier dans un litre d'eau bouillante et filtrez. Buvez cette préparation tout au long de la journée.

- Mettez 10 g de boldo dans un litre d'eau bouillante. Laissez infuser pendant 10 minutes. Filtrez. Buvez une tasse avant chaque repas.

- Versez 1 à 2 cuillerées à café de feuilles de bouleau séchées par tasse. Versez l'eau bouillante et laissez infuser pendant 10 à 15 minutes. Filtrez et buvez 1 à 3 tasses par jour.

- Versez 20 à 30 g de baies de genièvre dans un litre d'eau bouillante. Laissez infuser pendant 10 minutes. Filtrez et buvez 3 tasses par jour.

- Versez 30 g de feuilles ou de fleurs de guimauve officinale dans un litre d'eau bouillante. Laissez infuser pendant 10 minutes. Filtrez. Buvez 4 à 5 tasses par jour, éventuellement sucrées avec du miel.

- Mettez une cuillerée à soupe de feuilles de myrte dans 25 cl d'eau bouillante. Laissez infuser pendant 10 minutes. Filtrez et buvez chaud, deux fois par jour, avec un peu de miel.

- Dans 50 cl d'eau bouillante, versez 30 g de fleurs séchées de pêcher et laissez infuser pendant 10 minutes. Filtrez et buvez la totalité de cette préparation dans la journée.

- Dans un litre d'eau bouillante, laissez infuser 60 g de pensée sauvage pendant 10 minutes. Filtrez et buvez 4 tasses par jour entre les repas.

- Dans un litre d'eau bouillante, faites infuser pendant 10 minutes 20 g de feuilles séchées de persil et filtrez. Buvez à intervalles réguliers tout au long de la journée.

- Faites infuser pendant 10 minutes une cuillerée à soupe de solidage dans 25 cl d'eau bouillante et filtrez. Buvez 3 à 4 tasses par jour, le plus loin possible des repas.

ASTUCE!

Vous pouvez aussi préparer une bonne soupe de cresson que vous boirez matin et soir.

Décoctions :

- Placez 30 g de racines d'ache dans un litre d'eau, faites bouillir pendant 5 minutes, puis, hors du feu, laissez infuser pendant 10 minutes. Filtrez et buvez-en 2 à 3 tasses par jour.

- Mettez 30 g de racine de bugrane dans un litre d'eau froide. Portez à ébullition et faites bouillir pendant quelques minutes. Hors du feu, laissez infuser pendant 10 minutes et filtrez. Buvez une demi-tasse toutes les heures, tout au long de la journée.

- Dans 25 cl d'eau froide, versez une cuillerée à soupe de feuilles de busserole. Portez à ébullition, puis laissez bouillir pendant 3 à 4 minutes. Retirez du feu et laissez infuser pendant 10 minutes. Filtrez. Buvez 3 tasses par jour en dehors des repas, éventuellement sucrées avec du miel.

- Versez une cuillerée à soupe de queues de cerises dans 25 cl d'eau froide. Faites bouillir pendant 4 à 5 minutes à feu doux, puis, hors du feu, laissez infuser pendant 10 minutes et filtrez. Buvez 3 tasses par jour en dehors des repas.

ASTUCE !

Cette boisson peut être préparée à l'avance et se conserver au réfrigérateur.

- Versez une cuillerée à soupe de racine de chiendent hachée dans 25 cl d'eau froide et laissez bouillir pendant 3 minutes. Laissez infuser pendant 10 minutes et filtrez. Buvez 3 tasses par jour en les sucrant avec du miel, ou en ajoutant une tisane odorante ou une rondelle de citron.

- Dans un litre d'eau froide, versez 50 g de racine de persil. Faites bouillir pendant 3 minutes, puis, hors du feu, laissez infuser pendant 10 minutes. Filtrez. Buvez 3 tasses par jour de cette décoction, avant chaque repas.

Macérations :

- Laissez macérer pendant une nuit 40 g de racine séchée d'arbousier dans un litre d'eau froide. Faites bouillir, puis laissez évaporer à feu doux jusqu'au tiers. Laissez reposer, filtrez et buvez un verre chaque matin à jeun pendant 3 jours.

- Laissez macérer 30 g de racines de guimauve officinale coupées en morceaux pendant 2 heures dans un litre d'eau. Faites chauffer à feu doux jusqu'à 50 °C, pas plus. Filtrez. Buvez 3 tasses par jour, sucrées avec un peu de miel.

CONSEIL MALIN !
Le fait de boire beaucoup augmente naturellement le débit urinaire et diminue d'autant la concentration en bactéries.

Le thym (*Thymus vulgaris*), plante de la famille des Labiées, fut toujours réputé pour ses effets bénéfiques contre l'infection. On le cueille dans le Midi, en Italie, en Espagne et au Portugal. Le thym contient une huile essentielle dont les principaux composants sont le thymol et le carvacrol. Ces derniers favorisent la production des urines et empêchent le développement des bactéries. Il contient également des flavonoïdes (dérivés du lutéolol) susceptibles d'entraîner un relâchement des muscles lisses.

L'huile essentielle de l'ache (ou céleri sauvage) contient du limonène, des phtalides et du béta-selinène. Elle est également composée de coumarines, de furanocoumarines et de flavonoïdes. Ses graines ont une action diurétique et un effet antiseptique. On les utilise contre la cystite, car elles désinfectent la vessie et les canaux urinaires. On utilise les racines, les feuilles et les graines.
→ En synergie avec la mélisse (citronnelle).

ATTENTION !
L'ache est déconseillée aux femmes enceintes.

Le boldo est composé d'huile essentielle mono terpénique, d'hétérosides, de flavonols, et d'alcaloïdes (boldine). C'est un antiseptique urinaire léger. On utilise les feuilles.

→ Très efficace en synergie avec la busserole.

ATTENTION !

Ne pas utiliser pendant la grossesse ni en cas de maladie du foie.

Constitué de flavonoïdes dérivés de la quercetine, de triterpènes, d'hyperosides, d'hétérosides de flavonols, de tanins et d'huile essentielle, **le bouleau** est efficace comme diurétique et désinfectant léger des voies urinaires. Il est la base des traitements de drainage organique, car il accélère l'évacuation des déchets organiques dans les urines. On utilise l'écorce, les feuilles et les chatons.

→ Excellent en synergie avec les bourgeons de pin.

L'huile essentielle de genièvre renferme plus de 60 composants, dont du cinéol, du myrcène, du sabinène, des tanins, des terpènes, des sucres et de la junipérine. C'est une plante aux vertus diurétiques et anti-inflammatoires. On utilise les baies.

La racine de **guimauve officinale** contient 37 % d'amidon, 11 % de mucilage, 11 % de pectine, des glucides, de l'asparagine, des tanins, des flavonoïdes et de la bétaïne. En infusion, ses feuilles et ses fleurs sont recommandées pour traiter la cystite.

→ Excellente en synergie avec la mauve.

Le myrte est composé de tanins, de flavonoïdes, d'huile essentielle (alpha-pinène, cinéol, myrtéol), de dipentène et de sels minéraux. Consommé sous forme de tisane, il soigne les troubles urinaires. On utilise les feuilles.

Les feuilles de **pêcher** contiennent du glucoside cyanogénétique, une huile essentielle et de l'acide cyanhydrique, et soignent les affections des voies urinaires.

La pensée sauvage est constituée d'acides-phénols, de mucilages, de tanins, de flavonoïdes, de saponine, de salicylate de méthyle et de vitamine E. Diurétique et dépurative, elle soigne les affections urinaires et élimine les toxines contenues dans les reins et le foie. On utilise les parties aériennes fleuries.

Le persil contient de l'apiol, des vitamines A et C, du calcium, du fer et du phosphore. Diurétique, il est prescrit dans le cadre des affections des voies urinaires. On utilise la plante et sa racine.

Le solidage (ou « verge d'or ») est composé de flavonoïdes, de saponosides triterpéniques, d'acides phénoliques, de diterpène, de tanins et d'huile essentielle. C'est la plante de l'appareil urinaire, car elle est diurétique et astringente. On la prescrit contre la cystite et l'urétrite. On utilise la plante fleurie.
→ En synergie avec la busserole et la bruyère callune.

Le cresson (*Nasturtium officinale*), plante de la famille des Crucifères, pousse dans toute l'Europe, en Asie centrale, en Afrique du Nord et en Amérique. Il est connu depuis longtemps pour ses propriétés diurétiques. Riche en iode et surtout en vitamine C, il joue donc un rôle anti-infectieux et antitoxique en renforçant les défenses immunitaires. Il contient également du fer, du phosphore, des vitamines A, B1 et B2.

La bugrane contient des isoflavonoïdes, des hétérosides flavoniques, des saponines et de l'huile essentielle (menthol, carbone et transanéthole). En décoction, elle a un effet diurétique et se révèle efficace contre les affections de l'appareil urinaire. On utilise la racine.

La busserole est composée de tanins glucosides et d'hydroquinones (arbutine). C'est un puissant antiseptique et un antibactérien des voies urinaires, efficace à court terme en cas de cystite ou d'urétrite. C'est aussi un excellent diurétique et un décongestionnant. On utilise les feuilles.

Composé de glucoside et d'isoflavone, **le cerisier** est un diurétique et un sédatif des voies urinaires. Les queues de cerises contiennent des flavonoïdes et des sels de potassium, ce qui les rend très diurétiques, et particulièrement efficaces contre la rétention d'eau et les infections urinaires. On utilise les queues des fruits.

Le chiendent contient des polysaccharides (triticine), de l'huile essentielle (agropyrum), des mucilages, de l'inuline, des sels minéraux, et du fructose. C'est un diurétique, qui a une activité antibiotique, et qui combat les infections des voies urinaires (cystites, urétrites). On utilise le rhizome.

L'arbousier contient de l'arbutine (puissant antiseptique de l'appareil urinaire), des hydroquinones, un principe amer et des tanins. Son écorce est diurétique et a des propriétés anti-inflammatoires. On utilise les racines et l'écorce.
→ En synergie avec le bouillon-blanc (molène) ou la bruyère.

ATTENTION !
La cystite doit être traitée le plus vite possible afin d'éviter une éventuelle complication. Il est donc utile de prendre un avis médical si les signes ne régressent pas après 48 heures. Attention à une cystite accompagnée de fièvre : il pourrait s'agir d'une pyélonéphrite aiguë. Une visite chez un spécialiste s'impose alors en urgence.

NOTES PERSONNELLES

....
....
....
....
....
....
....
....
....
....
....

Dartres

Les dartres sont des lésions cutanées bénignes. Elles se caractérisent par une desquamation de l'épiderme, accompagnée de rougeurs et de démangeaisons, en général localisées sur le visage, et plus précisément aux coins internes des lèvres. Ces lésions forment de fines croûtes squameuses, de formes variées, quelquefois entourées d'un liseré rouge et légèrement rêches au toucher. Sur les peaux fines, certains éléments extérieurs favorisent leur apparition : dessèchement excessif, temps froid et sec, exposition prolongée au soleil, emploi de certains détergents, usage de cosmétiques inadaptés...

- Tentez un masque de pommes de terre crues : râpez-les ou coupez-les en fines rondelles et appliquez directement sur le visage. Massez ensuite à l'huile d'olive, à l'huile d'amande douce ou à l'huile de ricin. Vous devriez rapidement venir à bout des dartres et retrouver tout l'éclat de votre visage.

ASTUCE!

Un remède tout simple : appliquez sur votre visage des cataplasmes de carottes râpées (ou de feuilles d'épinard) macérées dans de l'huile d'olive.

- Faites bouillir pendant 2 minutes 100 g de prêle des champs dans 50 cl d'eau. Laissez infuser pendant 10 minutes, filtrez et ajoutez cette décoction à l'eau de votre bain. Vous pouvez également utiliser cette décoction de prêle des champs en compresses sur les zones douloureuses.

- Faites macérer, dans un litre d'huile végétale bio, 50 g de fleurs de souci pendant 1 mois. Filtrez et utilisez en lotion sur les lésions ou les zones sèches et irritées.

Compresses :

- Préparez une décoction, en mélangeant 20 g de fleurs de bruyère et 20 g de racines de bardane. Laissez bouillir pendant un quart d'heure dans 50 cl d'eau. Filtrez, laissez tiédir et imbibez-en des compresses, que vous laisserez agir sur votre visage pendant une dizaine de minutes. Selon l'importance des dartres, renouvelez cette opération deux à trois fois par jour.

- Dans un litre d'eau froide, versez 60 g d'achillée millefeuille. Faites bouillir pendant 3 minutes. Laissez infuser pendant 10 minutes et appliquez en compresses sur les dartres.

ATTENTION !
Ne pas appliquer sur des plaies ouvertes.

- En décoction : versez 2 cuillerées à soupe de fleurs de caille-lait hachées dans un litre d'eau froide. Portez à ébullition pendant 5 minutes, puis laissez tiédir. Appliquez en compresses sur les dartres matin et soir.

- Versez une cuillerée à soupe de fleurs de caille-lait dans 25 cl d'eau bouillante. Laissez infuser pendant 10 minutes. Appliquez en compresses sur les dartres matin et soir.

- Faites macérer une cuillerée à soupe de pépins de cognassier dans un verre d'eau pendant 12 heures. Filtrez et appliquez en compresses sur les dartres et les zones de peau sèche.

- Placez 20 g de fleurs de jasmin dans un litre d'eau froide. Portez à ébullition pendant quelques minutes, puis laissez tiédir. Appliquez en compresses sur les zones douloureuses.

- Faites macérer des fleurs de jasmin dans deux fois leur volume d'huile d'olive pendant 1 mois. Appliquez en compresses sur les plaies.

- Dans 25 cl d'eau bouillante, laissez infuser pendant 10 minutes une cuillerée à soupe de sarriette. Appliquez en compresses sur les zones douloureuses.

- Faites infuser une poignée d'écorce de sassafras dans un litre d'eau bouillante, filtrez, puis laissez tiédir. Appliquez en compresses régulières sur les zones douloureuses.

En synergie :

- Racine d'aunée – Feuilles de guimauve – Camomille – Écorce de chêne – Feuilles de noyer
Faites une décoction de ce mélange (une poignée pour 50 cl d'eau) et appliquez en compresses.

- Pariétaire – Fleurs de bourrache – Feuilles de mélisse – Feuilles d'eucalyptus – Feuilles d'arbousier – Racines de fenouil
Laissez infuser une poignée de ce mélange dans un litre d'eau bouillante et filtrez. Buvez trois à quatre fois par jour.

La pomme de terre (*Solanum tuberosum*), plante de la famille des Solanacées, est originaire du Pérou. Les Incas la cultivaient sous le nom de « papa », 800 à 900 ans av. J.-C. Contenant 20 % d'amidon, elle a la propriété de lutter contre l'inflammation et d'être adoucissante.

L'huile d'olive assouplit et nourrit la peau grâce à sa forte teneur en acide oléique (80 %).

La carotte (*Daucus carrota*), plante de la famille des Ombellifères, se trouve dans toute l'Europe, en Asie centrale et en Amérique du Nord. De par sa composition en acides organiques, en phénols et en huile essentielle, le tubercule de la carotte est un bon anti-inflammatoire et un adoucissant majeur.

L'épinard (*Spinacia oleracea*), plante de la famille des Chénopodiacées, n'est pas connu à l'état sauvage. Sa richesse en vitamine A, en sels minéraux et en acide folique lui donne une action adoucissante et régénérante.

La prêle des champs contient de nombreux éléments minéraux, du calcium, du potassium, des flavonoïdes, des saponosides (équisatonine), des alcaloïdes (nicotine) et des stérols. Connue pour ses propriétés astringentes et cicatrisantes, elle apaise les irritations cutanées. On utilise les parties aériennes.

Le souci des jardins est constitué de carétonoïdes, de triterpènes, de mucilages, de résines, de stérols, de glucosides amers (dont la calenduline), d'huile essentielle, de phytostérols, de saponines, d'acide salicylique et d'acide caféique. Astringent, antiseptique et purifiant, il possède des vertus cicatrisantes. On utilise les pétales.

La bruyère cendrée (*Erica cinerea*), plante de la famille des Éricacées, est un sous-arbrisseau qui pousse en Europe océanique et méditerranéenne. Très connue dans l'ouest et le centre de la France, cette plante aime les coteaux siliceux secs et les forêts. Sa teneur en proanthocyanidine lui confère une action anti-inflammatoire. Ses diastases, ses acides organiques et ses flavonoïdes lui donnent des activités antiseptiques, adoucissantes et purifiantes. Enfin, ses tanins ont une propriété protectrice sur le réseau capillaire sanguin.

La bardane (*Arctium lappa*), plante de la famille des Composées, est commune dans les régions tempérées de toute l'Europe et pousse surtout dans les clairières. Sa racine très allongée est composée de polyènes, dont la principale action est antibactérienne, et d'acides-alcools, qui ont un rôle dépuratif sur la peau.

L'achillée millefeuille ne possède pas moins de 82 constituants de principes actifs ! Elle contient notamment des flavonoïdes, des alcaloïdes, des triterpènes, des coumarines, des polyacétylènes, et des tanins. Appliquée en compresses, elle possède des vertus astringentes. On utilise la plante, mais pas la racine.

Le caille-lait (ou gaillet) est composé de tanins, de vitamine C, de lipides, de flavonoïdes et d'iridoïdes (aspéruloside). Il possède des propriétés astringentes. Sous forme de compresses, il favorise l'assèchement des dartres. On utilise les fleurs.

Le cognassier contient des sucres, de la pectine, de l'acide malique, ainsi que du tanin dans ses pépins. On utilise les fruits et les pépins.

Le jasmin, composé de linalol, de géraniol, d'anthranilate de méthyle et d'acétate de benzyle, possède des propriétés relaxantes. Sa décoction, appliquée en compresses, apaise les peaux sèches et sensibles. On utilise les fleurs.

La sarriette contient de l'huile essentielle riche en carvacrol, thymol, pinène et terpènes. Elle est préconisée en cas d'affections dermatologiques. On utilise les fleurs.

ATTENTION !

La sarriette est déconseillée aux femmes enceintes.

Le sassafras, composé de phénols méthyl-éthers (safrol), de cétone (camphre), de sesquialtère, de pinène, de phéllandrène et d'eugénol, est efficace contre les affections de la peau. On utilise l'écorce du bois de la racine.

→ En synergie avec la racine de valériane, les fleurs de bourrache, la mélisse, la racine d'angélique, le serpolet, les feuilles d'oranger, la menthe poivrée et la coriandre.

ATTENTION !

Ne pas donner aux femmes enceintes ni aux enfants.

NOTES PERSONNELLES

....

....

....

....

....

....

....

Défenses immunitaires (baisse des)

Le système immunitaire d'un organisme lui permet de lutter contre divers éléments pathogènes : virus, germes, bactéries, parasites, molécules étrangères (tels les poisons), ou encore champignons. Ces particules pathogènes peuvent se trouver dans l'air inhalé, dans les aliments ingérés, se transmettre par contact avec un individu infecté, ou encore à l'occasion d'une blessure. Ils pénètrent donc dans l'organisme par les voies respiratoires, l'appareil digestif, la peau ou le sang. L'organisme, pour se défendre contre cette agression, sécrétera des substances appelées « anticorps » qui, par leur action antagoniste, empêcheront la multiplication des éléments pathogènes. Plus les défenses immunitaires d'un individu seront élevées, plus ce dernier aura la possibilité de se défendre contre une agression interne ou externe.

Les principaux antioxydants naturels, qui renforcent les défenses immunitaires, sont les vitamines A, C, E, le zinc et le sélénium. De nombreuses enzymes protègent également nos cellules, et jouent le rôle d'antioxydant cellulaire. Une déficience de la production d'enzymes antioxydantes provoque un « stress » oxydatif, qui peut endommager ou détruire les cellules. Les antioxydants, qu'ils soient chimiques ou enzymatiques, vont donc protéger nos cellules, en annulant l'action négative des radicaux libres.

- Mettez 20 à 30 g de fleurs ou de feuilles de bleuet dans un litre d'eau bouillante. Laissez infuser pendant 10 minutes et filtrez. Buvez 3 tasses par jour entre les repas.

- Versez un quart de cuillerée à café d'acérola en poudre dans un verre d'eau froide (et non chaude, contrairement aux tisanes habituelles). Laissez infuser pendant quelques minutes. Faites des cures de 10 jours, en buvant un verre par jour chaque matin.

- En infusion : dans 25 cl d'eau bouillante, versez une cuillerée à soupe de feuilles d'airelles. Laissez infuser pendant quelques minutes. Filtrez et buvez 3 tasses par jour.

- En décoction : placez une cuillerée à soupe de baies d'airelles dans 25 cl d'eau froide. Portez à ébullition, et laissez infuser pendant 10 minutes. Filtrez et buvez 3 tasses par jour.

- Versez 5 g d'aubépine séchée dans 50 cl d'eau bouillante. Laissez infuser pendant 10 minutes. Filtrez et buvez une à deux fois par jour, chaud ou froid.

- Mettez 500 g de carottes dans 1,5 litre d'eau froide. Laissez cuire pendant une demi-heure et filtrez. Buvez chaud.

- Choisissez des feuilles de cassis fraîches ou séchées. Mettez une pincée par tasse d'eau bouillante. Laissez infuser pendant 10 minutes. Filtrez et buvez 3 tasses par jour. En saison, on peut aromatiser cette boisson avec des fruits frais.

- Préparez une décoction : faites bouillir pendant 10 minutes un citron coupé en quatre dans 50 cl d'eau. Filtrez et buvez froid tout au long de la journée.

- Versez un quart de cuillerée à café de poudre de rhizome de curcuma dans une tasse d'eau bouillante. Mélangez cette préparation avec une tisane odorante et douce, car elle est un peu âcre.

- Préparez une décoction : écrasez dix fruits d'églantier dans 25 cl d'eau froide. Faites bouillir pendant 5 minutes, puis laissez infuser pendant 10 minutes. Filtrez et buvez une tasse bien chaude midi et soir.

• Mettez 50 g de frêne dans un litre d'eau bouillante, laissez infuser pendant 10 minutes et filtrez. Faites des cures de 15 jours, en buvant une tasse à jeun le matin et 2 tasses dans le courant de la journée. Aromatisez cette infusion avec des fraises ou des myrtilles fraîches en saison.

• Mettez une cuillerée à soupe de fleurs et de graines de gingko biloba dans 25 cl d'eau bouillante. Laissez infuser pendant 10 minutes et filtrez. Buvez au coucher, avec un peu de miel.

• Versez une cuillerée à café d'hamamélis dans une grande tasse d'eau bouillante. Laissez infuser pendant 10 minutes. Filtrez.

• Faites cuire 50 g de grains d'orge dans un litre d'eau, à petit feu pendant 2 heures. Ajoutez un zeste de citron et filtrez. Buvez froid, sucré avec du miel.

• Versez une cuillerée à café de sarrasin dans une tasse d'eau bouillante. Laissez infuser pendant 10 minutes et filtrez. Buvez sans attendre.

• Faites infuser pendant 10 minutes une cuillerée à soupe de solidage dans 25 cl d'eau bouillante. Filtrez et buvez 3 à 4 tasses par jour, le plus loin possible des repas.

CONSEIL MALIN !
Délayez une cuillerée à café de spiruline dans une tasse d'eau bouillante. Buvez avant le déjeuner.

• Versez 30 g de thym dans un litre d'eau bouillante. Laissez infuser pendant 10 minutes, à couvert, pour ne pas perdre les substances volatiles : elles vont se cristalliser dans le couvercle, faites-les alors retomber dans la casserole. Filtrez. Mettez en bouteille et buvez 4 tasses par jour, éventuellement sucrées avec du miel.

• Dans une tasse d'eau bouillante, faites infuser pendant 10 minutes une cuillerée à soupe de vigne rouge. Buvez à jeun.

CONSEIL MALIN !

Le thé blanc a des vertus antioxydantes. Il est réputé pour réguler le stockage de graisses. C'est un thé non oxydé, qui, contrairement aux autres thés, subit très peu de transformations. Il contient moins de théine. Il est riche en polyphénols, en flavonoïdes et en vitamines C et E, qui agissent contre les radicaux libres. Il convient parfaitement aux personnes allergiques à la caféine et à la théine. Le thé blanc nécessite un temps d'infusion un peu plus long que les autres tisanes, à savoir un quart d'heure.

Le bleuet est constitué de flavonoïdes, d'anthocyanosides, de pigments (centaurine), de tanins, de saponine et de mucilages. Ses graines sont dépuratives et ses pétales ont une action fortifiante. C'est un stimulant du métabolisme, qui augmente la résistance aux infections. On utilise la fleur et les feuilles.

L'acérola contient du calcium, du phosphore, du fructose, de la vitamine B, des bioflavonoïdes, et surtout des vitamines C et A. C'est un puissant antioxydant et antivieillissement, qui favorise la formation du collagène. On utilise la pulpe du fruit.

L'airelle renferme des flavonoïdes : ce sont des antioxydants impliqués dans la neutralisation des radicaux libres. Les plus importants de ses flavonoïdes sont les anthocyanines. L'airelle contient aussi des vitamines A, C et du potassium. Elle a une action antioxydante et anti-inflammatoire. Elle augmente également la résistance des capillaires. On utilise les baies et les feuilles.

L'aubépine contient des flavonoïdes, de la vitexine (dans les fleurs), des proanthocyanidols, des acides-phénols (caféïque et chlorotique), des acides triterpéniques et des stérols. Ses baies contiennent de la crataégine et de l'oxyacanthine. C'est un antioxydant, qui permet de lutter contre le cholestérol et les triglycérides. On utilise les sommités fleuries.
→ En synergie avec le persil et la bardane, l'aubépine augmente l'oxygénation du sang.

La carotte appartient à la famille des Ombellifères. Puissant antiradicalaire, elle est très riche en vitamines, notamment en béta-carotène (provitamine A).

Le cassis contient des tanins de catéchol, des acides alcools et une huile essentielle, ainsi que des flavonoïdes et des vitamines A, B, C, et P. C'est un très bon antioxydant, grâce aux anthocyanes qu'il contient. On utilise les feuilles et les fruits.
→ En synergie avec l'aigremoine.

Composé d'huile essentielle dans son écorce, de terpènes, de sesquiterpènes, d'aldéhyde et d'esters, **le citronnier** contient également des coumarines, des flavonoïdes (hesperidoside), de l'acide citrique et ascorbique, des pectines, des mucilages et de la vitamine C. C'est un excellent stimulant et un très bon antioxydant. On utilise les feuilles et les fruits.
→ Excellent en synergie avec le laurier-sauce (à ne pas confondre avec le laurier-rose et le laurier-cerise, extrêmement toxiques). Utilisez toujours des citrons non traités, issus de l'agriculture biologique.

Le curcuma est riche en amidon et en curcuminoïdes (8 %), dont la curcumine. Il renferme de l'huile essentielle. On utilise le rhizome.
ATTENTION !
Ne pas associer à un traitement anticoagulant.

Mieux connu sous le nom de son fruit, le cynorrhodon, **l'églantier** est très riche en vitamine C. Il contient du tocophérol, à l'action antioxygène, donc antiradicalaire. Il est également composé de vitamines A, B1, B2, PP, K et E, de flavonoïdes, de caroténoïdes, de procyonidés et de tanins. C'est un tonique. On utilise les fruits.

Le frêne est composé de coumarines (fraxoside) de sécoiridoïdes, de tanins, de sels minéraux et de vitamines C et P. Il contient également un flavonoïde (le rutoside) et des polyphénols, qui jouent un rôle antioxydant. Le mannitol est également un capteur de radicaux libres. On utilise les feuilles, l'écorce et les graines.

Composé de flavonoïdes (biflavones, hétérosides de flavones, flavonol), de ginkgolides et de bilobol, **le gingko biloba** a un effet significatif sur la mémoire et permet de lutter contre l'altération des fonctions cognitives liée au vieillissement. C'est également un antioxydant efficace. On se sert des feuilles et des graines.
→ À utiliser en synergie avec le bouillon-blanc (molène).

L'hamamélis (ou « noisetier des sorcières ») est constitué de tanins (8 à 10 %), de flavonoïdes, de principes amers, de saponines et d'acides phénols. Ses propriétés astringentes en font un excellent tonique. C'est également un bon antioxydant. On utilise l'écorce de la tige et les feuilles.

L'orge est riche en bêta-glucanes, en tocophérols, en composés phénoliques (flavanols), en polysaccharides, protéines et en vitamine B. C'est un antioxydant très efficace en cas de convalescence. On utilise les graines.

Le sarrasin contient des flavonoïdes, notamment du rutoside, un antioxydant puissant. Il est également composé de rutine, de calcium et de magnésium. On utilise les feuilles et les fleurs.

Le solidage (ou « verge d'or ») est composé de flavonoïdes, de saponosides triterpéniques, d'acides phénoliques, de diterpène, de tanins et d'huile essentielle. Elle possède également des propriétés antioxydantes. On utilise la plante fleurie.
→ En synergie avec la busserole et la bruyère callune.

La spiruline est composée de vitamines B12, E et de provitamine A, de sels minéraux, de protéines (60 à 70 %), d'acides aminés et d'acides gras essentiels. Elle s'utilise surtout en poudre.
→ En synergie avec l'ortie.

La tige fleurie du **thym** sécrète une huile essentielle à base de phénols (thymol et carvacrol). Elle renferme également des flavonoïdes et des acides-phénols. C'est un antioxydant et un décontractant musculaire. On utilise la plante et les fleurs.

La vigne rouge est composée d'anthocyanes, de tanins, de pigments, d'inositol, de flavonoïdes, de tartrates, de carotènes, de vitamines A, B1, B2 et C, ainsi que de minéraux. Elle a une action anti-radicaux libres. On utilise les feuilles.

→ En synergie avec la bourse-à-pasteur.

NOTES PERSONNELLES

....

Démangeaisons de la peau

Le principal agent des démangeaisons est l'histamine, une molécule chimique qui, lorsqu'elle est libérée dans l'organisme, se lie à des récepteurs nerveux de la peau et provoque le prurit. De nombreuses causes sont possibles : une maladie dermatologique (eczéma, dermatose inflammatoire, herpès, lichen plan, mycose...) ; une maladie hépatique ou pancréatique ; une insuffisance rénale ; divers médicaments (amphétamines, aspirine, cocaïne) ; une maladie endocrine (diabète, maladie thyroïdienne) ; des troubles neurologiques divers (neuropathie, psychose).

- Râpez des carottes le plus finement possible (de préférence des carottes « bio »). Préparez un cataplasme dans un linge fin et appliquez-le sur les endroits atteints. Les démangeaisons s'atténueront.

- Si vous n'avez pas de carotte mais des fleurs de camomille, essayez la recette suivante : faites une décoction de fleurs séchées (30 g pour un litre d'eau). Laissez bouillir une dizaine de minutes puis retirez du feu. Quand la décoction est tiède, filtrez-la et utilisez-la en compresse sur les zones de démangeaisons. Laissez en place une vingtaine de minutes. Renouvelez l'opération jusqu'à la disparition des symptômes.

- Versez 50 g de fleurs de camomille romaine dans un litre d'eau porté à ébullition. Retirez du feu et laissez infuser pendant 10 minutes. Filtrez, puis appliquez en compresses.

CONSEIL MALIN !

Vous pouvez aussi ajouter cette infusion de camomille romaine à l'eau de votre bain.

- Préparez une décoction en plaçant trois poignées de feuilles d'alchémille dans un litre d'eau. Faites bouillir pendant 5 minutes, puis laissez refroidir avant d'appliquer en compresses.

- Mettez quatre poignées de feuilles de noyer dans 2 litres d'eau et laissez bouillir pendant 3 minutes. Filtrez et ajoutez à l'eau de votre bain.

- Dans un litre d'eau bouillante, laissez infuser 60 g de pensée sauvage pendant 10 minutes. Préparez des compresses. Maintenez-les sur les zones douloureuses pendant 10 minutes.

- Placez une cuillerée à soupe de salsepareille dans 25 cl d'eau froide. Portez à ébullition, puis, à feu doux, faites réduire de moitié. Laissez tiédir, puis appliquez en compresses sur les zones douloureuses.

- Dans 25 cl d'eau bouillante, laissez infuser pendant 10 minutes une cuillerée à soupe de sarriette. Appliquez en compresses sur les zones douloureuses.

- Tentez un masque de pommes de terre crues : râpez-les ou coupez-les en fines rondelles et appliquez directement sur le visage. Massez ensuite à l'huile d'olive, à l'huile d'amande douce ou à l'huile de ricin.

La carotte (*Daucus carrota*), plante de la famille des Ombellifères, est cultivée dans toute l'Europe. Son principe actif majeur est le bétacarotène, appelé « provitamine » A, car il se transforme en vitamine A dans le foie, après oxygénation. Cette vitamine protège les cellules de la peau contre toutes les maladies qui peuvent l'atteindre (dermatoses), car elle contient également des vitamines B1, B2, C et E, ainsi que des oligo-éléments.

La camomille romaine (*Anthemis nobilis*) est une plante de la famille des Composées. Aujourd'hui, elle est cultivée surtout en Anjou. Les traces de chamazulène qu'elle contient lui confèrent plusieurs propriétés : lutter contre les démangeaisons, calmer les irritations et la douleur et diminuer les phénomènes inflammatoires.

L'alchémille est constituée de composés polyphénoliques, de tanins galliques, ellagiques et catéchiques et d'acides phénols. Son huile essentielle contient de l'anéthol. Elle est également composée de flavonoïdes, de furanocoumarines, d'acides gras, de stérols et de protéines. Par voie cutanée, elle est cicatrisante, calme les démangeaisons et arrête les hémorragies. Elle est couramment utilisée pour ses caractéristiques odoriférantes, car elle permet de masquer le goût désagréable de certaines plantes. On utilise les feuilles.

ATTENTION !

Ne pas utiliser pendant la grossesse.

Le noyer est constitué de naphtoquinones (juglone, juglandine), d'huile essentielle (eugénol), de tanins et de vitamine C. Il a des propriétés antimicrobiennes et antiparasitaires. On utilise les feuilles.

La pensée sauvage est constituée d'acides-phénols, de mucilages, de tanins, de flavonoïdes, de saponine, de salicylate de méthyle et de vitamine E. Amie de la peau, la pensée sauvage a une action purifiante, et freine la sécrétion sébacée : en infusion, elle constitue une bonne lotion contre les démangeaisons, l'acné et l'eczéma. On utilise les parties aériennes fleuries.

→ En synergie avec la bardane, elle a d'excellents résultats dans le traitement des affections cutanées.

La salsepareille est constituée de saponines stéroïdiques, de phytostérols (50 %), d'amidon, de résine, d'acide sarsapique et de sels minéraux (calcium, potassium). Anti-inflammatoire et purifiante, elle permet de soigner les affections cutanées (eczéma, psoriasis, démangeaisons). On utilise les racines.

La sarriette contient de l'huile essentielle riche en carvacrol, thymol, pinène et terpène. On la préconise en cas d'affections dermatologiques. On utilise les fleurs.

ATTENTION !

La sarriette est déconseillée aux femmes enceintes.

La pomme de terre (*Solanum tuberosum*), plante de la famille des Solanacées, est originaire du Pérou. Les Incas la cultivaient sous le nom de « papa », 800 à 900 ans av. J.-C. Contenant 20 % d'amidon, elle a la propriété de lutter contre l'inflammation et d'être adoucissante.

L'huile d'olive assouplit et nourrit la peau grâce à sa forte teneur en acide oléique (80 %).

NOTES PERSONNELLES

Démangeaisons du cuir chevelu

Il s'agit d'une sensation spontanée plus ou moins intense donnant envie de se gratter le crâne. Ces démangeaisons peuvent avoir diverses origines.

• Pour apaiser ces démangeaisons, versez une cuillerée à café de vinaigre de cidre dans un verre d'eau. Trempez votre peigne dans ce mélange et passez-le sur les cheveux jusqu'à ce qu'ils en soient imprégnés. Laissez reposer la solution sur le cuir chevelu. Renouvelez l'opération matin et soir.

CONSEIL MALIN !

Ce traitement est aussi efficace contre la chute des cheveux : vous pouvez l'associer au traitement à base de persil (voir *Calvitie*).

Le vinaigre de cidre est le résultat de la fermentation de la liqueur alcoolique que représente le cidre. Employé en lotion externe, le vinaigre de cidre permet d'atténuer ou de faire disparaître les démangeaisons.

ATTENTION !

Si les picotements persistent ou s'accentuent, il faudra faire appel à un dermatologue, car les maladies du cuir chevelu sont nombreuses : lichen plan, eczéma, psoriasis, lupus érythémateux...

NOTES PERSONNELLES

....

....

....

Déprime (adultes)

Il s'agit d'une maladie psychique caractérisée par une souffrance morale liée à la perte de désir et de l'estime de soi. Nous parlerons ici de dépression légère, appelée vulgairement « déprime », qui se traduit par une tristesse intense, une émotivité anormale, un changement d'attitude inhabituel vis-à-vis de son entourage, ainsi qu'une fatigue physique inexpliquée.
Elle peut être liée à un problème de thyroïde, un choc psychoaffectif, une maladie des glandes endocrines, un état de stress, ou encore à l'hérédité. Elle n'est cependant pas toujours expliquée.
Il est évident qu'une dépression nerveuse sévère doit être prise en charge par le corps médical.

- Buvez une coupe de champagne midi et soir avant les repas. La dépression s'atténuera.

- Versez 20 g de fleurs de jasmin dans un litre d'eau bouillante et laissez infuser pendant 10 minutes. Filtrez. Buvez 2 tasses par jour, la seconde au moment du coucher.

- Dans 25 cl d'eau bouillante, mettez une cuillerée à soupe de fleurs et de feuilles de millepertuis. Laissez infuser pendant 10 minutes et filtrez. Buvez 3 tasses par jour entre les repas. Sucrez éventuellement avec du miel.

- Mettez une cuillerée à soupe de fleurs et de feuilles de millepertuis dans 25 cl d'eau bouillante. Laissez infuser pendant 10 minutes et filtrez. Consommez 3 tasses par jour de cette préparation.

- Bien avant ma grand-mère, la laitue était connue pour ses vertus à la fois calmantes et somnifères. Si vous avez un peu de vague à l'âme et un mauvais sommeil, mangez donc de la laitue ! Contre l'insomnie, mieux vaut l'utiliser en décoction : faites bouillir une laitue dans 50 cl d'eau 15 à 20 minutes à feu doux. Filtrez. Buvez-en un grand bol le soir au coucher.

ATTENTION !
Une quantité trop importante pourra entraîner quelques troubles secondaires : nausées, sueurs, augmentation du rythme respiratoire et tachycardie.

Pour comprendre l'action du **champagne** sur cet état, il suffit de connaître le rôle de nos cellules nerveuses. Ces dernières libèrent des substances chimiques appelées neurotransmetteurs. L'une d'elles, la dopamine, est libérée dans les ramifications nerveuses selon un rythme, une quantité et une intensité adéquats. Un dérèglement de ces paramètres peut entraîner des désordres, causes de la déprime. Le champagne stimule la décharge de dopamine et la régule.

Le jasmin est composé de linalol, de géraniol, d'anthranilate de méthyle et d'acétate de benzyle. En infusion, les fleurs de jasmin apaisent la tension nerveuse, grâce à leurs propriétés antidépressives et relaxantes.

Le millepertuis est composé de flavonoïdes, d'huile essentielle, d'hyperforine et d'hypéricine. On attribue à l'hypéricine l'essentiel ses effets antidépresseurs et soporifiques. C'est un excellent remède en cas de troubles nerveux, très efficace également pour lutter contre la dépression hivernale. On utilise les sommités fleuries et les feuilles.

ATTENTION !
Ne pas prendre en même temps que certains antidépresseurs et neuroleptiques. Il est contre-indiqué en cas de problèmes cardiaques, ainsi que pendant la grossesse et l'allaitement. Il faut éviter l'exposition au soleil pendant la prise de cette plante.

La salade appropriée est **la laitue vireuse** (*Lactuca virosa*), que l'on trouve en climat atlantique et méditerranéen. À la moindre coupure, un suc épais et laiteux coule de la plante et constitue le lactucarium, principe actif calmant et somnifère, particulièrement chez les enfants.

ATTENTION !

Une déprime légère ne dure en général que quelques jours. Si les signes persistent, on demandera l'aide d'un médecin, car ils pourraient marquer le début d'une pathologie plus grave : dépression dite « psychogène », apparaissant après un événement traumatique, accès mélancolique endogène (sans cause extérieure), troubles de l'humeur symptomatiques d'une affection psychiatrique (schizophrénie) ou d'une affection cérébrale organique (tumeur, épilepsie, dépression masquée).

NOTES PERSONNELLES

Détoxication de l'organisme

Si vous ressentez une lassitude anormale, si votre corps semble fonctionner au ralenti, si votre langue est un peu pâteuse le matin et que votre teint est brouillé, ne cherchez pas plus loin : votre corps a accumulé des toxines dans certains organes, comme le foie, les reins, la vésicule biliaire, l'intestin et les vaisseaux lymphatiques. Il est alors nécessaire de les drainer.
Il s'agit heureusement d'un état passager !

Infusions :

- Dans 25 cl d'eau bouillante, faites infuser une cuillerée à soupe de tayuya pendant 10 minutes. Filtrez. Buvez 2 bols par jour de cette préparation, 5 jours par semaine, pendant 20 jours.
En cure d'entretien, prenez 1 bol tous les 3 jours pendant 2 mois.

- Dans 50 cl d'eau bouillante, versez 50 g de feuilles d'ortie et laissez infuser pendant 10 minutes et filtrez. Buvez-en 3 tasses par jour, aromatisées avec des fruits ou sucrées au miel.

- Versez une cuillerée à café de fleurs de vulnéraire dans 25 cl d'eau bouillante. Laissez infuser pendant 10 minutes. Filtrez et buvez trois fois par jour.

CONSEIL MALIN !
Une cure de papaye et de pamplemousse, matin et soir, permet d'éliminer les toxines de l'organisme.

Décoctions :

- Placez une cuillerée à café de cresson de fontaine dans 25 cl d'eau froide. Portez à ébullition et faites bouillir pendant quelques minutes. Hors du feu, laissez infuser pendant 10 minutes, puis filtrez. Buvez 3 tasses par jour.

ASTUCE !

Vous pouvez également consommer le cresson cru, pour profiter de tous ses bienfaits.

- Mettez 40 g de racine de carline dans un litre d'eau froide. Faites bouillir pendant 5 minutes et laissez infuser pendant 10 minutes. Filtrez. Buvez 3 à 4 petites tasses en dehors des repas.

- Mettez une cuillerée à soupe de scrofulaire dans 25 cl d'eau froide. Faites bouillir pendant 5 minutes et laissez infuser pendant 10 minutes et filtrez. Buvez 25 cl de cette décoction, matin et soir.

- Prenez environ 30 g de queues de cerises, écrasez-les au broyeur, jetez-les dans un litre d'eau froide, couvrez et portez l'ensemble doucement à ébullition. Laissez bouillir à feu doux, une demi-heure environ, puis retirez du feu. Filtrez et buvez un verre de cette préparation matin et soir, de préférence en dehors des repas. Une cure de 15 jours à 3 semaines sera parfaite. Il faudra la renouveler tous les 3 mois.

Macérations :

- Placez 60 g de bardane dans un litre d'eau. Buvez-en 3 tasses par jour.

ASTUCE !

On laissera les fruits aux jeunes enfants, qui se bombarderont de ces « balles collantes », pleines de petits crochets adhérant instantanément aux vêtements !

- Pour nettoyer l'organisme, faites macérer 40 g d'épine-vinette dans un litre d'eau. Après un quart d'heure de macération, mettez à chauffer. Retirez du feu au premier bouillon, et laissez infuser pendant 20 minutes. Filtrez. Buvez après les repas.

- Laissez tremper pendant 2 heures 30 g de feuilles et 30 g de racines de pissenlit dans un litre d'eau froide. Faites chauffer doucement, et retirez du feu juste avant l'ébullition. Filtrez. Buvez 3 tasses par jour, avant les repas.

En synergie :

- Feuille de bouleau – Feuille de framboisier – Plantain – Véronique – Cresson de fontaine – Racine d'aunée – Fleur de millefeuille
Faites bouillir 70 g de ce mélange dans un litre d'eau. Filtrez. Buvez une tasse matin et soir à jeun. Renouvelez l'opération pendant 2 à 3 semaines.

- Lamier blanc – Baies de genièvre – Thym – Feuilles de menthe
Faites bouillir pendant 3 minutes une cuillerée à café de ce mélange dans une tasse à thé. Filtrez et buvez deux à trois fois par jour.

- Feuilles de séné – Frêne – Bourdaine – Oranger – Menthe – Hysope – Mauve – Souci
Faites infuser pendant 5 minutes une pincée de ce mélange par tasse. Filtrez et buvez à jeun.

- Anis vert – Racine de fenouil – Fleurs de camomille romaine
Faites infuser une cuillerée à café de ce mélange par tasse et filtrez. Buvez après le repas.

Conseils alimentaires :

- La nature se libère du froid pour renaître plus forte, faites de même avec votre corps : éliminez les toxines emmagasinées pendant la saison hivernale. Pour cela, puisez dans la saison et profitez de ses fruits et légumes. Consommez oranges, citrons, pamplemousses, fraises, asperges, carottes, pissenlits, chicorée, radis noirs, pommes et poires, ils vous aideront à nettoyer votre corps de l'intérieur.

- Comme l'organisme a accumulé des toxines dans nombre d'organes, et notamment le foie, les reins, la vésicule biliaire, l'intestin, les vaisseaux lymphatiques, il est impératif de les drainer. Cette opération doit s'effectuer tous les six mois, ou de préférence durant quinze jours tous les trois mois. Nombre de produits naturels vous y aideront :
– pour le foie : le romarin, l'estragon, le basilic et le citron,
– pour l'intestin : les pruneaux, la papaye, le pamplemousse, le pissenlit et la sauge,
– pour le rein : le style du maïs, le thym et l'asperge,
– pour les vaisseaux : l'ail, le cerfeuil, le thym, l'oignon, la myrtille,
– pour la vésicule biliaire : le radis noir.

Le tayuya est composé d'un principe amer actif, d'huiles essentielles, de sels minéraux, de flavonoïdes et de cucurbitacines. C'est une plante drainante : elle permet une amélioration de l'état général et facilite l'élimination rénale et intestinale. On utilise les feuilles et les fruits.

L'ortie contient des vitamines B (B2, B5, acide folique), de l'acétylcholine, de l'histamine, des sels minéraux, des oligo-éléments et des acides aminés. Dépurative, elle stimule les fonctions digestives, en favorisant l'élimination de l'acide urique, de l'acide lactique, et d'autres déchets de l'organisme. C'est aussi un bon reminéralisant, tonique et anti-asthénique. On utilise les feuilles et les racines.
→ En synergie avec l'origan, l'ortie permet d'inhiber les fermentations intestinales.

La vulnéraire contient des saponosides, des flavonoïdes, des mucilages et des substances tinctorales. Utilisée en infusion, c'est un dépuratif et un laxatif. On utilise les fleurs.
→ En synergie avec le bouillon-blanc (molène).

La papaye contient un complexe enzymatique, la papaïne, qui digère les protéines, les pectines et certains polysaccharides.

Le pamplemousse agit sur le transit intestinal grâce à sa composition en vitamine C, en acide folique et en pectines.

Constitué de vitamines A, B1, B2, C, E et PP, de sels minéraux (iode, fer, phosphore, cuivre, calcium) d'isothiocyanate et de gluconasturtine, **le cresson de fontaine** contient une huile essentielle sulfoazotée, composée entre autres de sénevol et dephényléthylique. C'est un excellent diurétique. On utilise les tiges et les feuilles.
→ Très bon dépuratif en synergie avec la fumeterre, la chicorée et la laitue.

ATTENTION !

Ne pas consommer de cresson sauvage, porteur de la douve du foie : c'est une maladie mortelle. Lavez consciencieusement le cresson au jus de citron.

La carline contient une huile essentielle (carlinène), des tanins et de l'inuline. On utilise la racine.

La scrofulaire est composée d'un glucoside (la scrofularine), d'iridoïdes (harpagoside et harpagide), de flavonoïdes et d'acides phénoliques. C'est un stimulant hépatique, un diurétique et un purgatif. On utilise le rhizome et les sommités fleuries.
→ En synergie avec le fragon (petit houx).

ATTENTION !

Ne pas consommer en cas de problème cardiaque.

Le cerisier (*Prunus cerasus*) est originaire d'Asie Mineure. Les queues de cerises (pédoncules des fruits) ont à la fois pour effet de purifier le sang et d'augmenter la sécrétion urinaire ; elles permettent ainsi d'éliminer la globalité des toxines accumulées par l'organisme. Ces propriétés sont dues aux flavonoïdes et aux sels de potassium qui entrent dans leur composition.

La bardane est une importante source d'inuline (50 %). Elle est riche en polyènes et acides-alcools. Les polyènes sont des antibactériens et antifongiques utilisés en cas d'acné, d'eczéma ou de furoncle. Ses acides-phénols favorisent l'élimination des toxines présentes dans le foie et les reins. La bardane peut également permettre de réduire une glycémie trop élevée. On utilise les feuilles et la racine.
→ Excellente en synergie avec la pensée sauvage : leurs composés drainent les toxines hors de l'organisme.

L'épine-vinette est composée d'alcaloïdes isoquinoléïques (dont la berberine et la berbamine), de tanins et de résine. Elle a de fortes propriétés antiseptiques et est traditionnellement conseillée en décoction pour soigner les ulcères d'estomac. On utilise la racine, l'écorce, les feuilles et les baies.

ATTENTION !
Évitez de consommer de l'épine-vinette pendant la grossesse.

Le pissenlit contient de la lactucopicrine, des triterpènes, des vitamines A, B, C, D, des stérols, des tanins et des lactones sesquiterpéniques. Dépuratif, il facilite l'élimination des toxines contenues dans le foie, la vésicule biliaire et les reins. Il soigne la constipation. On utilise les racines et les feuilles.
→ En synergie avec l'ortie.

ATTENTION !
Il ne faut pas confondre la détoxication, qui correspond à l'élimination des toxines d'un organisme, et la désintoxication, qui consiste à traiter une intoxication ou à obtenir une désaccoutumance à l'alcool ou à des stupéfiants.

Diabète

D'après le docteur André Cazes, médecin nutritionniste, on peut se faire plaisir en mangeant, tout en faisant du bien à sa santé et en venant au secours de ses petits problèmes. Voici quelques idées sur ce qu'il est recommandé de manger en cas de diabète.

Conseils alimentaires :

- Entrées :

– soupe de concombres et de pommes de terre,
– salade de pointes d'asperges aux oignons nouveaux (les oignons font baisser le taux de sucre dans le sang, il ne faut pas, bien sûr, en abuser),
– salade provençale ou niçoise avec anchois, olive et huile d'olive.

- Poissons :

– cabillaud en cocotte avec des pommes de terre,
– poissons grillés accompagnés d'une sauce froide à la moutarde (100 g de fromage blanc à 0 %, moutarde, vinaigre d'estragon, gousse d'ail et cerfeuil).

- Volailles et viandes :

– filets de dinde au curry, à l'huile de tournesol,
– lapin à la moutarde et à l'estragon,
– carpaccio de bœuf cru au basilic, citron et huile d'olive,
– jambon aux endives,
– côtes de porc (entièrement dégraissées) avec citron, coriandre et cumin, cuites en papillotes au four. Le porc apporte des acides gras insaturés.

- Légumes :

– aubergines et poivrons grillés au four,
– tomates farcies au fromage blanc et à la fourme d'Ambert,
– brocolis avec une sauce au fromage blanc 0 %, citron et persil,
– tous les gratins de légumes avec gruyère râpé, chapelure et un peu de margarine,
– ratatouille (avec une seule cuillerée à soupe d'huile d'olive).

NOTES PERSONNELLES

Diarrhée (adultes)

La diarrhée se traduit par l'émission répétée de selles, liquides ou semi-liquides, accompagnée ou non de fièvre ou de douleurs (coliques). La diarrhée aiguë peut être la conséquence d'une intoxication alimentaire ou médicamenteuse ainsi que d'une infection aiguë (fièvre typhoïde, dysenterie, choléra...). Avec ou sans fièvre, elle peut entraîner d'importants troubles de déshydratation. Elle nécessite donc une hospitalisation en urgence si elle dure plus de 48 heures. La diarrhée chronique, quant à elle, s'observe au cours de certaines pathologies majeures : tuberculose intestinale, maladie d'Addison, affections hépatiques ou certaines maladies nerveuses. Si elle persiste, elle nécessite une consultation chez un gastro-entérologue, car certaines pathologies graves peuvent en être la cause.

Infusions :

- Faites bouillir 400 g de feuilles de fraisier dans 1,5 litre de bonne eau-de-vie et réduisez à 55 cl. Filtrez et avalez une cuillerée à soupe toutes les 3 heures, jusqu'à ce que la diarrhée s'arrête. Au bout d'une dizaine de cuillerées, le mal est enrayé.

- Jetez, dans un litre d'eau bouillante, une poignée de sommités fleuries séchées de salicaire. Laissez infuser pendant un quart d'heure. Filtrez le liquide. Buvez-en un verre toutes les heures jusqu'à ce que la diarrhée s'arrête.

- Dans 25 cl d'eau bouillante, versez une cuillerée à soupe de feuilles d'airelles. Laissez infuser pendant quelques minutes. Filtrez et buvez 3 tasses par jour.

- Préparez une infusion de 20 g de feuilles d'alchémille par litre d'eau. Laissez infuser pendant un quart d'heure. Filtrez et buvez une tasse trois fois par jour.

- Vous pouvez aussi mettre une cuillerée à soupe de feuilles d'alchémille dans 25 cl d'eau bouillante. Laisser infuser pendant 10 minutes et filtrez. Buvez 2 tasses (bien chaudes) par jour, en dehors des repas. Sucrez la préparation avec du miel.

- Laissez infuser pendant un quart d'heure 50 g de feuilles d'arbousier dans un litre d'eau bouillante. Filtrez et buvez un verre chaque matin à jeun pendant 3 jours.

- Faites bouillir, dans 25 cl d'eau, une cuillerée à café de pépins de coing pendant 7 à 8 minutes. Hors du feu, laissez infuser pendant 10 minutes. Filtrez et buvez 2 tasses par jour.

- Autre méthode : faites bouillir un coing entier dans 50 cl d'eau pendant un quart d'heure, puis laissez infuser pendant 10 minutes. Filtrez et buvez 2 tasses par jour.

- Mettez une cuillerée à soupe de feuilles de framboisier dans 25 cl d'eau bouillante. Laissez infuser pendant 10 minutes. Filtrez. Buvez-en 2 tasses par jour.

- Versez une cuillerée à café d'hamamélis dans 25 cl d'eau bouillante. Laissez infuser pendant 10 minutes. Filtrez et buvez trois fois par jour.

- Mettez une cuillerée à soupe de graines de papaye dans 25 cl d'eau bouillante et laissez infuser pendant 10 minutes. Filtrez et buvez tout au long de la journée.

- Mettez 40 g de sanicle dans un litre d'eau bouillante et laissez infuser. Filtrez et buvez 3 tasses par jour.

Décoctions :

- Placez une cuillerée à soupe de baies d'airelles dans 25 cl d'eau froide. Portez à ébullition et faites bouillir pendant quelques minutes. Hors du feu, laissez infuser pendant 10 minutes et filtrez. Buvez 2 à 3 tasses par jour.

- Placez une cuillerée à soupe de racine de ratanhia dans 25 cl d'eau froide. Portez à ébullition et faites bouillir pendant 2 minutes. Hors du feu, laissez infuser pendant 10 minutes et filtrez la préparation. Filtrez et buvez tout au long de la journée.

- Versez une cuillerée à soupe de graines de papaye dans 25 cl d'eau froide. Portez à ébullition et laissez infuser pendant 10 minutes. Filtrez et buvez tout au long de la journée.

CONSEIL MALIN !

Cette recette est particulièrement adaptée aux enfants.

Macérations :

- Laissez macérer pendant une nuit 40 g de racine séchée d'arbousier dans un litre d'eau. Faites bouillir, puis laissez évaporer à feu doux jusqu'au tiers. Laissez reposer, filtrez et buvez un verre chaque matin à jeun pendant 3 jours.

- Placez 40 à 50 g de racine de potentille dans un litre d'eau. Faites tremper à froid pendant un quart d'heure, puis portez à ébullition et laissez bouillir pendant 10 minutes. Hors du feu, faites infuser pendant un quart d'heure. Filtrez et buvez 4 à 6 tasses par jour de ce mélange.

ASTUCE !

Conservez cette préparation dans une bouteille en verre.

Le fraisier contient du tanin, le fragarianoside. Les feuilles contiennent de la vitamine C, du tanin, des flavonoïdes, du fer, des dérivés salicyliques et du calcium.

La salicaire (*Lythrum salicaria*) est une plante herbacée de la famille des lythracées, très commune dans les endroits humides, au bord des cours d'eau. Les propriétés thérapeutiques de la salicaire sont connues depuis l'Antiquité. Elle est tombée dans l'oubli au Moyen Âge, mais on s'est à nouveau intéressé à son efficacité à partir du XVIIIe s., pour traiter la diarrhée. On utilise ses sommités ou extrémités fleuries. Sa principale propriété est d'être antidiarrhéique grâce à ses tanins galliques abondants (environ 10 % de tannoglucoside).

L'airelle renferme des flavonoïdes, des vitamines A, C et du potassium. Elle a une action antioxydante et anti-inflammatoire. On utilise les baies et les feuilles.

L'alchémille est constituée de composés polyphénoliques, de tanins galliques, ellagiques et catéchiques et d'acides phénols. Son huile essentielle contient de l'anéthol. Elle est également composée de flavonoïdes, de furanocoumarines, d'acides gras, de stérols et de protéines. C'est un antidiarrhéique, emménagogue, et antiseptique. Elle est couramment utilisée pour ses caractéristiques odoriférantes car elle permet de masquer le goût désagréable de certaines plantes. On utilise les feuilles.

ATTENTION !

Ne pas utiliser pendant la grossesse.

L'arbousier contient de l'arbutine (puissant antiseptique de l'appareil urinaire), des hydroquinones, un principe amer et des tanins. Son écorce est diurétique et a des propriétés anti-inflammatoires. On utilise les racines et l'écorce.

→ En synergie avec le bouillon-blanc (molène) ou la bruyère.

Le cognassier contient des sucres, de la pectine, de l'acide malique, ainsi que du tanin dans ses pépins. C'est un excellent antidiarrhéique. On utilise les fruits et les pépins.

La feuille de **framboisier** est composée de polypeptides, de flavonoïdes et de tanins. Son fruit contient de la pectine, des sucres, des acides et des vitamines A, B1, C et E. C'est un astringent, un diurétique et un dépuratif. On utilise les feuilles et les fruits.
→ En synergie avec la myrtille, son efficacité est renforcée.

L'hamamélis (ou « noisetier des sorcières ») est constitué de tanins (8 à 10 %), de flavonoïdes, de principes amers, de saponines et d'acides phénols. Ses propriétés astringentes en font un excellent tonique, qui soulage les troubles diarrhéiques et tonifie les muqueuses intestinales. On utilise l'écorce de la tige et les feuilles.
→ En synergie avec le romarin.

La papaye est constituée d'enzymes protéolytiques (papaïne et chymopapaïne) et d'alcaloïdes (carpaïne). Utilisés en décoction, les fruits mûrs sont efficaces contre la diarrhée chez les enfants. On utilise les feuilles, les fleurs, les graines et les fruits.
→ En synergie avec la bistorte.

La sanicle est constituée de saponines, d'allantoïne, de tanins, d'huile essentielle, de mucilage, de vitamine C, d'acide chlorotique et d'acide rosmarinique. Elle permet de soigner la diarrhée et la dysenterie. On utilise les parties aériennes.
→ En synergie avec la reine-des-prés et l'arbousier.

Le ratanhia est composé de 10 à 20 % de tanins (phlobaphènes), de benzédrines, de n-méthyltyrosine, d'oxalate de calcium et d'amidon. Astringent et antimicrobien, il soigne les affections gastro-intestinales. On le prescrit contre les diarrhées et les dysenteries. On utilise les racines.

La potentille est composée de tanins ellagiques, de flavonoïdes, de choline, d'histidine, de glycocolle, de fibrine et de principes amers. Elle est efficace contre les diarrhées et les troubles gastro-intestinaux. On utilise les fleurs, les feuilles et les racines.

→ En synergie avec le néflier.

NOTES PERSONNELLES

Diarrhée (enfants)

La diarrhée est un problème relativement fréquent chez les enfants. Elle peut être provoquée par une infection alimentaire, des parasites, un coup de froid… Elle se définit par une émission de selles trop molles, trop liquides. Elle peut se révéler grave, du fait de la déshydratation qu'elle entraîne.
On peut en définir trois symptômes cliniques : la diarrhée aqueuse aiguë, qui commence brusquement et dure moins de 14 jours ; la diarrhée persistante, qui dure plus de deux semaines ; et la dysenterie, qui s'accompagne de sang visible dans les selles.

- Quand j'avais « mal au ventre » dans mon enfance, ma grand-mère me régalait de pâte de coing. Le suc exprimé dans un linge donnait la gelée et la pulpe qui restait, de la pâte de fruit. C'était très efficace contre la diarrhée.

- Dans d'autres circonstances, selon son humeur, elle faisait cuire une poignée de riz dans 75 cl d'eau et nous faisait boire l'eau de cuisson.

- Dans tous les cas, elle nous plaçait le soir, au coucher, une bouillotte d'eau chaude sur l'abdomen pour atténuer le processus des contractions du tube digestif.

Le coing, fruit du **cognassier** (*Cydonia vulgaris*), arbre de la famille des Rosacées, permet de préparer une pâte resserrant les fibres élastiques des tissus, grâce au tanin et à l'acide malique. De plus, la pectine contenue dans ce fruit joue une action mécanique qui normalise les contractions musculaires de l'intestin.

Le riz renferme 77 % de substances amylacées (amidon) et 6 % d'albuminoïdes. L'amidon permet la régulation du transit intestinal.

ATTENTION !

Il faut se méfier d'une diarrhée aiguë, avec ou sans fièvre, qui peut entraîner d'importants troubles de l'hydratation. Le malade doit être hospitalisé d'urgence si elle dure plus de 48 heures. Quant aux diarrhées chroniques, les causes peuvent en être tellement graves qu'une consultation chez un gastro-entérologue s'impose.

NOTES PERSONNELLES

Diarrhée (nourrissons)

Les diarrhées infantiles relèvent, dans la majorité, des cas de l'ingestion d'aliments ne convenant pas aux nourrissons, d'un fonctionnement défectueux des organes de la digestion ou d'infections microbiennes.

- Faites cuire 500 g de carottes biologiques coupées en fines tranches dans un litre d'eau pendant une bonne heure. Mixez-les de façon à obtenir un litre de bouillie. Nourrissez votre bébé au biberon avec cette « soupe » jusqu'au retour des selles normales. Réincorporez le lait progressivement.

La carotte (*Daucus carrota*) est une plante de la famille des Ombellifères. Elle est riche en sucres (glucose et saccharose), en pectine et en mucilage uronique. Ces composants constituent un antidiarrhéique majeur, permettant de réguler l'intestin et de cicatriser la muqueuse irritée. Les mucilages sont des substances végétales qui se gonflent sous l'action de l'eau en prenant une consistance gommeuse qui leur donne des propriétés adhésives et épaississantes. Ils sont utilisés comme régulateurs du transit intestinal.

ATTENTION !

Une diarrhée aiguë entraîne chez le nourrisson des risques de déshydratation. Il faut donc consulter rapidement un pédiatre si les signes persistent au bout de 3 à 4 jours.

Digestion difficile

On désigne sous le nom de dyspepsie les troubles de la digestion qui ne relèvent d'aucune pathologie grave. Ces troubles associent des signes cliniques qui surviennent soit avant le repas (nausées, haleine fétide, langue chargée, brûlures le long de l'œsophage), soit après celui-ci (aérophagie, éructation, ballonnement, lourdeurs, brûlures d'estomac). Les causes peuvent en être nombreuses : reflux gastro-œsophagien (reflux de l'acide gastrique dans l'œsophage) ; ulcère d'estomac ; hernie hiatale ; infection de l'estomac par un germe (*Helicobacter pylori*) ; consommation excessive de certains médicaments (aspirine, anti-inflammatoires, corticoïdes) ; stress trop important ; mauvaise mastication ; alimentation trop épicée, ingestion d'alcool fort ou abus de boissons glacées...
Dans certains cas, ces symptômes disparaissent grâce à de meilleures habitudes de vie : perte de poids, arrêt du tabac, position semi-assise dans le lit chez ceux qui souffrent de reflux gastrique, arrêt de la consommation de mets épicés et d'alcool...

Infusions :

- Versez 1 à 2 cuillerées à thé de fleurs séchées d'achillée millefeuille dans 15 cl d'eau bouillante (ou 20 g de fleurs dans 50 cl d'eau). Laissez infuser pendant 10 minutes. Filtrez et buvez trois fois par jour en dehors des repas.

- Préparez une infusion de 20 g de feuilles d'alchémille par litre d'eau. Laissez infuser pendant un quart d'heure. Filtrez et buvez une tasse trois fois par jour.

- Mettez une cuillerée à soupe d'armoise pour une tasse à thé d'eau bouillante. Laissez infuser pendant 10 minutes et sucrez au miel si vous craignez l'amertume. Filtrez et buvez une tasse avant chaque repas.

ASTUCE!
Placez 2 bâtons de cannelle dans un litre de vin chaud. Laissez infuser pendant 8 jours. Buvez une tasse de cette préparation après le repas.

- Mettez une cuillerée à café de graines de coriandre dans une tasse d'eau bouillante. Laissez infuser pendant 10 minutes. Filtrez et buvez une tasse après chaque repas.

- Versez 20 g de feuilles de fenouil dans un litre d'eau bouillante, puis laissez infuser. Filtrez et buvez-en 3 tasses par jour.

- Dans un litre d'eau bouillante, faites infuser 40 g de feuilles de laurier-sauce pendant 10 minutes. Filtrez et buvez 3 tasses par jour, avant les repas.

- Versez une cuillerée à café de feuilles de menthe poivrée dans une tasse à thé d'eau bouillante. Laissez infuser pendant 10 minutes. Filtrez et buvez une tasse après chaque repas.

- Versez 2 g de romarin dans une tasse à thé d'eau bouillante. Laissez infuser pendant 10 minutes, filtrez et buvez sans attendre. Renouvelez cette opération toutes les 3 heures.

- Dans 25 cl d'eau bouillante, laissez infuser pendant 10 minutes une cuillerée à soupe de sauge. Filtrez et buvez une tasse après chaque repas.

- Dans 25 cl d'eau bouillante, laissez infuser pendant 10 minutes une cuillerée à soupe de véronique officinale. Filtrez et buvez 3 tasses par jour avant les repas.

ASTUCE!
La véronique a un goût très agréable et peut remplacer le thé.

Décoctions :

• Versez une cuillerée à café de graines de cumin par tasse d'eau et portez à ébullition. Laissez infuser pendant 10 minutes. Filtrez et buvez une tasse après chaque repas.

• Mettez 25 g de racines de fenouil dans un litre d'eau froide et faites bouillir pendant 5 minutes. Hors du feu, laissez infuser pendant 10 minutes. Filtrez et buvez un verre avant chaque repas.

• Versez 5 g de chicorée sauvage dans 50 cl d'eau froide. Portez à ébullition, puis laissez infuser pendant quelques minutes. Filtrez et buvez tout au long de la journée ou à la fin des repas.

Macérations :

• Faites macérer 50 g de graines d'anis vert dans 50 cl d'eau-de-vie à fruits pendant 1 mois. Filtrez, puis ajoutez un peu de sirop de canne ou de sucre. Consommez en liqueur digestive.

En synergie :

→ Feuilles d'oranger – Bourse-à-pasteur – Racine de valériane – Camomille – Tilleul – Feuilles de mélisse – Menthe poivrée – Fleurs de véronique
→ Feuilles d'oranger – Pissenlit – Racine de valériane – Aspérule odorante – Pétales de coquelicot
→ Laitue – Feuilles de mauve
→ Coriandre – Fenouil – Gingembre – Réglisse – Anis vert – Cannelle – Mélisse – Menthe – Bleuet

Faites bouillir 2 cuillerées à soupe de l'un de ces mélanges dans 50 cl d'eau pendant 2 minutes. Filtrez et buvez une tasse après chaque repas.

D

L'achillée millefeuille ne possède pas moins de 82 constituants de principes actifs ! Elle contient notamment des flavonoïdes, des alcaloïdes, des triterpènes, des coumarines, des polyacétylènes, et des tanins. Son huile essentielle contient de l'azulène et des lactones sesquiterpéniques. Elle stimule l'appétit, active la digestion et réduit l'aérophagie et les spasmes. On utilise la plante, mais pas la racine.

L'alchémille est constituée de composés polyphénoliques, de tanins galliques, ellagiques et catéchiques et d'acides phénols. Son huile essentielle contient de l'anéthol. Elle est également composée de flavonoïdes, de furanocoumarines, d'acides gras, de stérols et de protéines. C'est un antidiarrhéique, emménagogue, et antiseptique. Elle est couramment utilisée pour ses caractéristiques odoriférantes, car elle permet de masquer le goût désagréable de certaines plantes. On utilise les feuilles.

→ En synergie avec l'hysope.

ATTENTION !

Ne pas utiliser pendant la grossesse.

L'armoise est riche en tanins, en flavonoïdes, en huile essentielle (cinéol et thuyone), en alcool triterpénique et en principes amers. Elle contient des vitamines A, B, C. Elle stimule l'appétit, les fonctions digestives et aide à l'assimilation des aliments. Elle a une action favorable sur le foie. On utilise les feuilles et les racines.

→ En synergie avec la berce.

La cannelle de Ceylan (*Cinnamomum verum*) contient de 1 à 2 % d'huile essentielle, dont le constituant essentiel, l'aldéhyde cinnamique, agit fortement contre certaines bactéries. Elle est aussi riche en oligo-éléments et en fibre, ce qui lui permet d'exceller dans tous les problèmes digestifs.

La coriandre est constituée de flavonoïdes, d'huile essentielle (70 % de linalol, géraniol, cinéol, pinène et terpinènes), de tanins, de pectine et de vitamine C. Elle permet de lutter contre les ballonnements et l'aérophagie. On l'utilise également en cas de gaz intestinaux, de spasmes et de vertiges. Stimulante et digestive, elle soulage les douleurs intestinales. C'est la plante de « l'après-gueuleton ». On utilise les graines.

ATTENTION !

Ne pas utiliser en cas d'état dépressif.

Le fenouil est riche en anéthol. Il contient également des flavonoïdes, des furano-coumarines et des stérols. Il stimule et facilite la digestion, tout en prévenant l'aérophagie. Il bloque les processus de fermentation des aliments lors de la digestion et permet de lutter contre les ballonnements, les lourdeurs d'après-repas et les nausées. On utilise les graines, les feuilles et les racines.

→ Le fenouil est encore plus efficace en synergie avec la menthe.

L'huile essentielle de laurier-sauce contient 30 à 50 % de cinéol, du linalol, de l'alphapinène et de l'alphaterpinéol. Le laurier-sauce contient également des tanins, des mucilages, de la trilaurine et des principes amers. Il stimule l'appétit et la sécrétion des sucs gastriques. On utilise les feuilles.

→ En synergie avec le marrube blanc.

ATTENTION !

Ne pas confondre avec le laurier-rose et le laurier-cerise, extrêmement toxiques.

La menthe poivrée contient du menthol (30 à 50 %) et de la menthone (10 à 40 %), des flavonoïdes (lutéoline, menthoside), des phénols et des triterpènes. Bien connue pour ses vertus digestives et antispasmodiques, la menthe combat l'aérophagie, les colites spasmodiques et les ballonnements. Elle stimule les fonctions de l'estomac. On utilise les feuilles.

→ Associée au fenouil, elle lutte contre les nausées et les douleurs épigastriques.

Le romarin est composé d'huile essentielle, de flavonoïdes, de tanins, de terpènes et de rosaniline. Il stimule le fonctionnement de la vésicule biliaire, agit sur les fermentations intestinales et atténue les douleurs abdominales. On utilise les fleurs et les feuilles.

→ En synergie avec la violette, il calme les inflammations du tube digestif.

La sauge est composée de camphre, de cinéol, de cétones monoterpéniques et de thuyones. Antispasmodique, elle est très efficace en cas de digestion difficile, car elle favorise la sécrétion de la bile et possède une huile essentielle qui combat les fermentations intestinales. On utilise les fleurs et les feuilles.

La véronique officinale contient de l'aucubine, des flavonoïdes, un principe amer, de la vitamine C, du mannitol, de l'huile essentielle, de la résine, des tanins et des saponines. Elle est efficace en cas de digestion difficile. On utilise les parties aériennes.

→ En synergie avec le serpolet et la sarriette.

Le cumin contient des flavonoïdes, des tanins et une huile essentielle riche en aldéhyde cuminique. Il prévient et soigne les ballonnements et les brûlures d'estomac, tout en stimulant la digestion. Son action anti-infectieuse protège la muqueuse gastrique. Grâce à ses vertus eupeptiques et carminatives, c'est l'épice par excellence des digestions difficiles. On utilise les graines.

→ En synergie avec le fenouil, son action est amplifiée.

La chicorée sauvage ou amère contient jusqu'à 58 % d'inulase, des coumarines, des flavonoïdes, une huile essentielle, des lactones sesquiterpéniques, des vitamines, des minéraux et des tanins. Elle est notamment riche en vitamine C, en phosphore et en inuline, et possède des propriétés anti-inflammatoires. C'est la plante du foie. Elle stimule la fonction hépatique, tonifie l'appareil digestif et nettoie l'appareil urinaire. C'est un laxatif doux, qui peut se donner aux enfants. On utilise la racine.

→ En synergie avec la myrtille.

L'huile essentielle de **l'anis vert** contient de l'anéthol. Il est également composé de flavonoïdes, de furanocoumarines, d'acides gras, de stérols et de protéines. Considéré comme carminatif, antispasmodique et bactéricide, il stimule les sécrétions digestives.
Il est couramment utilisé pour ses caractéristiques odoriférantes, car il permet de masquer le goût désagréable de certaines plantes. On utilise les graines.
→ En synergie avec le cresson de fontaine.

ATTENTION !

Si les troubles de la digestion sont généralement causés par une alimentation inadaptée (trop épicée, trop grasse, mal mastiquée, trop rapidement ingérée...), certains peuvent avoir une origine plus grave (gastrite, dyspepsie nerveuse chez les déprimés, neurasthéniques et mélancoliques, dyspepsie liée à certaines maladies du foie ou de l'estomac...). La persistance de ces troubles, malgré les cures répétées de papayes et de pamplemousses, doit impérativement conduire le malade à consulter son médecin ou un spécialiste en gastro-entérologie.

NOTES PERSONNELLES

....
....
....
....
....
....
....
....
....
....
....
....
....
....
....
....
....

Douleurs dentaires

Les dents sont constituées d'une partie visible, la couronne, d'une partie qui rétrécit au niveau des gencives, le collet, et d'une partie implantée dans l'os de la mâchoire, la racine. La douleur dentaire survient lorsque les nerfs des dents s'irritent ou que les gencives s'enflamment. Elles peuvent donc provenir de la dent elle-même (carie) ; de l'os maxillaire ; de la gencive (inflammation de la pulpe, dent de sagesse, fractures, abcès…) ; d'une inflammation des tissus de la bouche.

De nombreuses douleurs dentaires proviennent d'une mauvaise hygiène buccale prolongée. La cavité buccale étant un milieu septique par excellence, il importe qu'un nettoyage sérieux de la bouche soit pratiqué plusieurs fois par jour, après chaque repas.

• Lorsque nous souffrions de petites douleurs dentaires, ma grand-mère vérifiait d'abord que nous n'avions pas de caries. Elle nous appliquait ensuite un coton imbibé de suc de persil sur la gencive (elle écrasait le persil au mortier ou à la centrifugeuse pour en extraire le jus). Les douleurs disparaissaient peu de temps après.

• Ma grand-mère avait une variante : elle prenait une figue sèche, la coupait en deux et la laissait tremper 10 minutes dans du lait tiède. Puis elle nous faisait poser la figue (côté chair) sur la dent. La douleur s'atténuait au bout de quelques minutes.

Bains de bouche :

• Mettez 2 clous de girofle dans 25 cl d'eau bouillante. Laissez infuser pendant 7 minutes, puis filtrez. Utilisez en bains de bouche dès l'apparition des douleurs.

• Une autre méthode consistait à faire bouillir pendant quelques minutes une dizaine de figues dans un litre de lait (si vous n'aimez pas le lait, vous pouvez le remplacer par de l'eau). Nous utilisions cette décoction chaude en bain de bouche. Il fallait la garder sur l'endroit douloureux, cracher puis recommencer plusieurs fois, jusqu'à disparition de la douleur.

En synergie :

• Fleurs de caille-lait – Fleurs de camomille – Fleurs de mélisse – Fleurs d'oranger – Pétales de coquelicot – Feuilles de laitue
Faites infuser une cuillerée à soupe de ce mélange dans un verre d'eau bouillante, filtrez et buvez lentement.

CONSEIL MALIN !
Finalement, si la douleur n'avait pas totalement disparu, ma grand-mère nous disait de mettre un clou de girofle sur la dent douloureuse.

Les feuilles, les tiges et les fruits du **persil** contiennent une huile essentielle composée d'apiol qui lutte contre les spasmes et diminue donc la douleur.

La figue (*Ficus carira moraceae*), et particulièrement la figue séchée, est riche en vitamines A, B1, C, K et PP, ainsi qu'en oligo-éléments, fer, manganèse, cuivre, phosphore, calcium et potassium. Elle contient des composés phénoliques de la famille des flavonoïdes, qui sont d'excellents antioxydants.

Le giroflier est composé d'huile essentielle, de gomme et de tanins. Antiseptique et antispasmodique, il soigne les migraines et les névralgies dentaires lorsqu'il est utilisé en bains de bouche. On se sert du bouton floral (clou de girofle).
→ Utilisez en synergie avec la racine de l'estragon.

ATTENTION !

Toute douleur dentaire persistante doit amener à consulter un dentiste dans un premier temps et, selon le diagnostic, un médecin dans un deuxième temps. Il ne faut jamais oublier qu'une infection dentaire mal soignée peut avoir de graves conséquences cardiaques (endocardites infectieuses) et rénales (pyélonéphrites).

NOTES PERSONNELLES

Douleurs dentaires (bébés)

Les premières dents, ou dents de lait, apparaissent normalement chez le nourrisson entre le sixième et le huitième mois. La dentition se poursuivra jusqu'à deux ans et demi ou trois ans. La poussée des dents de lait chez les très jeunes enfants s'accompagne de douleurs qui se traduisent par des cris, des insomnies, des troubles fonctionnels, le refus de prendre le sein ou le biberon...

- Pour calmer l'irritation et la douleur des gencives chez un bébé, et pour faciliter la sortie de ses dents, donnez-lui à sucer un bâton de racine de guimauve. Les résultats se font sentir dans les heures qui suivent.

La guimauve officinale (*Althaea officinalis*), plante de la famille des Malvacées, est originaire d'Asie centrale. Elle se rencontre également en Asie de l'Ouest, en Afrique du Nord et dans toute l'Europe, surtout en terrain humide. La racine de guimauve renferme une forte proportion de mucilage (30 %), substance végétale contenant des pectines qui ont pour effet de diminuer le phénomène inflammatoire et, par conséquent, d'éliminer la douleur. Ces pectines relâchent également les tissus, favorisant ainsi la sortie des petites dents.

ATTENTION !

Les poussées dentaires peuvent s'accompagner chez le bébé d'un peu de fièvre, de diarrhée, de toux, de vomissements... autant de troubles qui disparaissent à la sortie des dents. En revanche, si des dérèglements plus graves se manifestent (convulsions, entérite, broncho-pneumonie...), la consultation d'un pédiatre s'impose.

Douleurs d'estomac (sans fièvre)

On entend par douleurs d'estomac, ou gastralgies, toutes les douleurs localisées au niveau de l'estomac, dans le creux épigastrique. Ces douleurs peuvent irradier dans le dos, entre les épaules, ou au niveau de la ceinture abdominale. Les causes de ces symptômes sont souvent fonction de leur moment d'apparition. Les douleurs tardives surviennent 2 à 4 heures après le repas de midi, ou après le repas du soir, pendant la nuit. Elles seront calmées par l'ingestion d'un peu de liquide ou de quelques aliments. Leur apparition tardive indique un trouble de la contraction du pylore, et s'observe en cas d'augmentation d'acide chlorhydrique dans l'estomac et d'ulcère d'estomac. Les douleurs précoces se produisent dès l'ingestion des aliments et s'observent dans les cas de dyspepsies. Attention ! Il est évident qu'un traitement allopathique est indiqué pour cette pathologie : l'apport de tisanes ou d'infusions n'est donc qu'un adjuvant au suivi médical.

- Faites chauffer 50 cl d'eau. Ajoutez-y une cuillerée à soupe de cumin et mélangez. Buvez ce mélange petit à petit, à raison d'un demi-verre tous les quarts d'heure.

- Jetez une poignée de sommités d'acacia dans un litre d'eau. Laissez infuser pendant un quart d'heure. Buvez après le repas.

- Versez une demi-cuillerée à soupe d'écorce et/ou de racine de condurango dans 25 cl d'eau froide. Faites bouillir pendant 2 minutes, puis laissez infuser pendant 10 minutes. Filtrez et buvez avant chaque repas.

ATTENTION !

Ne pas dépasser la dose indiquée.

- Versez 30 g de fleurs ou de feuilles de guimauve officinale dans un litre d'eau bouillante. Laissez infuser pendant 10 minutes. Filtrez et buvez 5 tasses par jour de cette préparation. Sucrez cette préparation avec du miel, sauf si vous êtes au régime.

- Faites infuser 40 à 50 g de marjolaine dans un litre d'eau bouillante pendant 10 minutes. Filtrez. Buvez-en 2 à 3 tasses par jour.

- Versez 250 g de feuilles d'ortie sur 50 cl d'eau bouillante. Laissez infuser pendant 12 heures et filtrez. Ajoutez 5 cuillerées de miel et buvez 4 à 5 cuillerées à soupe par jour de cette préparation, entre les repas.

Le cumin (*Cuminum cyminum*), plante de la famille des Ombellifères, est originaire de la Haute-Égypte, du Turkestan et de la partie orientale du Bassin méditerranéen. La culture du cumin était limitée à la vallée du Nil avant de se propager en Afrique du Nord, en Asie Mineure, en Iran, en Inde, en Indonésie et en Chine. C'est en Inde d'abord, puis en Afrique du Nord, que cette plante fut utilisée contre les flatulences, les indigestions et les douleurs de ventre. En infusion, sa propriété essentielle est de favoriser l'expulsion des gaz de l'intestin. Elle facilite également la digestion. Ces effets s'expliquent par sa richesse en une huile essentielle, elle-même riche en aldéhyde cuminique.

L'huile essentielle de l'acacia contient du farnéol, du géraniol et du linalol. L'acacia a des vertus calmantes et apaise les maux d'estomac, les aigreurs et les digestions difficiles. On utilise ses fleurs.
→ Elle est efficace en synergie avec la verveine officinale et odorante.

Le condurango contient des tanins, des glucosides (condurangines), de la résine, du manganèse, ainsi qu'un principe analgésique. Il est excellent pour lutter contre les douleurs d'estomac. On utilise l'écorce et la racine.

ATTENTION !
Ne pas dépasser la dose prescrite : le condurango est toxique à haute dose.

La racine de **guimauve officinale** contient 37 % d'amidon, 11 % de mucilage, 11 % de pectine, des glucides, de l'asparagine, des tanins, des flavonoïdes et de la bétaïne. Grâce à ses mucilages, elle est antitussive et émolliente. Agissant comme un laxatif léger, elle permet de lutter contre les troubles intestinaux et diminue l'excès d'acidité gastrique. On utilise les racines, les fleurs et les feuilles.

La marjolaine contient une essence riche en terpinéol, des terpènes, du tanin, ainsi qu'un principe amer. Elle est excellente pour lutter contre l'acidité. On utilise les sommités fleuries.
→ En synergie avec l'aunée, la gentiane et l'acore aromatique.

L'ortie contient des vitamines B (B2, B5, acide folique), de l'acétylcholine, de l'histamine, des sels minéraux, des oligo-éléments et des acides aminés. Dépurative, elle stimule les fonctions digestives, en favorisant l'élimination de l'acide urique, de l'acide lactique, et d'autres déchets de l'organisme. On utilise les feuilles et les racines.
→ En synergie avec l'origan, l'ortie permet d'inhiber les fermentations intestinales.

ATTENTION !
Si les douleurs persistent, il faudra consulter un médecin. En effet, de nombreuses causes organiques peuvent entraîner ce genre de douleurs : ulcère gastrique, calcul vésiculaire, pancréatite, colite, calcul rénal...

NOTES PERSONNELLES

....

....

....

....

....

....

....

....

....

....

....

Douleurs intestinales

On englobe sous le terme de douleurs intestinales ou colites toute inflammation du gros intestin. Il est possible de distinguer la colite aiguë et la colite chronique.

La colite aiguë se manifeste par des douleurs abdominales associées à une diarrhée ou à une constipation, l'émission de gaz n'étant pas toujours la règle. L'origine de ces symptômes peut être infectieuse (virus, bactéries, champignons, parasites) ; médicamenteuse (laxatifs, antibiotiques...) ; radio-thérapeutique (due à l'utilisation de rayons comme traitement) ; ou provoquée par des problèmes circulatoires au niveau de la paroi intestinale (ischémie).

La colite chronique, quant à elle, indique une affection comme la maladie de Cröhn ou la rectocolite hémorragique. Cette colite chronique apparaît lorsque l'irritation du côlon par les toxines devient chronique et entraîne alors l'inflammation de la muqueuse intestinale.

Attention ! Il est évident qu'un traitement allopathique est indiqué pour cette pathologie : l'apport de tisanes ou d'infusions n'est donc qu'un adjuvant au suivi médical.

- Pour les adultes : faites une infusion forte de thé de Ceylan, en laissant reposer un bon quart d'heure. Vous pouvez même faire une décoction de quelques minutes. Filtrez. Ajoutez unc cuillerée à café de rhum par tasse. Buvez une à deux gorgées du mélange toutes les 5 minutes. Mais n'en abusez pas !

- Versez 50 à 60 g d'aunée officinale dans un litre d'eau bouillante. Laissez infuser pendant 10 minutes. Filtrez et buvez-en régulièrement, tout au long de la journée.

• Versez 30 g d'aunée officinale dans 50 cl d'eau et laissez macérer pendant 1 heure. Faites chauffer doucement, jusqu'à l'ébullition, et laissez bouillir encore une minute. Laissez infuser pendant 10 minutes et filtrez. Buvez 2 tasses avant chaque repas. Sucrez avec du miel.

• Dans 25 cl d'eau bouillante, versez une cuillerée à soupe de fleurs de camomille matricaire. Laissez infuser pendant 10 minutes. Filtrez. Buvez 2 tasses chaudes de cette infusion par jour, éventuellement sucrées avec du miel.

En synergie :

→ Mélangez une pincée de chacune de ces plantes : fenouil, cassis, anis vert, rhubarbe, guimauve, chicorée et réglisse. Versez une cuillerée à soupe de ce mélange dans 50 cl d'eau bouillante. Laissez infuser pendant 10 minutes et filtrez.

Le thé (*Thea sinensis*), plante de la famille des Théacées, facilite la digestion grâce à ses principes actifs : théine, théophylline, tanin, acide gallique et oxalate de potasse en assez forte proportion. La fleur et la feuille de thé sont donc indiquées dans les indigestions, les dérangements intestinaux ou digestifs. Le thé de Ceylan est en général un thé noir, plus chargé en tanin que le thé de Chine.

L'aunée officinale est composée de mucilages, de pectines, de camphre, d'inuline, de principes amers (hélenine, thymol) et d'huile essentielle (azulène). On l'utilise contre les parasites intestinaux et les inflammations du tube digestif. Son action cholagogue et cholérétique est due aux composants de son huile essentielle. On utilise la racine.
→ Excellente en synergie avec le figuier.

ATTENTION !

Ne pas utiliser à haute dose, car elle peut provoquer des vomissements.

La camomille matricaire contient de l'huile essentielle, des flavonoïdes, des glucosides amers, des coumarines et des tanins. On la préconise pour ses propriétés antispasmodiques et relaxantes. Elle favorise l'expulsion des gaz. Son action étant douce, on peut la donner aux enfants contre les douleurs intestinales, les indigestions et les coliques. On utilise les fleurs.

ATTENTION !

Concernant l'ensemble digestif, il faut faire très attention à ne pas laisser une pathologie grave s'installer par manque de surveillance (pancréatite, ulcère, intolérance alimentaire, diverticulose colique, polypes intestinaux). Une consultation chez un gastro-entérologue s'impose en prévention si les signes persistent ou s'aggravent.

NOTES PERSONNELLES

Douleurs musculaires

Les muscles sont formés par la juxtaposition de cellules allongées en fuseau, dont les unes sont striées et les autres lisses. Leurs fibres, formant des faisceaux, peuvent se contracter (c'est-à-dire raccourcir et gagner en épaisseur et en largeur ce qu'elles perdent en longueur) ou se relâcher au repos et reprendre alors leur forme primitive. Certaines lésions musculaires entraînent des sensations douloureuses plus ou moins intenses et plus ou moins invalidantes. Les causes en sont variées : chute, coup, traumatisme, fracture, hernie musculaire... Il peut s'agir aussi d'une inflammation survenant après une piqûre, une coupure ou une contusion, ou encore d'une rupture musculaire due à l'introduction d'un corps étranger. Les traumatismes répétés, le surmenage et les efforts violents peuvent également provoquer certaines douleurs musculaires.

- Prenez deux bonnes poignées de feuilles de lierre grimpant (fraîches ou sèches). Si vous utilisez des feuilles fraîches, il faut les rouler par dizaines et les découper en lanières de 0,5 cm avec des ciseaux. Ajoutez quatre à six poignées de son et juste ce qu'il faut d'eau pour l'humecter. Mélangez bien et portez à feu vif en remuant constamment. Laissez cuire pendant un quart d'heure, afin que tout le mélange soit bien chaud et l'eau en partie évaporée. Placez ce mélange au milieu d'un linge fin (du type mousseline) et rabattez les côtés pour fermer le cataplasme, que vous appliquerez bien chaud (mais non brûlant) sur les zones douloureuses. Cela contribuera à les calmer.

- Une autre solution consiste à mélanger de l'ail broyé et de l'huile (d'olive de préférence). Massez longuement et doucement l'endroit de la douleur avec cette préparation, jusqu'au soulagement.

CONSEIL MALIN !

Avoir mal partout nuit considérablement à la beauté. Votre visage est tendu et crispé. Votre corps a du mal à se tenir droit. Réagissez ! Prenez un bon bain relaxant, puis frictionnez-vous énergiquement avec 10 cl d'alcool camphré, additionnés de 2 cl d'huile essentielle de girofle. Vous vous sentirez très vite beaucoup mieux !

- Faites infuser pendant 10 minutes une cuillerée à soupe de pétales de souci dans 25 cl d'eau bouillante. Utilisez en compresses sur les zones douloureuses.

En synergie :

→ Racine de valériane – Fenouil
→ Fenouil – Anis vert – Feuilles de menthe – Racine de valériane
Faites bouillir pendant 5 minutes une cuillerée à soupe de l'un de ces mélanges dans 50 cl d'eau. Filtrez et buvez 2 à 3 tasses dans la journée.

ASTUCE!

Pour les sportifs : préparez une décoction de ces synergies (2 cuillerées à soupe pour un litre d'eau). Filtrez et ajoutez-la à l'eau de votre bain.

Exercices d'étirement :

Pendant la journée, les vertèbres se tassent sous l'effet du poids du corps : pour une personne de taille moyenne assise, la pression des muscles du dos est de 10 kg par cm^3, alors qu'elle est de 4 kg par cm^3 en position couchée. Sous l'effet de ce tassement, les muscles dorsaux se contractent et c'est le mal de dos ! Il faut donc faire deux à trois fois par jour des exercices simples d'étirement. Par exemple, assis sur une chaise, bras bien tendus vers le haut, sans hausser les épaules. Ou bien debout, tirez tout le corps à la verticale, sur la pointe des pieds, bras tendus au-dessus de la tête comme si vous vouliez attraper quelque chose au plafond.

Le lierre grimpant (*Hedera helix*) est une plante grimpante de la famille des Araliacées. On le trouve pratiquement dans toutes les régions tempérées. Ses feuilles contiennent plusieurs saponosides, dont l'hérédine qui resserre les vaisseaux, lutte contre les spasmes, calme le phénomène inflammatoire et atténue la douleur.

L'alcool camphré en solution contient 10 cl de camphre pour un litre d'alcool. Utilisé comme produit externe, il a la propriété d'être antiseptique et résolutif. Le camphrier du Japon, ou laurier, plante de la famille des Lauracées, se trouve à l'état spontané dans les régions méditerranéennes, ainsi qu'en Asie du Nord, en Syrie et en Afrique du Nord. Son huile essentielle a des propriétés analgésiques, antirhumatismales et astringentes.

Le giroflier (*Eugenia caryophyllus*), plante de la famille des Myrtacées, est un arbre originaire des îles Moluques (archipel indonésien) qui peut atteindre 20 m de haut. À partir du XVIIe s., sa culture s'est développée à Zanzibar, à Madagascar, à la Réunion et aux Antilles. L'huile essentielle de girofle, riche en eugénol, possède un puissant effet anti-inflammatoire et antalgique.

Le souci des jardins est constitué de carétonoïdes, de triterpènes, de mucilages, de résines, de stérols, de glucosides amers, d'huile essentielle, de phytostérols, de saponines, d'acide salicylique et d'acide caféique. C'est un anti-inflammatoire qui soulage les contractions musculaires. On utilise les pétales.
→ En synergie avec le thym.

ATTENTION !
Si les douleurs musculaires persistent malgré ces préparations, l'avis d'un médecin devient obligatoire. En effet, de nombreuses pathologies peuvent entraîner ces maux : contusion après chute ; coup ou fracture ; hernie due à une rupture musculaire ; myosite aiguë (inflammation musculaire) due à une piqûre, une coupure ou une contusion ; plaie par section musculaire incomplète.

Eczéma

L'eczéma est une affection très fréquente, caractérisée par des rougeurs sur la peau, qui s'effacent sous la pression, et l'apparition de petits boutons associés à des démangeaisons. L'eczéma évolue par « poussées ». La peau subit toujours ensuite une très légère desquamation (élimination des couches superficielles sous forme de petites lamelles) pendant quelque temps. Puis la rougeur disparaît et la peau redevient normale. Il faut savoir que la peau nous renseigne sur l'état de notre corps : de nombreuses pathologies externes de la peau, des cheveux et des ongles surviennent à la suite d'un mauvais fonctionnement interne des émonctoires (intestins, foie, reins et vésicule biliaire). Avant toute recherche d'une cause externe, il faut s'assurer qu'une cause interne ne perturbe pas la physiologie de la peau, comme le tabac, une alimentation trop chargée en sucres ou en graisses, l'alcool, le stress ou certains médicaments allopathiques.

- Versez une cuillerée à soupe de bourrache dans 50 cl d'eau froide, portez à ébullition et faites bouillir pendant quelques minutes. Laissez infuser hors du feu pendant un quart d'heure. Appliquez en compresses sur les zones douloureuses.

- Faites macérer 100 g de fleurs de lavande dans un litre d'huile d'olive, en veillant à ce que la bouteille en verre soit hermétiquement close. Placez-la pendant 3 jours dans un endroit ensoleillé, puis remplacez les fleurs macérées par 100 g de fleurs fraîches. Répétez cette opération quatre fois, puis filtrez et exprimez. Utilisez en compresses.

- Dans un litre d'eau bouillante, laissez infuser 60 g de pensée sauvage pendant 10 minutes. Préparez des compresses. Maintenez-les sur les zones douloureuses pendant 10 minutes.

• Placez 5 à 15 g de racines et de feuilles de saponaire dans un litre d'eau froide. Portez à ébullition, puis faites bouillir pendant 10 minutes. Filtrez et laissez tiédir. Appliquez régulièrement cette lotion sous forme de compresses.

• Dans le centre de la France, nous avions beaucoup de myrtilles (ou airelles), que ma grand-mère ramassait au peigne. Pour soigner l'eczéma, elle faisait une décoction des fruits, avec laquelle elle badigeonnait la partie malade trois fois par jour.

La bourrache contient des mucilages, des tanins, du nitrate de potassium (dans ses feuilles), des saponines et une huile essentielle. Elle peut, en compresses de sa décoction, atténuer des problèmes cutanés tels l'eczéma ou l'herpès. On utilise les fleurs et les feuilles.

L'huile essentielle de lavande comporte une quarantaine de composants (dont du cinéol, du linalol, et du bornéol). La lavande est bactéricide et constitue un puissant antiseptique. On utilise les fleurs.

La pensée sauvage est constituée d'acides-phénols, de mucilages, de tanins, de flavonoïdes, de saponine, de salicylate de méthyle et de vitamine E. Amie de la peau, la pensée sauvage a une action purifiante, et freine la sécrétion sébacée : en infusion, elle constitue une bonne lotion contre les démangeaisons, l'acné et l'eczéma. On utilise les parties aériennes fleuries.
→ En synergie avec la bardane, elle a d'excellents résultats dans le traitement des affections de la peau.

La saponaire est composée de saponines, de résine, de triterpène pentadactyle, d'acide quillayique et d'huile essentielle. Sa décoction de racine appliquée en compresses est utile en cas d'eczéma ou d'affections dermatologiques. On utilise la racine et les parties aériennes.

La myrtille (*Vaccinium myrtillus*), plante de la famille des Éricacées, est un sous-arbrisseau commun dans les montagnes siliceuses en France, en Europe centrale, en Asie et en Amérique. Les fruits frais sont utilisés pour des problèmes de peau contre la fragilité des vaisseaux qui l'irriguent, un facteur important dans certains eczémas. Leurs propriétés sont dues aux acides-phénols, flavonoïdes et anthocyanosides qu'ils contiennent.

ATTENTION !

L'eczéma sec est toujours à surveiller, car il peut exister une aggravation que le médecin doit dépister : surinfection bactérienne des lésions, avec suintement ; surinfection par le virus de l'herpès ; généralisation des lésions aboutissant à un érythème diffus ; retentissement psycho-affectif en cas de forme sévère.

NOTES PERSONNELLES

....

....

....

....

....

....

....

....

....

....

....

....

....

....

....

....

....

....

....

....

....

Encombrement des voies respiratoires

L'expectoration est une fonction de l'organisme, qui permet l'expulsion par la bouche de substances encombrant les voies respiratoires. Ces substances peuvent provenir de tout l'appareil respiratoire, des fosses nasales aux vésicules pulmonaires : elles sont sécrétées par l'organisme pour se défendre d'une agression interne ou externe. En effet, les voies respiratoires sont tapissées d'une muqueuse, l'épithélium, constituée de cellules munies de petits cils vibratiles. Lors d'une agression, cette muqueuse sécrète du mucus, qui sera expulsé par les mouvements des cils et provoquera l'expectoration.

- Faites une décoction de dattes séchées (à moins que vous ne trouviez des dattes fraîches sur votre marché) à raison de 50 g par litre d'eau. Laissez refroidir et buvez cette décoction par petites tasses. Cela vous aidera à désencombrer vos voies respiratoires et vos bronches.

- Mettez 5 g de carragaheen dans un litre d'eau froide. Faites bouillir pendant 8 minutes, puis laissez infuser pendant 10 minutes. Filtrez. Buvez-en 50 cl par jour, en trois fois.

- Mettez une cuillerée à dessert d'hysope dans 25 cl d'eau bouillante. Laissez infuser pendant 10 minutes et filtrez. Buvez-en 3 tasses par jour. Il est préférable de sucrer avec du miel.

- Dans une tasse d'eau bouillante (ou de vin chaud, pour les adultes), mettez une cuillerée à dessert de bourgeons de peuplier. Laissez infuser pendant un quart d'heure et filtrez. Buvez-en 3 tasses par jour, sucrées avec du miel.

- Versez 10 g de feuilles de saponaire dans 25 cl d'eau froide. Faites bouillir pendant 8 minutes. Filtrez aussitôt. Buvez 2 tasses par jour.

- Versez 25 g de racines de saponaire dans 25 cl d'eau froide. Faites bouillir pendant 8 minutes. Filtrez et buvez 2 tasses par jour.

CONSEIL MALIN !
Cette décoction de racines de saponaire peut également s'utiliser en gargarismes.

- Dans une tasse à thé d'eau bouillante, versez une cuillerée à café de fleurs de violette et laissez infuser pendant 10 minutes. Filtrez. Buvez-en 3 tasses par jour, en sucrant avec du miel.

- Au printemps, ma grand-mère nous emmenait faire un grand tour en forêt pour « respirer le bon air ». Elle en profitait pour cueillir des bourgeons de pin, qui dégageaient une odeur très caractéristique (due à la présence d'essence de térébenthine), et les faisait sécher au grenier. Quand nous étions en bord de mer, il s'agissait du pin maritime. Quand nous étions en montagne, c'était du pin sylvestre. Dès le premier « encombrement » respiratoire, elle mettait une bonne poignée de bourgeons dans un litre d'eau et laissait macérer pendant 1 heure. Puis elle portait à ébullition et laissait bouillir pendant 2 minutes. Elle retirait alors du feu et laissait reposer environ 10 minutes avant de filtrer. Boire 3 à 4 tasses par jour de cette décoction nous débarrassait rapidement de nos problèmes.

ATTENTION !
Il est évident que cette technique ne sera employée qu'en cas d'affection respiratoire bénigne, et surtout en prévention.

Les fruits du **dattier** (*Phoenix dactylifera*), arbre de la famille des Palmiers, font partie des quatre fruits pectoraux : jujubes, figues sèches, raisins secs et dattes. Ces fruits sont dits pectoraux car ils permettent de combattre les affections des bronches et des poumons.

Le carragaheen est composé de mucilage, d'iode, de brome, de sels minéraux et d'ergostérol. C'est une algue des Mers du Nord, aux propriétés expectorantes. On utilise le thalle.

→ Excellent en synergie avec le bouillon-blanc, le tussilage, le coquelicot, la mauve, la guimauve, le lichen d'Islande et la violette.

ATTENTION !

Il ne faut jamais mélanger le carragaheen aux plantes à tanins ou astringentes, telles que le chêne, le noyer ou la tormentille.

L'hysope est constituée d'un principe amer (marrubine), de flavonoïdes, d'huile essentielle (pinocamphone et thuyone), de tanins, de terpènes et de triterpènes. C'est un puissant expectorant qui fluidifie les mucosités pulmonaires. On l'utilise également contre la grippe, la bronchite, le rhume et la toux. On utilise les sommités fleuries et les feuilles.

→ Excellente en synergie avec le thym, la mauve et le bouillon-blanc.

Le peuplier contient une huile essentielle, un hétéroside (populoside), du tanin et du chrysol. On le consomme depuis plusieurs siècles pour ses vertus expectorantes. On utilise les bourgeons.

La saponaire est composée de saponines, de résine, de triterpène pentadactyle, d'acide quillayique et d'huile essentielle. Indiquée dans les états grippaux, elle est expectorante et fluidifie les mucosités des voies respiratoires. On utilise la racine et les parties aériennes.

La violette est composée de glucosides phénoliques (dont la gaulthérine), de saponines (myrosine et violine), d'un alcaloïde (odoratine), de mucilages, de flavonoïdes (notamment de l'irode) et d'un pigment organique (violarubine). Elle possède des vertus calmantes et expectorantes : excellent sédatif, elle est également indiquée en cas de bronchite, de toux rebelle et d'angine. Elle fait partie des sept plantes pectorales. On utilise les fleurs, les feuilles et les racines.

Le pin sylvestre (*Pinus sylvestris*), plante de la famille des Conifères, pousse dans toutes les régions montagneuses d'Europe du Nord et d'Asie. En France, on en trouve dans les Vosges, le Massif central et les Pyrénées. Les bourgeons ont d'excellents effets sur le système broncho-pulmonaire et O.R.L. : ils permettent de rejeter les mucosités qui obstruent les voies respiratoires, de lutter contre l'infection, de calmer et d'apaiser la toux. Ces propriétés sont dues à leur forte concentration en huiles essentielles à pinène ainsi qu'en flavonoïdes, résines et vitamine C.

Le pin maritime (*Pinus pinaster*) pousse spontanément dans les terrains siliceux de l'Europe méditerranéenne. Le principe actif extrait de son écorce, l'essence de térébenthine, est un modificateur des sécrétions bronchiques.

ATTENTION !

Il existe différentes sortes d'expectorations, qui guideront le médecin dans son diagnostic : expectorations séreuses (œdème pulmonaire) ; expectorations muqueuses (bronchite) ; expectorations muco-purulentes (inflammation broncho-pulmonaire bénigne ou grave) ; expectorations rougeâtres (pathologie pulmonaire grave). Il ne faut donc pas hésiter à consulter un médecin si les crachats persistent.

NOTES PERSONNELLES

....

....

....

....

....

....

....

....

....

....

....

....

....

Engelures

L'engelure est une lésion de la peau causée par le froid, qui se manifeste par une enflure douloureuse accompagnée parfois d'ampoules ou de crevasses. Elle se situe le plus souvent aux mains et aux pieds, au nez, aux oreilles et au talon (moins fréquemment). Elle provoque une démangeaison tenace, énervante, appelant irrésistiblement à se gratter, surtout lors d'un passage brusque du froid à une température élevée.

- Avant l'arrivée de l'hiver, baignez vos pieds et vos mains dans un bain à 37 °C, dans lequel vous aurez mis 200 g de soucis (qui auront bouilli pendant 2 minutes dans 2 litres d'eau) et deux poignées de sel marin. Appliquez cette méthode tous les jours avant les grands froids.

- Faites cuire dans un litre d'eau un beau pied de céleri entier pendant 1 heure et gardez l'eau de cuisson (vous pourrez consommer le céleri). Trempez les engelures dans cette eau, aussi chaude que possible, deux à trois fois par jour. Au bout de quelques jours de ce traitement, l'engelure séchera et disparaîtra.

- En prévention, avant de sortir par temps froid, plongez longuement les mains dans un bain fait de 2 litres d'eau à 37 °C et de 500 g de sel marin. Répétez l'opération matin et soir, en renouvelant le mélange tous les jours.

Le souci des jardins contient un glucoside, du carotène, un phytosérol, une saponine et de l'acide salicylique.

Le céleri (*Apium graveolens*), plante de la famille des Ombellifères, se développe dans les sols salés et marécageux d'Europe, d'Afrique et d'Amérique. Le céleri sauvage se nomme l'« ache ». Le jus de céleri accélère la cicatrisation des plaies et des ulcères. Le céleri est riche en vitamines A, B et C, en sodium, en potassium, en phosphore et en chaux. La vitamine A joue un rôle très important dans la formation des tissus et aide à leur reconstruction et à leur cicatrisation.

ATTENTION !

Les engelures doivent être surveillées avec soin, car elles peuvent entraîner des complications : infiltration de tous les doigts et ulcération formant des crevasses dans les plis cutanés. La consultation d'un médecin s'impose pour prévenir ces complications.

NOTES PERSONNELLES

Enroueme nt

Si vous vous réveillez un matin avec une voix d'outre-tombe et que vous devez faire un discours, mieux vaut essayer de trouver un « truc » pour ne pas être la risée de votre auditoire. L'enrouement est une altération de la voix qui devient rauque, sourde et voilée. Il est dû à un épaississement des cordes vocales par un dépôt de mucosités ou sous l'influence d'une laryngite. L'inflammation du larynx est occasionnée par des causes diverses : alcoolisme, abus de tabac, exercice prolongé de la voix, respiration de vapeurs irritantes ou de fumée... Il faut essayer de supprimer les causes (tabac et alcool) et de laisser l'organe au repos complet pendant quelque temps.

Gargarismes :

- Faites cuire des pommes reinettes (blanches, de préférence) ou celles que vous avez sous la main, dans un peu d'eau. Une fois bien cuites, pressez-les dans un linge pour en exprimer toute la substance. Ajoutez du sucre. Plusieurs tasses par jour du jus ainsi obtenu, en gargarismes, viendront à bout de l'enrouement.

- Placez une cuillerée à soupe de potentille dans 25 cl d'eau froide. Portez à ébullition, puis laissez bouillir pendant 10 minutes. Filtrez. Faites des gargarismes de cette décoction.

En synergie :

- Faites infuser une cuillerée à soupe de l'un de ces mélanges dans 50 cl d'eau bouillante et buvez trois fois par jour.

→ Camomille – Sanicle – Noyer – Centaurée

→ Fleurs de sureau – Germandrée – Feuilles de mélisse

• Racine de guimauve – Fleurs de camomille
Placez une cuillerée à soupe de ce mélange dans 25 cl d'eau froide. Portez à ébullition, puis laissez bouillir pendant 10 minutes. Filtrez et laissez tiédir. Utilisez en gargarismes réguliers.

La pomme (*Pirus malus*) est un fruit apprécié depuis la plus haute Antiquité. Il est mentionné dans les annales des Grecs, des Romains et des Hébreux. L'effet de son jus sur l'infection s'explique par la richesse de la pomme en sels minéraux, oligo-éléments, vitamines, peptine et enzymes.

La potentille est composée de tanins ellagiques, de flavonoïdes, de choline, d'histidine, de glycocolle, de fibrine et de principes amers. Elle possède une action astringente et anti-inflammatoire. En gargarismes, elle soigne les maux de gorge. On utilise les fleurs, les feuilles et les racines.

ATTENTION !
La persistance des signes cliniques impose la consultation d'un médecin.

NOTES PERSONNELLES

Entorse

L'entorse est l'élongation ou la déchirure d'un ou de plusieurs ligaments d'une articulation. Cette lésion douloureuse, due à un traumatisme, est accompagnée d'un œdème.

• Ma grand-mère avait l'habitude que nous nous tordions les chevilles en courant dans le jardin. Bien souvent, les taupinières en étaient responsables ! Après avoir laissé le pied blessé sous l'eau courante pendant quelques minutes, elle nous donnait un bain de pieds chaud additionné de deux poignées de sel marin pour « faire passer le mal ». Puis elle nous faisait boire un bouillon d'os de veau qui avait mijoté à couvert pendant 2 heures. Elle le filtrait, le laissait refroidir et nous en buvions jusqu'à l'amélioration. Quelques jours plus tard, nous courrions de nouveau comme si de rien n'était.

CONSEIL MALIN !

Vous pouvez préparer le bouillon de veau à l'avance et le congeler pour vous en servir dès que nécessaire.

En plus du chlorure de sodium, de l'iode et du bromure, **le sel** contient des éléments catalyseurs comme l'or, le cuivre, le nickel et le cobalt, dont le rôle est très important comme modificateur de terrain. Il contient aussi des particules argileuses. Il empêche les infections de se développer et possède une action cicatrisante.

Le bouillon d'os de veau est une excellente source de collagène, qui soulage les problèmes articulaires.

ATTENTION !

Renseignez-vous bien sur la provenance des animaux, pour éviter tout risque d'encéphalopathie bovine.

ATTENTION !

L'entorse bénigne de la cheville, très fréquente dans les milieux sportifs, guérit sans difficulté. En revanche, une entorse grave nécessite une consultation et un bilan spécialisé, car des lésions osseuses et tendineuses peuvent y être associées. Il en est de même pour l'entorse du genou, qui peut s'accompagner d'une luxation de la rotule et être considérée comme une urgence médicale. Il ne faut donc pas négliger une vulgaire entorse, car elle peut se compliquer dans un second temps.

NOTES PERSONNELLES

....

....

....

....

....

....

....

....

....

....

....

....

....

....

....

....

....

....

....

....

....

....

....

....

....

....

....

Énurésie

L'énurésie se caractérise chez l'enfant par une émission d'urine involontaire et inconsciente au cours de la nuit. C'est ce que désigne familièrement l'expression « faire pipi au lit ». Elle peut être due à un sommeil trop profond, à un manque de maturité du réflexe de miction, ou à un trouble psychoaffectif. Dans de rares cas, il est possible qu'il s'agisse d'une malformation de l'appareil urinaire ou d'un problème héréditaire.
L'énurésie nocturne touche un grand nombre d'enfants (10 % environ), et davantage les garçons que les filles. On distingue plusieurs cas de figure : l'énurésie totale, quand l'enfant urine toutes les nuits ; l'énurésie clairsemée, après 8 ans ; l'énurésie intermittente, si les accidents ne surviennent qu'à certaines périodes ; l'énurésie épisodique, quand les accidents surviennent de façon exceptionnelle.

- Essayez simplement de donner le soir à votre enfant une cuillerée à café de miel. Cela calmera tout d'abord un peu son angoisse (l'idée de faire encore pipi au lit est très angoissante) et retiendra l'eau en excès dans l'organisme jusqu'au réveil.

ASTUCE !
S'il ne peut pas avaler le miel ainsi, donnez-le-lui dans une tisane de lavande.

Le miel est obtenu par les abeilles en introduisant dans leur estomac le nectar (suc visqueux et sucré) qu'elles ont recueilli sur les fleurs et les feuilles de certaines plantes. Par la suite, elles le dégorgent dans les alvéoles de cire pour nourrir leur communauté. La récolte du miel se fait en septembre et en octobre. Après avoir fait sortir les abeilles de la ruche, on prend les rayons, on les expose au soleil et il en découle une première substance nommée « miel vierge », un liquide épais, peu coloré, légèrement trouble. La saveur sucrée et l'odeur varient d'un miel à l'autre en fonction de la plante que les abeilles ont butinée. 100 000 ans av. J.-C., les civilisations de la préhistoire connaissaient déjà le miel. Les écrits de Plutarque en parlent également et l'Ancien Testament le mentionne. Pour les enfants, les meilleurs sont le miel de lavande, qui possède des propriétés adoucissantes et favorise l'endormissement, ainsi que le miel de tilleul, sédatif et calmant sur l'ensemble du système nerveux.

ATTENTION !

L'énurésie nocturne peut être due à un trouble organique (lésions locales de l'appareil urinaire) ou, le plus souvent, à un trouble psychologique résultant d'un conflit imputable à l'entourage. N'hésitez pas à en parler à votre médecin pour ne pas passer à côté d'une éventuelle lésion.

NOTES PERSONNELLES

....

....

....

....

....

....

....

....

....

....

....

....

....

....

....

....

....

....

....

....

....

....

Épine calcanéenne

L'épine calcanéenne est une excroissance osseuse en forme de lame aplatie, au point d'insertion de l'aponévrose plantaire sur l'os du talon, le calcanéum. Elle résulte d'une inflammation chronique de l'aponévrose plantaire, qui entraîne le développement de cellules osseuses formant une petite « épine calcanéenne ». Les signes cliniques en sont une douleur vive à la marche, qui diminue à l'arrêt. Les causes les plus importantes semblent être la marche prolongée sur une surface dure, et la pratique régulière et trop intensive de certains sports (marche, course à pied, saut).

- La méthode de traitement naturelle est la suivante, selon Roger Jubert : il faut se munir d'une petite planche de bois blanc (ne pas utiliser de matières synthétiques) et d'un maillet. Cette planche de bois fine, dont l'épaisseur ne doit pas excéder 1 cm, doit avoir une largeur de 8 à 10 cm environ, afin qu'elle puisse bien se caler sous la plante du pied. Le maillet doit être en bois, avec un manche d'environ 20 cm et une masse de 15 cm de long et de 10 cm d'épaisseur. La personne souffrant d'une épine calcanéenne doit être allongée, le pied douloureux dépassant du lit. La planche de bois doit être placée contre la plante du pied. À l'aide du maillet, donnez de petits coups réguliers et répétés sur la planche, au niveau de l'épine calcanéenne, pendant une minute environ, en observant une pose de quelques secondes tous les 15 coups de maillet. Le traitement doit être répété deux fois par jour. Ce sont les vibrations (ondes de choc) générées par les percussions du maillet sur la planche qui vont fragiliser l'épine calcanéenne et la désagréger petit à petit. Vous mettrez fin à ce traitement quand les douleurs auront disparu. Vous pourrez alors refaire une IRM qui confirmera l'absence de pathologie. Il est évident que les chirurgiens osseux, comme les rhumatologues, seront très sceptiques à la lecture de ce remède. Je leur conseille d'essayer avec leurs prochains patients.

Extinction de voix

L'extinction de voix est liée à une incapacité pour les cordes vocales de vibrer normalement. Elle est due à une inflammation passagère du larynx, où se trouvent les cordes vocales. Le terme médical pour la désigner est « aphonie » (étymologiquement : « privé de son »). Cette aphonie est généralement précédée d'une modification du timbre de la voix, ou « dysphonie ». Au début, le son voilé et sourd de la voix ressemble à un simple enrouement, puis l'on observe une extinction de la voix, partielle ou totale. Les causes en sont multiples : un état de stress ou d'angoisse ; une inflammation du larynx ; l'alcoolisme, l'abus de tabac, l'inhalation de vapeurs irritantes ou de fumée ; des exercices prolongés de la voix ; un traumatisme du larynx, notamment chez les sportifs ; une paralysie des nerfs moteurs ou des muscles du larynx ; une intervention chirurgicale...

- Ma grand-mère avait toujours à sa portée de l'huile de camomille, qu'elle fabriquait elle-même : après avoir cueilli les fleurs, elle les plaçait dans une bouteille en verre et ajoutait 50 cl d'huile d'olive. Elle fermait soigneusement la bouteille et la laissait macérer au soleil pendant 3 jours. Le quatrième jour, elle faisait chauffer ce liquide au bain-marie pendant 2 heures, puis le laissait refroidir et le filtrait à travers un torchon, pour bien en exprimer les sucs. Lorsque nous avions une extinction de voix, elle nous badigeonnait la gorge de cette huile chaude et l'enveloppait ensuite d'un foulard.

- Préparez une tisane composée de 20 g de feuilles et de fleurs d'aigremoine par litre d'eau chaude. Filtrez et buvez-en 3 tasses par jour.

- Faites bouillir 100 g de feuilles et de fleurs d'aigremoine dans un litre d'eau, jusqu'à réduction au tiers. Filtrez. Laissez refroidir. Utilisez en gargarismes six à huit fois par jour.

La camomille romaine n'apparaît dans les écrits qu'à partir du XVIe s. en Angleterre, et se voit définie comme une mauvaise herbe. Depuis, ses propriétés anti-inflammatoires, dues à son huile essentielle (elle contient 0,4 à 1,5 % de chamazulène) lui ont donné ses lettres de noblesse. Elle peut également calmer les irritations, ainsi que la douleur.

L'aigremoine est composée de tanins, de flavonoïdes (lutéoline), de polysaccharides et d'huile essentielle. Elle contient des hypérosides, des rutosides et des quercitosides. On l'appelle aussi « thé du Nord » ou « thé des bois ». Elle est le plus souvent utilisée contre les extinctions de voix et les maux de gorge. En gargarismes ou en bains de bouche, elle soigne les angines. Astringente, elle excelle à soigner les pharyngites des orateurs ou des chanteurs ! On utilise les feuilles et les fleurs.
→ À utiliser en synergie avec le mûrier noir et la myrtille.

NOTES PERSONNELLES

Fatigue (adultes)

La fatigue survient après un effort excessif, mais elle peut également être liée à une maladie chronique ou à un état infectieux aigu. Elle peut avoir une origine psychique, et est à l'heure actuelle l'un des motifs les plus fréquents de consultation médicale. Il est souvent difficile de distinguer la fatigue d'origine psychologique – due au stress, aux problèmes familiaux, aux informations fournies par les médias – de la fatigue causée par une pathologie organique plus grave, et qui fonctionne alors comme un signal d'alarme envoyé par l'organisme.

- Pressez le jus de 2 oranges, ajoutez un jaune d'œuf, une cuillerée à café de miel, et quelques gouttes de jus de citron pour empêcher la préparation de noircir. Buvez ce mélange tous les matins.

CONSEIL MALIN !

Le bouillon de lapin est aussi considéré comme un fortifiant très efficace. Il est spécialement indiqué pour les maux d'estomac, les maladies du foie, les fièvres et l'anémie, qui entraînent des états de grande fatigue (ou asthénies). Il est plus facilement assimilable par les estomacs délicats que le bouillon de poulet.

- Mettez une cuillerée à soupe de feuilles d'ambroisie dans 25 cl d'eau bouillante. Laissez infuser pendant 10 minutes. Filtrez et buvez tiède avec un peu de miel, en dehors des repas.

- En infusion : versez une cuillerée à soupe de berce dans 25 cl d'eau bouillante. Laissez infuser pendant 10 minutes. Filtrez. Buvez trois fois par jour.

- Versez 10 g de graines de fenugrec dans un litre d'eau froide. Portez à ébullition. Laissez infuser pendant 10 minutes. Filtrez. Buvez-en une fois par jour, de préférence le matin.

- Laissez infuser pendant 10 minutes 40 g de racines de gentiane dans un litre d'eau bouillante. Filtrez. Buvez trois fois par jour.

- Versez une tasse d'eau bouillante sur 3 g de racines de gentiane séchées. Laissez macérer pendant 4 heures. Filtrez. Buvez une tasse avant les repas.

- Versez une cuillerée à soupe de graines de guarana dans 25 cl d'eau bouillante. Laissez infuser pendant 10 minutes. Filtrez. Buvez-en deux fois par jour, le plus loin possible des repas.

- Faites cuire 50 g de grains d'orge dans un litre d'eau, à petit feu pendant 2 heures. Ajoutez un zeste de citron et filtrez. Buvez froid, sucré avec du miel.

- Mettez 50 g de racine de réglisse dans un litre d'eau froide. Faites bouillir pendant un quart d'heure. Filtrez et buvez cette décoction tout au long de la journée.

- Mettez 30 g de racine de salsepareille dans 50 cl d'eau bouillante. Couvrez et laissez infuser pendant un quart d'heure et filtrez. Buvez tout au long de la journée.

- Dans 25 cl d'eau bouillante, laissez infuser pendant 10 minutes une cuillerée à soupe de sarriette. Filtrez. Buvez plusieurs tasses par jour.

- Délayez une cuillerée à café de spiruline dans une tasse d'eau bouillante. Buvez avant le déjeuner.

- Pour éviter les assoupissements d'après-repas (somnolence post-prandiale), préparez une tisane de coriandre, en la laissant infuser pendant 10 minutes. Filtrez. Buvez-en une tasse après les repas.

ASTUCE!
À défaut de coriandre, prenez de la menthe (20 à 30 g de feuilles par litre d'eau). Après une cure d'un mois, les somnolences devraient disparaître. Les causes sont en général digestives : abus de graisse, de farineux et d'alcool entraînant un alourdissement ou un ralentissement de la digestion.

Bains :

• Mettez 200 g de son d'avoine dans un litre d'eau froide. Portez à ébullition, couvrez et laissez infuser pendant 10 minutes environ, en remuant de temps en temps. Filtrez cette bouillie à l'aide d'une passoire ou d'un tamis. Versez la préparation dans un sac de toile et fermez soigneusement celui-ci. Ajoutez l'eau de cuisson à l'eau de votre bain et déposez le sac de toile au fond de votre baignoire

• Si vous vous sentez un peu fatigué, une poignée de gros sel dans votre bain constitue un excellent tonique. Vous en sortirez tout revigoré !

• Mettez une bonne poignée de menthe et une bonne poignée de romarin dans un litre d'eau. Couvrez et portez l'ensemble lentement à ébullition. Laissez bouillir pendant un quart d'heure environ à feu doux. Retirez la préparation du feu, filtrez et ajoutez à l'eau de votre bain. Ce bain étant très stimulant, ne le prenez pas avant de vous coucher, mais plutôt avant de sortir.

CONSEIL MALIN !
Le « café du désert » est une boisson énergétique qui permet de passer une nuit blanche en cas de nécessité absolue.
Pour cela, il suffit de procéder ainsi. Prenez le meilleur café que vous connaissez. Faites un café bien chaud, dans une tasse de taille normale. Ajoutez-y une pincée de poivre frais, moulu de préférence dans un véritable moulin à poivre manuel, un morceau de sucre et de la bergamote. C'est un mélange « détonant », interdit au moins de 18 ans !

La teneur en vitamines de **l'orange** en fait un puissant antiasthénique.

Le jaune d'œuf contient de la lécithine, qui est un bon reconstituant et permet d'accroître l'appétit.

Outre sa richesse en sels minéraux, **le miel** contient des sucres simples, qui donnent très vite du tonus. En effet, les abeilles ayant prédigéré ces sucres, ils sont immédiatement assimilables par l'organisme.

Le citron renferme de nombreuses substances énergétiques, telles que des glucides (inositol, pectine et saccharose), des matières minérales (calcium et potassium), des acides organiques (acides citrique, malique et formique) et des vitamines (A, B et C).

L'ambroisie est un excellent tonique en cas d'asthénie. Elle contient une huile essentielle, l'ascaridol, ainsi que des saponines. On utilise ses feuilles.

La berce est composée de glucides dans la racine, d'une essence (ester de l'octamol) dans les fruits et de vitamine C dans les feuilles. C'est un stimulant, utilisé pour lutter contre l'asthénie. On utilise la plante entière.
→ Excellente en synergie avec l'angélique, qui est elle aussi un fortifiant.

Le fenugrec contient du phosphore, du fer, du calcium, du manganèse et une huile essentielle (lécithine, trigonelline, choline, coumarine), ainsi que des mucilages. Il redonne du tonus en cas de fatigue importante. On utilise les graines.

La gentiane est composée d'hétérosides amers, de sécoiridoïdes, de xanthones, de phytostérols, d'acides-phénols, d'oligosaccharides et de pectine. Elle est très efficace lors d'une convalescence et agit contre la fatigue. On utilise la racine.

Le guarana est composé de dérivés xantiques (théobromine, théophylline, caféine), de tanins et de saponines. Ses propriétés stimulantes aident à lutter contre la fatigue physique et intellectuelle. On utilise les graines.
→ En synergie avec le clou de girofle.

L'orge est riche en bêta-glucanes, en tocophérols, en composés phénoliques (flavanols), en polysaccharides, protéines et en vitamine B. C'est un antioxydant, très efficace en cas de convalescence. On utilise les graines.

ATTENTION !

À éviter en cas d'intolérance au gluten.

La réglisse contient de la glycyrrhizine, aux propriétés antispasmodiques, ainsi que de l'enoxolone, un anti-inflammatoire dont l'action est proche de celle de la cortisone. Elle contient également des flavonoïdes et des stéroïdes (spasmolytiques). Elle stimule l'activité des glandes surrénales. On utilise la racine.

ATTENTION !

N'abusez pas de la réglisse : certaines personnes y sont allergiques, et elle peut provoquer de l'hypertension !

La salsepareille est constituée de saponines stéroïdiques, de phytostérols (50 %), d'amidon, de résine, d'acide sarsapique et de sels minéraux (calcium, potassium). Elle est utilisée pour ses vertus fortifiantes et stimulantes. C'est également un aphrodisiaque. On utilise les racines.

La sarriette contient de l'huile essentielle riche en carvacrol, thymol, pinène et terpène. C'est une plante stimulante. On utilise les fleurs.

ATTENTION !

La sarriette est déconseillée aux femmes enceintes.

La spiruline est composée de vitamines B12, E, de provitamine A (bêta-carotène), de sels minéraux, de protéines (60 à 70 %), d'acides aminés et d'acides gras essentiels. Elle permet de lutter contre la fatigue et facilite l'effort physique. La spiruline est une algue, qui s'utilise surtout en poudre.

→ En synergie avec l'ortie.

La coriandre (*Coriandrum sativum*), plante de la famille des Ombellifères, était déjà connue par les Égyptiens. Son huile essentielle, constituée surtout de linalol libre et estérifié, lui confère des propriétés digestives : elle favorise la digestion et l'évacuation des gaz intestinaux.

La menthe poivrée (*Mentha piperita*), plante de la famille des Labiées, est cultivée en sol frais dans de nombreux pays dont l'Europe et les États-Unis. Elle doit une grande partie de ses propriétés à une huile essentielle riche en menthol, sous forme libre et estérifiée. Elle renferme aussi des flavonoïdes dérivés de l'apigénol et du lutéolol. Tous ces constituants ont la propriété d'empêcher les spasmes et sont utilisés dans les troubles digestifs et les flatulences (accumulation de gaz dans les intestins se traduisant par un ballonnement abdominal).

L'avoine (*Avena sativa*), plante de la famille des Graminées, est une céréale cultivée dans le monde entier, en dessous de 1400 m d'altitude. Au Moyen Âge, on utilisait déjà des cataplasmes d'avoine contre certaines maladies de peau. Un bain au son d'avoine permet d'apaiser certaines inflammations de la peau, d'atténuer les éruptions cutanées, de fortifier le tissu conjonctif de la peau et de défatiguer l'ensemble de l'organisme. Son action anti-inflammatoire et émolliente serait due à un alcaloïde indolique, la gramine. Sa richesse en acide silicique, en protéines et en vitamines lui permet de fortifier le tissu conjonctif. Sa richesse en calcium et en substances minérales (cuivre, cobalt, manganèse, zinc, fer) en fait un défatigant de tout premier ordre.

Le gros sel, ainsi appelé parce qu'il est composé de gros cristaux, contient nombre d'éléments catalyseurs, comme le cuivre, l'or, le nickel, le cobalt, ainsi que du chlorure de sodium, du magnésium et de l'iode. Tous ces éléments stimulent certaines défenses de l'organisme.

La menthe verte (*Mentha spicata*), plante de la famille des Ombellifères, apprécie les bords de rivières, les lieux humides, les marécages et les régions montagneuses. Cultivée depuis des temps anciens, elle pousse dans les prairies d'Europe et d'Amérique du Nord. On a retrouvé sa trace dans plusieurs tombeaux égyptiens des XIIIe et VIIe s. av. J.-C. Sa propriété antiasthénique provient de son huile essentielle riche en alcool terpénique, le menthol, accompagné de la cétone correspondante, la menthone. Le menthol accentue également la sensation de froid.

Le romarin (*Rosmarinus officinalis*), plante de la famille des Labiées, se rencontre dans tout le Bassin méditerranéen, essentiellement dans les maquis et les garrigues. Son huile essentielle, dont l'odeur fortement camphrée est liée à sa composition (pinène, camphène, cinéol, bornéol, camphre), est douée de propriétés toniques, stimulantes sur le cœur et la circulation sanguine.

La caféine, le principe actif du **café**, est à la fois un tonicardiaque et un excitant. À dose concentrée, le café peut donc provoquer l'insomnie.

Le poivre est un stimulant.

La bergamote, fruit acide du bergamotier, est employée pour son pouvoir aromatique.

NOTES PERSONNELLES

Fatigue de l'âge

La fatigue de l'âge peut se définir comme une fatigue chronique due à plusieurs facteurs : le vieillissement cellulaire, une mauvaise hygiène de vie pendant plusieurs années (manque de sommeil, excès alimentaires, stress, travail trop intense, soucis familiaux et personnels), et surtout, un bon nombre de pathologies.

Ce syndrome de fatigue chronique associe plusieurs signes cliniques : un épuisement physique intense, avec baisse importante de l'activité ; des troubles de mémoire et de concentration ; un mauvais sommeil ; des troubles fonctionnels divers (musculaires, cardiaques, digestifs, respiratoires...).

- Après avoir fait macérer pendant une semaine 500 g d'oignons hachés dans un litre de vin blanc sec, ma grand-mère filtrait et ajoutait 100 g de miel. Elle mélangeait bien et en buvait 2 à 3 verres par jour.

- Vous pouvez aussi faire macérer pendant 15 jours de 15 à 25 g de gousses d'ail haché dans 100 g d'alcool à 70°. Buvez-en 30 gouttes par jour dans un peu d'eau.

- Buvez 3 tasses par jour d'une décoction de feuilles d'artichaut (50 g par litre), après l'avoir laissée reposer pendant un bon quart d'heure et filtrée.

ASTUCE !

Pour les gens fragiles, fatigués ou enclins à ces engourdissements pendant l'hiver, une cure de prévention s'impose pendant ces trois mois, à raison de 2 verres par jour, deux à trois fois par semaine. Pour les épisodes d'engourdissement ponctuel, le traitement ne dure qu'une journée, 2 jours au maximum s'il le faut.

• Ma grand-mère prenait un bon verre de vin de cassis. Elle avait fait macérer pendant 3 jours 500 g de baies, préalablement écrasées à la fourchette, dans un litre de bon vin rouge. Puis, après avoir passé le tout au tamis et ajouté un sirop de sucre, elle gardait ce vin précieusement pour se « requinquer » au moment des fatigues passagères. Insistons : un verre seulement !

Le cassis (*Ribes nigrum*), plante de la famille des Ribésiacées, possède des fruits globuleux d'un noir foncé et terne. Il n'était connu ni des Grecs ni des Romains. Il ne commence à être mentionné comme plante thérapeutique qu'au XVIIe s. Au début du XXe s., les médecins français lui attribuent des propriétés toniques. Fortifiant du système glandulaire, le cassis stimule le foie et la rate et possède une haute valeur nutritive. Ses propriétés toniques sont dues à une composition riche en sucres (10 à 15 %), acides organiques, anthocyanosides, flavonoïdes et vitamines C et P (jusqu'à 400 mg de vitamine C pour 100 g de fruits). Ce fruit acide est particulièrement résistant à l'oxydation et à la chaleur. Depuis des siècles, il passe pour être un facteur de longévité et d'antivieillissement cellulaire.

NOTES PERSONNELLES

....

....

....

....

....

....

....

....

....

....

....

....

....

....

Fatigue (enfants)

Il s'agit d'un affaiblissement prononcé et plus ou moins généralisé, d'une rupture de l'équilibre physiologique chez l'enfant, avec une impression de lassitude physique et mentale. Il est important de ne pas laisser ce phénomène devenir chronique, car cela peut créer un terrain favorable à certaines maladies.

- Étonnante, cette recette dite du « lait de poule », qui est à la fois un aliment et un calmant. En voici une version spécialement adaptée aux enfants : battez 2 jaunes d'œufs avec du sucre en poudre et quelques gouttes d'eau de fleur d'oranger jusqu'à ce que les œufs blanchissent. Versez ensuite un verre d'eau chaude ou de lait chaud, mélangez rapidement et buvez immédiatement.

- Faites boire tous les matins un grand verre de jus de pomme frais et la fatigue s'évanouira. On peut le faire soi-même, à la centrifugeuse, ou l'acheter dans les magasins diététiques.

La lécithine contenue dans **le jaune d'œuf** est un reconstituant qui accroît l'appétit grâce à sa composition : un acide glycéro-phosphorique uni à un acide gras et à une base, la choline.

L'essence de fleur d'oranger est utilisée comme tonique. L'oranger est un arbre de la famille des Rutacées. On en utilise deux variétés : l'oranger amer ou bigaradier (*Citrus vulgaris*) et l'oranger doux (*Citrus dulcis*). Dans ce cas précis, c'est l'oranger amer qui est employé.

Le pommier est un arbre de la famille des Rosacées, répandu pratiquement dans toute l'Europe. La valeur alimentaire et vitaminique de **la pomme** (*Pirus malus*) est indéniable. On y décèle de nombreux sels minéraux, des oligo-éléments, des vitamines (A, B et C), du fer, du phosphore, du magnésium, du sodium et de la silice. La rapidité de combustion de son fructose, sucre simple directement assimilable, en fait un aliment hautement énergétique. La pomme est aussi un fortifiant du système nerveux grâce à son phosphore : elle stimule le travail cérébral et prédispose au sommeil.

ATTENTION !

Si la fatigue persiste, n'hésitez pas à demander conseil à votre médecin traitant qui fera un bilan complet. En effet, de nombreuses causes peuvent être à l'origine de cet état : malnutrition, dépression nerveuse, manque de vitamines (C et D), surmenage, anémie, décalcification…

NOTES PERSONNELLES

Fatigue musculaire

On parle de fatigue musculaire quand un muscle ne répond pas à un ordre de manière satisfaisante. Cette fatigue intervient généralement après un effort physique, soit trop violent, soit prolongé : le muscle ne « répond plus ». S'y associent souvent des crampes. Il peut s'agir d'une fatigue passagère, mais lorsqu'elle est permanente, elle relève de pathologies associées, telles l'artérite ou la maladie de Parkinson.

- Pour les sportifs qui veulent tonifier leurs muscles, la formule du blé germé est tout indiquée : achetez du blé de culture biologique. Mettez-le à tremper dans un bol pendant 48 heures. Rincez les graines tous les jours en les maintenant humides. Au bout de 3 à 4 jours, vous pourrez commencer à manger les germes à raison d'une cuillerée à soupe à chaque repas, pendant 15 jours.

Le blé (*Triticum sativum*), céréale de la famille des Graminées, possède des principes actifs, des stérols, dont le sitostérol. Le germe de blé constitue la partie « vivante » de la graine. Il est à lui seul un aliment presque complet, une réserve naturelle de vitamines (A, B, C, D, E, K). Il contient beaucoup de vitamine E, dont l'action s'exerce surtout sur le système musculaire et influence la circulation artérielle. La principale propriété de la vitamine E se traduit par une meilleure élimination des toxines d'origine musculaire.

ATTENTION !

Un mauvais état général peut générer une fatigue musculaire après un effort prolongé. Le surmenage, quant à lui, peut entraîner des conséquences musculaires plus graves : hernie, myosite aiguë, rupture par contraction excessive... Un examen médical s'avère nécessaire et urgent dans ces cas-là. À éviter en cas d'intolérance au gluten.

Fêlure (ou fracture légère)

On entend par fêlure toute rupture osseuse incomplète et sans déplacement, due à un choc traumatique. On peut étendre ce terme à une fracture légère sans déplacement (comme la fracture d'une côte). La cicatrisation de cette fêlure ou fissure comprend l'ensemble des phénomènes assurant sa réparation.

- Pour une meilleure calcification, il suffit de mettre tous les soirs un œuf frais entier (que vous aurez soigneusement nettoyé) dans un verre ou un bocal et de le recouvrir d'un jus de citron pressé. La nuit portant conseil, l'œuf reste enveloppé par cette substance. Le lendemain matin, buvez le jus de citron imprégné des constituants de la coquille. Renouvelez l'opération tous les jours pendant 1 à 2 mois.

ATTENTION !
Il est bien entendu qu'un œuf ne servira qu'une seule fois ; mais vous pouvez ensuite le consommer.

L'œuf est composé d'une coquille calcaire constituée de carbonate de calcium et de magnésium, de phosphate et de matières organiques. On sait que le calcium est un extraordinaire recalcifiant osseux et qu'il joue un rôle primordial dans le métabolisme phosphocalcique du squelette. Le magnésium, quant à lui, assure une cicatrisation rapide et stimule la synthèse de certaines structures osseuses. Le magnésium se répartit en effet entre le squelette osseux (50 %), les muscles striés (25 %) et les autres tissus (25 %).

ATTENTION !

Après un choc traumatique accompagné d'un éventuel « craquement », d'une douleur vive, d'une déformation par rapport à l'axe du membre, le médecin pratiquera nécessairement une radio. Le degré de gravité de la lésion sera donc diagnostiqué et traité par lui. Ce n'est qu'après toutes ces opérations que ce « remède » sera employé.

NOTES PERSONNELLES

Feu du rasoir

On appelle « feu du rasoir » l'irritation et l'inflammation de la peau du visage que provoque l'action du rasage. Il peut également provoquer des coupures, des écorchures et des brûlures de la peau. Avant que l'usage du rasoir ne se répande, les hommes utilisaient des lames de coquillages pour se débarrasser de leurs poils. Les rasoirs apparurent vers l'an 3000 av. J.-C., quand les premiers outils en cuivre firent leur apparition.

- Pendant que vous vous rasez, versez 2 à 3 feuilles de laitue et une tasse à café d'huile d'olive dans une petite casserole. Faites chauffer pendant quelques minutes. Après le rasage, versez ce cataplasme sur une compresse ou dans un linge très fin et appliquez sur votre visage. L'inflammation disparaîtra rapidement.

La laitue vireuse (*Lactuca virosa*), plante de la famille des Composées, est cultivée sous les climats atlantique et méditerranéen. On la trouve à l'état sauvage en Europe centrale et méridionale, en Afrique du Nord et en Asie occidentale. Ses principes amers (lactones), sa lactucine et sa lactucopicrine possèdent des propriétés anti-inflammatoires, analgésiques et adoucissantes.

L'huile d'olive permet de rétracter les tissus enflammés et de diminuer la douleur.

NOTES PERSONNELLES

....

....

....

....

....

Fièvre

La fièvre se définit comme une élévation de la température corporelle : la température au repos atteint ou dépasse alors 38 °C. Il s'agit en général d'une réaction de défense contre une agression interne (infection, inflammation...), qui active certains mécanismes immunitaires et inflammatoires. Plusieurs signes cliniques peuvent être associés à la fièvre : accélération du rythme cardiaque ; accélération du rythme respiratoire ; frissons, malaise, maux de tête ; sensation de chaleur intense ; yeux brillants, sueurs et soif ardente ; fatigue, abattement et torpeur. Les causes de la fièvre sont nombreuses : présence d'agents infectieux (virus, bactéries, protozoaires, champignons), de corps étrangers (allergènes, greffe), intoxication alimentaire, etc. Bien entendu, le meilleur traitement de la fièvre sera celui qui agira sur la cause primitive, qu'il faudra donc s'employer à chercher en priorité. Dans tous les cas, il faut absolument boire au moins 2 litres d'eau par jour pour compenser les pertes hydriques engendrées par la fièvre.

- En décoction : faites bouillir 50 g de racine de bistorte, et retirez du feu dès les premiers bouillons. Laissez infuser pendant 10 minutes. Filtrez. Buvez 4 à 5 tasses par jour, en dehors des repas.

- Laissez infuser pendant 10 minutes une cuillerée à soupe de fleurs de germandrée dans 25 cl d'eau bouillante. Filtrez. Buvez 2 tasses par jour, après les repas. N'hésitez pas à aromatiser cette tisane, au goût amer. Cependant, dans le cadre d'un régime amaigrissant, évitez le miel.

- Mettez 30 g de fleurs de lavande dans un litre d'eau bouillante. Laissez infuser pendant 10 minutes et filtrez. Buvez bien chaud au cours de la journée.

- Dans un litre d'eau bouillante, versez 60 g de feuilles de mûrier blanc. Laissez infuser pendant quelques minutes et filtrez. Buvez tout au long de la journée.

- Dans un litre d'eau bouillante, faites infuser pendant 10 minutes 20 g de racine de quinquina. Filtrez. Sucrez avec du miel et buvez une demi-heure avant les repas.

- Faites infuser pendant 10 minutes une cuillerée à soupe de pétales de souci dans 25 cl d'eau bouillante. Filtrez. Buvez 4 tasses par jour, le plus loin possible des repas.

- Versez une cuillerée à café de fleurs de tilleul dans une tasse à thé d'eau bouillante. Laissez infuser pendant 10 minutes. Filtrez et buvez sans attendre.

En synergie :

→ Racine de quinquina –Fleurs de tilleul – Fleurs de camomille – Racine de valériane – Anis vert.
Laissez infuser pendant 10 minutes une cuillerée à soupe de ce mélange dans 25 cl d'eau bouillante. Filtrez et buvez bien chaud.

La bistorte est constituée de tanins (15 à 20 %) et de mucilages. C'est un fébrifuge et un tonique. On utilise le rhizome.
→ Elle est encore plus efficace en synergie avec l'arbousier.

La germandrée est constituée de caryophyllène (64 %), de flavonoïdes (scutellaire), d'acides phénols, de tanins et d'iridoïdes (harpagon). On lui reconnaît des propriétés antiseptiques, cicatrisantes, cholérétiques, fébrifuges et digestives. En infusion, elle combat la fièvre et les mucosités abondantes. On utilise les parties aériennes.

L'huile essentielle de lavande comporte une quarantaine de com–posants (dont du cinéol, du linalol, et du bornéol). La lavande est également constituée de tanins, de coumarines et de flavonoïdes.

Elle a un effet sédatif sur le système nerveux et constitue un puissant antiseptique, efficace contre les affections respiratoires et les états fébriles. On utilise les fleurs.

Les feuilles de **mûrier blanc** contiennent des flavonoïdes, des anthocianines et de l'artocapine. Ses fruits contiennent des vitamines A, B1, B2 et C, des acides organiques et de la pectine. Il est indiqué contre la fièvre, les toux grasses, les sécrétions bronchiques, les maux de gorge et les maux de tête. On utilise les feuilles et les fruits.

Le quinquina est composé d'alcaloïdes (notamment de la quinine, de la cinchonine et de la cinchonidine), de glucosides triterpéniques (quinovine), d'anthraquinones, d'acide quinique et cinchonamine, de tanins, d'amidon et de résine. C'est un antibactérien et un antispasmodique. Il est conseillé dans les affections fébriles, l'anémie et la fatigue générale. On utilise l'écorce.

Le souci des jardins est constitué de carétonoïdes, de triterpènes, de mucilages, de résines, de stérols, de glucosides amers, d'huile essentielle, de phytostérols, de saponines, d'acide salicylique et d'acide caféique. Sudorifique et diurétique, il fait tomber la température en cas de grippe. On utilise les pétales.

Le tilleul contient une huile essentielle à base de farnésol (alcool sesquiterpénique), des flavonoïdes (hespéridine), des tanins, des mucilages, des composés de type benzodiazépine et des acides aminés. En stimulant la transpiration, le tilleul fait baisser la fièvre. Il a également des propriétés neurosédatives, antitussives et antispasmodiques. Il soulage les maux de tête et réduit les sécrétions nasales. On utilise fleurs et bractées.

NOTES PERSONNELLES

....

....

....

....

....

Foulure

La foulure est considérée comme une légère entorse : les ligaments articulaires sont étirés et détendus. Au début, elle peut entraîner une douleur et une légère enflure (« œdème »), si elle fait suite à un traumatisme. Certaines causes sont connues : cela peut être une fatigue ligamentaire liée à la pratique intensive de certains sports (football, basket) ; ou un mouvement brutal de l'articulation, entraînant un déplacement inhabituel par rapport à son amplitude normale. Les foulures touchent le plus souvent les chevilles.

- Faites macérer une tête d'ail dans 25 cl d'huile. Massez doucement pendant un moment, puis mettez un bandage pour la nuit sur le membre bien huilé.

- Faites cuire un bouquet de persil dans 50 cl de vin. Appliquez sur la foulure ou la contusion en cataplasmes toutes les 2 heures.

- Pour une foulure de la cheville, on peut aussi prendre un bain de pieds d'eau tiède et salée deux à trois fois par jour (très bénéfique également pour des pieds douloureux). Mettez un demi-verre de gros sel de cuisine pour 2 litres d'eau.

- Faites un cataplasme contenant de la farine et une cuillerée à soupe de vinaigre de cidre. Appliquez-le sur le point douloureux et laissez agir pendant 1 heure. À répéter deux fois par jour, matin et soir.

Parmi ses nombreuses propriétés, **l'ail** favorise l'élimination des toxines, permettant ainsi de diminuer la congestion causée par une inflammation locale.

La principale indication de **l'huile** consiste à relâcher les tissus enflammés et à adoucir la douleur. Certaines huiles suppriment la douleur, comme l'huile de camomille et l'huile camphrée. D'autres ramollissent les tissus enflammés, comme l'huile d'amande douce.

Le persil (*Petroselinum sativum*), plante de la famille des Liliacées, est originaire de Grèce. Il est utilisé depuis l'Antiquité. Les médecins grecs et arabes mentionnent ses propriétés thérapeutiques dans plusieurs traités médicaux. Son principal principe actif est une huile essentielle contenant apiol et myristine. Elle possède des propriétés anti-inflammatoires et antalgiques.

Riche en vitamines et en oligo-éléments, **le vinaigre de cidre** contient du bore, du calcium, du chlore, du fer, du fluor, du magnésium, du manganèse, du phosphore, du potassium, du silicium, du sodium et du soufre. Tous ces composants vont permettre de diminuer le phénomène inflammatoire de la foulure.

ATTENTION !

Bien traitée, une foulure doit évoluer sans aucune complication. En cas de persistance des symptômes et d'apparition d'une douleur, une consultation médicale s'impose.

NOTES PERSONNELLES

....

....

....

....

....

....

....

....

....

....

....

....

....

Furoncle

Le furoncle est l'inflammation de la petite « bourse » dans laquelle pousse le poil (follicule pileux) et de la peau avoisinante. Il se caractérise d'abord par une petite enflure centrée autour d'un poil, douloureuse, chaude, recouverte d'une peau rouge et luisante. Après quelques jours, le follicule pileux est remplacé par un cône dur et jaune, laissant un cratère rouge quand il s'élimine, et dont la cicatrice est parfois définitive. Il est en général causé par une bactérie, le staphylocoque doré ; un examen le confirmera. Le furoncle touche surtout les adolescents ou les jeunes adultes et survient plus fréquemment en hiver.

- Ma grand-mère préparait des cataplasmes de mie de pain mélangée à du lait et à un jaune d'œuf. Si la douleur se réveillait sous forme d'élancements, elle mettait sur la lésion un pansement de carottes râpées ou une compresse d'oignon cuit au four.

- À défaut de mie de pain, ma grand-mère prenait une petite quantité de crème fraîche et du savon de Marseille râpé. Elle faisait tiédir cette pommade et l'appliquait en cataplasme pendant 24 heures. Le furoncle mûrissait et se vidait.

L'oignon (*Allium cepa*), plante de la famille des Liliacées, est cultivé partout dans le monde. Il est apprécié depuis l'Antiquité pour ses vertus anti-infectieuses. Il contient des sels, une essence, des composés soufrés organiques et des enzymes (oxydases, diastases) capables de dissoudre certaines substances à leur contact. Attention, l'ébullition retire leurs propriétés aux diastases. La composition de l'oignon permet de relâcher et de ramollir les tissus enflammés, de calmer l'inflammation et de lutter contre l'infection et la douleur.

ATTENTION !

L'évolution d'un furoncle peut entraîner des complications : anthrax avec agglomérat de plusieurs furoncles siégeant le plus souvent au niveau de la nuque et du dos ; septicémie à staphylocoque ; staphylococcie maligne de la face. Pour les éviter, il est indispensable de consulter un médecin.

NOTES PERSONNELLES

Gastro-entérite

La gastro-entérite se définit comme une inflammation simultanée des muqueuses gastriques et intestinales. Elle s'accompagne de troubles digestifs divers : diarrhée, vomissement, poussée de fièvre, douleurs gastriques et intestinales, ainsi que déshydratation. Cette maladie peut être provoquée par des bactéries (colibacilles, salmonelles), des virus, des parasites intestinaux (amibes) ou des micro-organismes contaminant l'eau et la nourriture. Dans la majorité des cas, cette affection est de courte durée, et les symptômes s'atténuent au bout de 2 à 3 jours.

- Placez 50 g de rhizome de potentille dans un litre d'eau froide. Faites tremper à froid pendant un quart d'heure. Portez à ébullition, puis laissez bouillir pendant 5 minutes. Hors du feu, laissez infuser pendant un quart d'heure. Filtrez. Buvez 3 tasses par jour.

ATTENTION !
Conservez cette préparation dans un récipient en verre, jamais en fer.

- Placez 10 g de fleurs de saponaire dans 25 cl d'eau froide. Portez à ébullition, et laissez bouillir pendant 5 minutes. Retirez du feu et filtrez la préparation sans la laisser infuser. Buvez 2 tasses par jour.

- Dans une tasse d'eau bouillante, versez une cuillerée à soupe de fleurs et de feuilles de vergerette du Canada. Laissez infuser pendant 10 minutes, filtrez et sucrez éventuellement avec du miel. Buvez 3 tasses par jour, en dehors des repas.

La potentille est composée de tanins ellagiques, de flavonoïdes, de choline, d'histidine, de glycocolle, de fibrine et de principes amers. Astringente et anti-inflammatoire, elle est également efficace contre les diarrhées et les troubles gastro-intestinaux. On utilise les fleurs, les feuilles et les racines.

→ En synergie avec le néflier.

La saponaire est composée de saponines, de résine, de triterpène pentadactyle, d'acide quillayique et d'huile essentielle. Elle est indiquée pour lutter contre les gastro-entérites. On utilise la racine et les parties aériennes.

La vergerette du Canada possède des flavonoïdes, des terpènes, des tanins, des aldéhydes, des résines, de la choline et de la chlorophylle. Son huile essentielle contient du limonène, du terpinéol et du linalol. Elle traite les troubles gastro-intestinaux, comme la diarrhée et la dysenterie. On utilise les fleurs et les feuilles.

NOTES PERSONNELLES

Gerçures

Les gerçures sont des petites fissures linéaires de la peau, altérées par une inflammation. Elles peuvent entraîner des douleurs assez vives, surtout lors d'un contact avec un corps étranger. Le fond de la plaie est en général rouge vif. Le plus souvent, ces plaies sont sèches ; mais un suintement séreux ou séro-sanguinolent peut parfois se produire.

- Broyez 4 oignons de lys et placez-les dans une bouteille de 50 cl d'huile de noix. Appliquez sur la gerçure. Recouvrez d'un linge fin et laissez agir toute une nuit.

- Placez 2 figues dans le four et faites-les sécher. Réduisez-les en poudre et ajoutez du miel de lavande, de manière à former une pâte. Appliquez sur les gerçures, recouvrez d'un linge fin et laissez agir toute la nuit.

CONSEIL MALIN !

Le miel de Bretagne est connu pour cicatriser les gerçures ouvertes : enduisez-en les parties malades, recouvrez de compresses et laissez agir toute la nuit.

Pour les lèvres :

- Si vos lèvres sont gercées, faites fondre 12 g de cire vierge à feu doux et incorporez lentement 6 à 7 cl d'huile d'olive, en mélangeant soigneusement. Parfumez avec quelques gouttes de l'essence de votre choix. Frottez doucement vos lèvres avec cette préparation, que vous laisserez agir toute la nuit. Vous pouvez remplacer l'huile d'olive par de l'huile d'amande douce parfumée à l'essence de rose.

• Voici la méthode préconisée par ma grand-mère pour soigner les lèvres gercées : elle faisait infuser une cuillerée à café de pétales de rose dans une demi-tasse d'eau chaude. Elle mélangeait une cuillerée à soupe de cette infusion à 2 cuillerées à soupe de miel rosat (que vous pouvez remplacer par le miel de votre choix). Elle plaçait cette préparation dans un petit pot qu'elle conservait au réfrigérateur pendant quelques jours, avant de l'utiliser en baume nourrissant pour les lèvres.

• Pour vos lèvres, vous pouvez aussi faire fondre au bain-marie une cuillerée à soupe de cire d'abeille (ou de lanoline) avec 2 cuillerées à soupe d'huile de germe de blé. Retirez du feu et ajoutez une cuillerée à café d'eau minérale plate. Remuez soigneusement, versez dans un petit pot et appliquez régulièrement sur vos lèvres.

CONSEIL MALIN !
Les préparations « maison » ne se conservent pas longtemps ; c'est pourquoi les doses indiquées ci-dessus sont faibles. Respectez-les, et renouvelez l'opération au fur et à mesure de vos besoins.

Le lys commun à fleurs blanches (*Lilium candidum*), plante de la famille des Liliacées, est originaire du Liban, où on le trouve à l'état sauvage. Son bulbe renferme des enzymes et des flavonoïdes, ce qui lui donne une activité anti-inflammatoire, hydratante, adoucissante et antalgique.

L'huile de noix contient 50 % d'acide linoléique et 6 % d'acide alpha-linolénique, dont la propriété principale est d'agir contre le vieillissement cellulaire de la peau. Ses acides gras ont une action directe et immédiate sur la peau, en l'assouplissant et en la protégeant, mais aussi une action à moyen terme, en stimulant son mécanisme de régénération.

Le figuier (*Ficus carica*), plante de la famille des Moracées, est originaire d'Orient. Il est cultivé pour son fruit, la figue, dans le bassin méditerranéen et en Californie. Sa composition, riche en acides organiques, en flavonoïdes et en vitamines (A et B1) lui confère des propriétés adoucissantes et émollientes.

Le miel de lavande relâche les tissus enflammés et les ramollit, en stimulant la croissance et la division des cellules, ce qui favorise la cicatrisation. Il est connu pour ses activités antiseptiques, adoucissantes et régénérantes.

Le miel de Bretagne contient du couvain, une substance particulièrement fermentescible. Il est connu pour ses propriétés émollientes, et surtout cicatrisantes. L'acide formique qu'il contient est un excellent antiseptique.

La cire est une substance grasse sécrétée par des animaux (abeilles) ou extraite de certains végétaux (résine). On la fait fondre d'abord dans de l'eau bouillante, puis seule, avant de la couler dans des moules. On obtient ainsi de la cire brute, jaune ou vierge. Mélangée à de l'huile d'olive, elle permet d'élaborer des substances adoucissantes et cicatrisantes.

L'olivier (*Oléa Europa*) a été domestiqué en Asie occidentale il y a des millénaires. L'olive renferme des glucides, des protides, de l'huile, ainsi que des minéraux (calcium), des acides organiques, des enzymes et des vitamines (A, B1, B2 et PP). **L'huile d'olive** possède des propriétés nourrissantes, cicatrisantes et assouplissantes, grâce à sa teneur en acide oléique.

L'huile d'amande douce a le pouvoir d'assouplir, d'adoucir et de cicatriser, grâce à sa grande concentration en acides gras.

Les pétales de **rose** ont des vertus adoucissantes et nourrissantes, grâce à leurs dérivés phénoliques et à leurs tanins.

L'huile de germe de blé, riche en vitamine E et en bêta-carotène, régénère et tonifie la peau des lèvres.

Gingivite

Les gencives, prolongement épais de la muqueuse buccale, sont constituées d'un tissu ferme, de couleur rouge, qui adhère fortement aux arcades dentaires et entoure le collet des dents. L'inflammation de la gencive, ou gingivite, se traduit par les signes cliniques suivants :

- liseré rouge sur les bords de la dentition,
- gonflement et rougeur des gencives,
- pellicule blanchâtre sur la gencive elle-même,
- saignements à la moindre pression ou au brossage des dents.

La gingivite est causée par la plaque bactérienne. Elle peut être localisée ou généralisée. Non traitée, elle peut entraîner la chute des dents. Les causes en sont multiples : mauvaise hygiène buccale, dérégulation hormonale (grossesse, puberté, ménopause…), abus de tabac, traitement médicamenteux…

- Souvent, après un brossage énergique, les gencives saignent. Mâchez du cresson cru, il raffermira vos gencives et les empêchera de saigner.

ATTENTION !
N'utilisez que du cresson provenant de cressonnière.

- Versez une cuillerée à café de benoîte et la valeur d'une tasse d'eau froide dans une casserole. Faites bouillir pendant 2 à 3 minutes, puis laissez infuser pendant 5 minutes. Filtrez. Utilisez en gargarismes et bains de bouche.

- Dans un litre d'eau froide, versez 60 g de feuilles de germandrée. Portez à ébullition et laissez bouillir pendant quelques minutes. Filtrez, puis laissez tiédir. Faites des bains de bouche réguliers de cette préparation.

ASTUCE!

Mâchez du raifort frais. Cela accentuera les sécrétions salivaires et la gingivite sera combattue. Essayez également de vous brosser les dents à l'aide d'une brosse plus douce et avec de l'eau salée.

• Dans un litre d'eau froide, versez 60 g de feuilles de petite pervenche. Faites bouillir pendant 3 minutes. Filtrez. Utilisez cette décoction en bains de bouche plusieurs fois par jour.

• Placez une cuillerée à soupe de ratanhia dans 25 cl d'eau froide. Portez à ébullition, puis laissez bouillir pendant 2 minutes. Hors du feu, faites infuser pendant 10 minutes et filtrez. Faites des bains de bouche avec cette décoction matin et soir.

En synergie :

→ Racine de ratanhia – Ronce – Fleurs de tilleul – Sauge – Fleurs de camomille
Faites infuser une cuillerée à soupe de ce mélange dans 25 cl d'eau bouillante, puis laissez refroidir. Filtrez. Rincez-vous la bouche avec cette préparation.

→ Racine de mauve – Feuilles de guimauve – Camomille
Faites infuser 2 cuillerées à soupe de ce mélange dans un litre d'eau bouillante. Filtrez. Rincez-vous la bouche avec cette préparation.

Le cresson (*Nasturtium officinale*), plante de la famille des Crucifères, pousse dans toute l'Europe, en Asie centrale, en Afrique du Nord et en Amérique. Riche en iode et surtout en vitamine C, il joue donc un rôle anti-infectieux et antitoxique en renforçant les défenses immunitaires. Il contient également du fer, du phosphore, des vitamines A, B1 et B2.

La benoîte est composée de glucosides phénoliques, de tanins, d'huile essentielle (eugénol) et de principes amers. Elle a un pouvoir antiseptique et astringent. En gargarismes et bains de bouche, elle traite les affections du pharynx et du larynx (angines, maux de gorge, gingivite, aphtes). On utilise le rhizome.

La germandrée est constituée de caryophyllène (64 %), de flavonoïdes (scutellaire), d'acides phénols, de tanins et d'iridoïdes (harpagon). On lui reconnaît des propriétés antiseptiques, et cicatrisantes. En bains de bouche, elle soigne les gingivites. On utilise les parties aériennes.

Le raifort contient de la myrosine et une huile volatile (isosulfocyanate d'allyle).

La petite pervenche renferme de nombreux alcaloïdes indoliques (en particulier de la vincamine) et des tanins. Elle a un effet hypotenseur et un effet vaso-dilatateur, qui lui permet de protéger les capillaires. En bains de bouche, elle agit sur les gingivites et les aphtes. On utilise les feuilles.

Le ratanhia est composé de 10 à 20 % de tanins (phlobaphènes), de benzédrines, de n-méthyltyrosine, d'oxalate de calcium et d'amidon. On l'utilise traditionnellement en cas de fragilité capillaire. Astringent et antimicrobien, il soulage les gingivites et les irritations de la gorge. On utilise les racines.

ATTENTION !

Il ne faut pas laisser s'installer une gingivite chronique, car le collet des dents étant rapidement mis à nu, celles-ci risquent de se déchausser. Les soins dentaires sont naturellement indispensables. Attention : ne cueillez jamais de cresson sauvage, il peut contenir le parasite de la douve du foie (voir le chapitre Aphtes*).*

NOTES PERSONNELLES

....

....

....

....

....

Gorge enflammée

On entend par inflammation de la gorge toute affection inflammatoire de la région du pharynx (entre la bouche et l'œsophage : amygdales, voûte du palais, pilier du voile du palais…). L'affection peut être aiguë ou chronique. Il existe des facteurs prédisposants (froid, humidité, insuffisance salivaire rendant la muqueuse plus fragile) et des facteurs déterminants (streptocoques, staphylocoques, pneumocoques…).

- Mettez 50 g de feuilles de ronce dans un litre d'eau froide. Couvrez, portez à ébullition et laissez bouillir à feu doux pendant un quart d'heure. Filtrez et faites des gargarismes le plus souvent possible, toutes les heures si nécessaire, jusqu'à disparition des douleurs.

- Vous pouvez aussi écraser suffisamment de mûres pour obtenir 50 cl de jus. Laissez reposer au frais pendant 24 heures. Exprimez le jus et ajoutez 800 g de sucre. Chauffez le liquide jusqu'à ébullition, et filtrez-le dès qu'il commence à bouillir, après l'avoir écumé. Mettez en bouteille dès qu'il est froid. Faites des gargarismes plusieurs fois par jour.

- En me mettant au lit, ma grand-mère me nouait autour du cou la chaussette de laine que j'avais portée toute la journée, et me promettait que mon mal aurait disparu le lendemain. Et c'était vrai…

ASTUCE !
À défaut de chaussette de laine, on peut mettre un foulard de soie.

- Une autre méthode consiste à faire chauffer du gros sel dans une poêle sèche. Lorsqu'il est chaud, glissez-le dans un foulard et appliquez celui-ci sur la gorge douloureuse. Gardez-le toute la journée.

- On peut aussi prendre avant le coucher un citron chaud additionné de miel de lavande et des bonbons au miel.

Les mûres, fruits de la ronce (*Rubus fructicosus*), plante de la famille des Rosacées, constituaient déjà une nourriture pour les populations de la préhistoire, comme le prouvent de nombreuses graines de mûres trouvées sur certains sites néolithiques. Au IVe s. av. J.-C., Théophraste lui attribue la propriété de resserrer et de contracter les tissus et les vaisseaux capillaires, et de diminuer les sécrétions muqueuses. Elle est commune en Europe, en Asie et en Afrique du Nord. La feuille et les fruits de la ronce sont très riches en tanin, qui a un effet bénéfique sur les petits vaisseaux, lutte contre les bactéries et empêche les mycoses.

Le citron (*Citrus limonum*) contient des « loges » remplies d'un suc très acide renfermant un acide organique, l'acide citrique, qui possède des propriétés anti-inflammatoires. Riche en vitamine C, il a également la propriété d'empêcher la progression des infections.

Le miel est reconnu depuis des siècles comme étant sédatif et capable de détruire certaines bactéries.

ATTENTION !

Il est strictement déconseillé de prendre une angine à la légère, même si elle semble d'apparence banale. En effet, mal soignée ou négligée, elle peut entraîner diverses complications sur les articulations, les poumons, le cœur ou les reins.

Goutte

La goutte est une maladie chronique, provoquée par un excès d'acide urique dans le sang. L'acide urique est produit naturellement par l'organisme, et éliminé en totalité par les reins. Cependant, s'il est produit en trop grande quantité, il se transforme en cristaux qui s'accumulent dans certaines parties du corps, notamment dans les articulations (gros orteils, mais aussi chevilles, genoux, pieds, mains, poignets et coudes). Il peut aussi entraîner des calculs rénaux, en se déposant dans les reins. Les attaques de goutte peuvent faire penser à une crise de rhumatisme articulaire aiguë. La crise survient en général pendant la nuit ; la douleur est forte et brutale, touchant le plus souvent un gros orteil et s'accompagnant d'une chaleur, d'un gonflement, d'une rougeur de la peau et assez souvent d'une légère fièvre.

- En infusion, versez 1,5 g de graines d'ache par tasse (ou 20 g par litre d'eau). Laissez infuser pendant 10 minutes et filtrez. Buvez 3 tasses par jour.

- Vous pouvez aussi faire infuser une cuillerée à dessert de feuilles d'ache pendant 10 minutes dans 25 cl d'eau bouillante. Filtrez. Buvez 2 à 3 tasses par jour.

- Placez 30 g de racines d'ache dans un litre d'eau, faites bouillir pendant 5 minutes, puis, hors du feu, laissez infuser pendant 10 minutes. Filtrez. Buvez-en 2 à 3 tasses par jour.

- Préparez une décoction : versez deux poignées de baies d'alkékenge dans un litre d'eau froide. Portez à ébullition et laissez bouillir pendant 5 minutes, puis retirez du feu et filtrez. Buvez cette préparation en entier, tout au long de la journée.

- Placez une cuillerée de feuilles d'artichaut séchées dans une tasse d'eau bouillante. Laissez infuser pendant 10 minutes. Filtrez. Si le goût vous paraît trop amer, sucrez avec du miel. Buvez 2 tasses par jour, avant les repas.

- Dans 25 cl d'eau froide, versez une cuillerée à soupe de busserole. Portez à ébullition puis laissez bouillir pendant 3 à 4 minutes. Retirez du feu et laissez infuser pendant 10 minutes. Filtrez. Buvez 3 tasses par jour en dehors des repas, éventuellement sucrées avec du miel.

- Choisissez des feuilles de cassis fraîches ou séchées. Mettez une pincée par tasse d'eau bouillante. Laissez infuser pendant 10 minutes, filtrez et buvez sans attendre. Consommez cette préparation trois fois par jour.

ASTUCE!
En saison, on peut aromatiser cette boisson avec des fruits frais.

- Versez une cuillerée à café de fleurs de lamier blanc dans une tasse à thé d'eau bouillante. Laissez infuser pendant 10 minutes. Filtrez. Buvez cette préparation aussi souvent que nécessaire.

- Dans 50 cl d'eau bouillante, versez 50 g de feuilles d'ortie et laissez infuser pendant 10 minutes. Filtrez. Buvez-en 3 tasses par jour, aromatisées avec des fruits ou sucrées au miel.

- Dans 50 cl d'eau bouillante, mettez 2 cuillerées à soupe de pyrole à feuilles rondes et laissez infuser pendant 10 minutes. Filtrez. Buvez en quatre prises régulières, en dehors des repas.

- Dans un litre d'eau froide, versez 50 g de renouée des oiseaux (séchée de préférence). Faites bouillir pendant 10 minutes, puis laissez infuser pendant 10 minutes supplémentaires. Filtrez. Buvez 4 tasses par jour de cette décoction.

• Placez une cuillerée à soupe de racine de salsepareille dans 25 cl d'eau froide. Portez à ébullition et, à feu doux, laissez réduire de moitié. Filtrez, et sucrez avec du miel. Buvez une tasse le matin, à jeun, pendant 30 jours.

Cataplasmes :

• Écrasez 3 gousses d'ail dans un mortier. Mélangez-les à une purée de pommes de terre (250 g). Avec la pommade obtenue, faites un cataplasme dans un linge fin pour enrober la partie enflammée. Gardez toute la nuit. Renouvelez pendant quelques jours jusqu'à disparition de la douleur.

• Vous pouvez aussi faire cuire des navets puis écraser leur pulpe en purée. Déposez délicatement en cataplasme (chaud) sur le pied du goutteux. Recommencez l'opération quand le cataplasme est froid.

CONSEIL MALIN !
Pendant la crise, il est recommandé de boire beaucoup de bouillons de légumes. Après, on pratiquera un régime pauvre en graisses et en sel, en évitant les viandes, les œufs, les vins et les alcools.

L'huile essentielle de l'ache (ou céleri sauvage), contient du limonène, des phtalides et du béta-selinène. Elle est également composée de coumarines, de furanocoumarines et de flavonoïdes. Ses graines ont une action diurétique et un effet antiseptique : elles désinfectent la vessie et les canaux urinaires. L'ache permet de lutter contre les rhumatismes, la goutte et l'arthrite. On utilise les racines, les feuilles et les graines.
→ En synergie avec la mélisse (citronnelle).
ATTENTION !
L'ache est déconseillée aux femmes enceintes.

L'alkékenge (ou « amour en cage ») contient des flavonoïdes (rutoside et lutéoside), de la vitamine C, de la physaline et des acides (citriques, maliques et glycoliques). C'est un diurétique qui soulage l'excès d'urée. On utilise les baies.

ATTENTION !

Ne pas donner aux enfants.

L'artichaut contient des acides phénols, des acides alcools, des flavonoïdes, de l'inuline et du magnésium. Son principe actif majeur, la cynathine, stimule la bile, ce qui facilite la digestion et l'élimination des toxines. Il combat le cholestérol et l'urée. Sa teneur en sels de potassium lui donne des vertus diurétiques. On utilise les feuilles.

→ Lorsqu'il est utilisé en synergie avec le chardon-marie, son effet sur les foies « fatigués » est amplifié.

La busserole est composée de tanins glucosides et d'hydroquinones (arbutine). C'est un puissant antiseptique et un antibactérien des voies urinaires, efficace à court terme en cas de cystite ou d'urétrite. C'est aussi un excellent diurétique et un décongestionnant. On utilise les feuilles.

Le cassis contient des tanins de catéchol, des acides alcools et une huile essentielle, ainsi que des flavonoïdes (rutoside et hypéricacée) et des vitamines A, B, C, et P. C'est un anti-inflammatoire. Diurétique et antirhumatismal, il agit sur les articulations douloureuses et sur l'arthrose du genou. On l'utilise aussi en traitement de fond de la goutte. On utilise les feuilles et les fruits.

→ En synergie avec l'aigremoine.

Le lamier blanc est constitué de saponine, de tanins, de flavonoïdes, de mucilages, d'acides galliques et de glucosides. Il constitue un bon traitement de fond contre la goutte : c'est un excellent dépuratif, qui facilite l'élimination rénale et digestive de l'acide urique. On utilise les sommités fleuries.

→ Excellent en synergie avec la berce.

L'ortie contient des vitamines B (B2, B5, acide folique), de l'acétylcholine, de l'histamine, des sels minéraux, des oligo-éléments et des acides aminés. Dépurative, elle stimule les fonctions digestives, en favorisant l'élimination de l'acide urique, de l'acide lactique, et d'autres déchets de l'organisme. On utilise les feuilles et les racines.

La pyrole à feuilles rondes contient une huile volatile. Très prisée aux États-Unis, elle a un fort pouvoir diurétique. On utilise les feuilles.

La renouée des oiseaux est riche en tanins, en vitamine C et en pigments flavoniques (avicularoside). Elle possède des propriétés astingentes. On utilise la plante entière.
→ En synergie avec l'aigremoine, la bistorte, la bourse-à-pasteur, l'écorce de chêne, la racine de fraisier, le romain et la racine de gentiane.

ATTENTION !
Ne pas utiliser en cas de traitement anticoagulant.

La salsepareille est constituée de saponines stéroïdiques, de phytostérols (50 %), d'amidon, de résine, d'acide sarsapique et de sels minéraux (calcium, potassium). Anti-inflammatoire, diurétique et purifiante, elle contribue au traitement des rhumatismes, de l'arthrose et de la goutte. On utilise les racines.

En pénétrant dans les articulations, **l'ail** combat l'infection tandis que l'amidon de **la pomme de terre** agit comme un adoucissant et un anti-inflammatoire.

Le navet, racine charnue de *Brassica napus esculenta*, fait partie de la famille des Crucifères. Très riche en amidon, il possède également des propriétés adoucissantes et anti-inflammatoires.

ATTENTION !
La crise de goutte peut atteindre d'autres articulations, pouvant faire penser à une crise de rhumatisme articulaire aigu. Elle peut également se compliquer d'autres accidents frappant le cœur, le rein ou le cerveau. Il est donc impératif de consulter son médecin si les signes persistent malgré ce traitement.

Grippe

La grippe, ou « influenza », est une affection virale saisonnière, fréquente et hautement contagieuse. Sa transmission s'effectue par les voies respiratoires, via la toux et les éternuements des sujets infectés. Les symptômes en sont variés : fièvre, fatigue, céphalées, toux, migraines, courbatures musculaires, rhume, perte d'appétit et sentiment de malaise général. Les traitements actuels viennent facilement à bout d'un syndrome grippal s'il est soigné à temps. Malheureusement, la mutation des virus actuels, de plus en plus offensifs, peut entraîner des complications, surtout chez les personnes âgées. Une étroite surveillance médicale doit alors être instaurée.

- Mettez de l'eau à bouillir. Faites rougir sur une flamme un clou en fer d'environ 3 cm de long. Remplissez d'eau chaude un demi-verre. Ajoutez un sachet d'aspirine et 2 cuillerées à café de rhum. Remuez le tout pour diluer. Ajoutez 9 clous de girofle. Quand le clou est rouge, prenez-le délicatement avec des gants de cuisine ou une pince à linge et plongez-le dans le liquide. Attendez le Pschiiiit... et buvez le mélange avec parcimonie et délicatesse : il ne faut avaler aucun clou... de girofle, mais les filtrer avec les dents. Allez vous coucher avec autant de couvertures que possible pour transpirer ! Répétez l'opération matin et soir si nécessaire.

- Placez un citron (bio) coupé en quatre dans 50 cl d'eau froide. Portez à ébullition, et laissez bouillir pendant 10 minutes. Hors du feu, laissez infuser pendant 10 minutes. Buvez sans attendre.

- Mettez 30 g de fleurs de lavande dans un litre d'eau bouillante. Laissez infuser pendant 10 minutes. Filtrez. Buvez bien chaud au cours de la journée.

- Placez une cuillerée à café d'écorce de saule blanc dans une tasse à thé d'eau bouillante. Laissez infuser pendant 10 minutes. Filtrez. Buvez une tasse deux fois par jour.

- Versez une cuillerée à soupe d'écorce de saule blanc dans 25 cl d'eau froide. Faites bouillir pendant 2 minutes, puis, hors du feu, laissez infuser pendant 10 minutes. Filtrez. Buvez une tasse de cette décoction trois fois par jour.

- Ma grand-mère préconisait un bon vin chaud à la cannelle dont la recette était la suivante : ouvrez une bouteille de côtes-du-rhône (plus le cru est bon, meilleur sera le résultat). Ajoutez 15 g de cannelle, 5 morceaux de sucre et quelques zestes de citron. Buvez la valeur d'une demi-bouteille dans la journée répartie en quatre prises, et ce pendant 3 jours.

ATTENTION !
Cette recette est strictement réservée à l'adulte.

CONSEIL MALIN !
Si la grippe « traîne », faites une cure de pommes. Mangez de 500 g à 1 kg de pommes crues et râpées, à l'exclusion de toute autre nourriture, pendant 2 à 3 jours.

En synergie :

→ Alchémille – Chardon béni – Feuilles de houx – Menthe – Fleurs de tilleul – Fleurs de primevère – Fenouil – Racine de chiendent
→ Chardon béni – Fleurs de tilleul – Racine de fenouil

Faites infuser une cuillerée à café de l'un de ces mélanges dans 25 cl d'eau bouillante. Filtrez. Buvez 2 à 3 tasses par jour.

Outre une réaction qui se produit dès que le clou est plongé dans le liquide, **les clous de girofle** ont pour propriété de combattre l'infection, la douleur et l'inflammation.

Composé d'huile essentielle dans son écorce, de terpènes, de sesquiterpènes, d'aldéhyde et d'esters, **le citronnier** contient également des coumarines, des flavonoïdes (hesperidoside), de l'acide citrique et ascorbique, des pectines, des mucilages et de la vitamine C. C'est un excellent stimulant, qui permet de lutter contre les infections, telles que grippe, rhume et angine. Il a des propriétés antiseptiques, antibactériennes et dépuratives. On utilise les feuilles et les fruits.
→ Excellent en synergie avec le laurier-sauce (à ne pas confondre avec le laurier-rose et le laurier-cerise, extrêmement toxiques).

ATTENTION !
Utilisez toujours des citrons non traités, issus de l'agriculture biologique.

L'huile essentielle de lavande comporte une quarantaine de composants (dont du cinéol, du linalol, et du bornéol). La lavande est également constituée de tanins, de coumarines et de flavonoïdes. C'est un puissant antiseptique, efficace contre les affections respiratoires et les états fébriles. On utilise les fleurs.

Le saule blanc est composé de glucosides phénoliques, d'acide salicylique, de flavonoïdes, de tanins et de proanthocyanidols. C'est un anti-inflammatoire, qui soulage la douleur et fait tomber la fièvre. Il atténue les douleurs articulaires et prévient les sueurs nocturnes. On utilise l'écorce.

Attention à ne pas choisir n'importe quel vin : **le vin des côtes du Rhône** est vivement conseillé pour cette affection. En effet, il est riche en alcool, donc très calorigène et énergétique. De plus, il contient des antibiotiques naturels bien tolérés par l'organisme, des éléments minéraux, des composés phénoliques (phénols et flavons) combattant l'infection et des enzymes spécifiques (diastases) capables d'accélérer toutes les réactions chimiques et biologiques (catalase, oxydase, invertase, protéase, pectase...).

La cannelle de Ceylan (*Cinnamomum verum*) contient de 1 à 2 % d'huile essentielle dont le constituant principal, l'aldéhyde cinnamique, possède une forte activité contre certaines bactéries.

ATTENTION !

Fort heureusement, la majorité des grippes sont à évolution bénigne et peuvent être stoppées par cette méthode. Malheureusement, les virus actuels mutent, deviennent de plus en plus agressifs, et peuvent entraîner des complications, surtout chez les personnes âgées (pneumopathie de surinfection, méningite, insuffisance respiratoire, insuffisance cardiaque...). Une surveillance médicale devra donc s'instaurer en cas de persistance des signes pathologiques.

NOTES PERSONNELLES

« Gueule de bois »

La « gueule de bois » est l'état « second » qui suit une consommation excessive d'alcool, entraînant une action néfaste sur le foie et le système nerveux central. Il s'ensuit diverses réactions, plus ou moins fortes selon l'alcool ingéré : douleur sourde située sous les côtes du côté droit, sensation de pesanteur dans la région abdominale, malaise, vertige, vomissements plus ou moins fréquents, maux de tête plus ou moins douloureux, diarrhée éventuelle...

- Lavez soigneusement 2 à 3 citrons (de préférence non traités). Coupez-les en morceaux avec leur peau et faites-les bouillir pendant 10 minutes dans de l'eau. Quand elle est tiède, buvez un verre de cette mixture (préparez-la à l'avance !). Une demi-heure plus tard, finis les embarras gastriques.

CONSEIL MALIN !
Buvez aussi beaucoup d'eau tout au long du « lendemain de cuite ». L'alcool déshydrate, c'est ce qui occasionne des maux de tête très désagréables (sensation d'étau sur les tempes).

Le citron recouvert de son écorce contient de nombreuses glandes remplies d'une essence à l'odeur pénétrante. Les loges du fruit renferment un suc très acide contenant de l'acide citrique. L'essence de citron et l'acide citrique ont pour effet d'activer l'élimination des toxines, de purifier le système digestif, de lutter contre les vomissements et de stimuler les sécrétions urinaires.

NOTES PERSONNELLES

....

....

....

Hématome

L'hématome est un épanchement sanguin, qui peut se produire à l'intérieur d'un organe, dans la paroi d'un muscle, ou encore à la surface de la peau, en formant une légère bosse. Lorsqu'un coup violent est porté sur une partie du corps, de petits vaisseaux sanguins superficiels se rompent et libèrent un peu de sang. Cette tache, visible à l'œil nu sur la peau, adopte diverses couleurs, au fur et à mesure de son évolution : rouge, noir, bleu ou jaunâtre.

- Lorsque je m'étais fait une grosse bosse sur le front, ma grand-mère appliquait dessus une grosse pièce de monnaie et la faisait tenir par un foulard bien serré. La bosse disparaissait en peu de temps.

CONSEIL MALIN !
En cas d'échec, il suffit de mélanger du persil et du beurre et de l'appliquer en cataplasme. L'hématome s'atténuera lentement.

- Lorsque nous revenions chez ma grand-mère pour les vacances et que des bagarres dignes de *La Guerre des boutons* nous laissaient couverts de contusions, elle faisait cuire dans du vin des feuilles de persil frais et les appliquait en cataplasme sur nos « blessures ». Elle renouvelait le cataplasme plusieurs fois par jour.

- Parfois, tout de suite après le choc, ma grand-mère préparait une compresse froide agrémentée de gros sel et l'appuyait en exerçant une pression à l'endroit du bleu.

- D'autres fois, elle mettait une poignée de mie de pain trempée dans 50 cl de vin rouge et remuait un moment pour diluer le tout. Nous trempions alors les parties atteintes une demi-heure dans ce liquide s'il s'agissait des pieds ou des mains. Pour les autres parties du corps, elle faisait une grosse boule de mie de pain qu'elle trempait dans le vin rouge et l'appliquait sur l'endroit douloureux ou rougeâtre.

- Versez 1 à 2 cuillerées à thé de fleurs séchées d'achillée millefeuille dans 15 cl d'eau bouillante (ou 20 g de fleurs dans 50 cl d'eau). Laissez infuser pendant 10 minutes. Appliquez en compresses sur les hématomes.

ATTENTION !
Ne pas appliquer sur des plaies ouvertes.

- Préparez des compresses de cette décoction : mettez 2 cuillerées à soupe d'arnica dans 25 cl d'eau froide. Retirez au premier bouillon, couvrez et laissez infuser pendant 10 minutes. Appliquez ces compresses encore chaudes sur la peau et laissez-les refroidir. Renouvelez l'opération.

- Mettez 200 g de racine de grande consoude dans un litre d'eau froide. Faites bouillir pendant 12 minutes, puis laissez infuser pendant un quart d'heure. Utilisez cette décoction en compresses. Renouvelez celles-ci fréquemment.

- Versez 30 g d'hamamélis dans un litre d'eau froide. Portez à ébullition, et laissez bouillir pendant 2 minutes. Hors du feu, laissez infuser pendant 10 minutes. Appliquez en compresses tièdes ou en lotion froide sur les zones douloureuses.

Le persil (*Petroselinum sativum*), plante de la famille des Ombellifères, est originaire de Grèce. Il est utilisé depuis l'Antiquité. Les médecins grecs et arabes le mentionnent déjà dans leurs traités de pathologie médicale. Cette plante herbacée, à odeur fortement aromatique, croît en France, en Europe centrale et méridionale, dans les Balkans, en Asie occidentale et en Amérique du Nord. Le principe actif du persil est une huile essentielle à apiol et à myristicine. L'apiol et la myristicine permettent une meilleure dilatation des vaisseaux.

L'achillée millefeuille ne possède pas moins de 82 constituants de principes actifs ! Elle contient notamment des flavonoïdes, des alcaloïdes, des triterpènes, des coumarines, des polyacétylènes, et des tanins. Son huile essentielle contient de l'azulène et des lactones sesquiterpéniques. C'est une plante astringente, qui fait merveille dans les déficiences circulatoires. On utilise la plante, mais pas la racine.

L'arnica contient des lactones sesquiterpéniques, des flavonoïdes et de l'huile essentielle (thymol), ainsi que du mucilage et des polysaccharides. Il soulage les douleurs musculaires et les contusions, et accélère la résorption des hématomes, grâce à ses propriétés anti-inflammatoires. On utilise les fleurs et les rhizomes.

→ En synergie avec l'hysope, l'arnica est encore plus efficace.

ATTENTION !

L'arnica ne s'utilise qu'en usage externe.

La grande consoude est composée d'allantoïne, d'acides phénols, d'alcaloïdes pyrrolizidiniques, de mucilages, de triterpènes, d'asparagine, de tanins, de vitamines B12 et de zinc. Véritable réparateur cellulaire, elle a un remarquable pouvoir cicatrisant. Elle réduit les hématomes et soulage les ecchymoses. C'est également un anti-inflammatoire, un astringent et un émollient. On utilise sa racine.

L'hamamélis (ou « noisetier des sorcières ») est constitué de tanins (8 à 10 %), de flavonoïdes, de principes amers, de saponines et d'acides phénols. Sa sphère d'action est le système veineux : l'hamamélis est précieux dans le traitement des couperoses, des varices, des hémorroïdes et des troubles circulatoires de la ménopause. On utilise l'écorce de la tige et les feuilles.

ATTENTION !

Un hématome doit disparaître dans les quelques jours qui suivent ces divers traitements. Néanmoins, il ne faut pas négliger certains « bleus » qui, selon l'intensité de l'action produite, peuvent entraîner des complications plus ou moins sévères :

- *épanchement sanguin pouvant évoluer en abcès,*
- *dessèchement de la partie touchée qui devient froide, insensible, noirâtre et forme une escarre gangreneuse.*

NOTES PERSONNELLES

Hémorroïdes

Il s'agit de la dilatation permanente d'une veine (varice) située à l'intérieur du rectum (hémorroïde interne) ou au niveau de l'anus (hémorroïde externe), qui peut alors constituer une sorte de bourrelet. Dans l'usage courant, les hémorroïdes désignent principalement la dilatation variqueuse et l'inflammation des veines, alors appelées veines hémorroïdaires. Les hémorroïdes entraînent une sensation de pesanteur anale, avec un besoin persistant d'aller à la selle, des douleurs aiguës en période inflammatoire et surtout des pertes sanguines très invalidantes. Les causes peuvent être diverses : problème héréditaire, alimentation trop riche et trop épicée, alcoolisme, manque d'exercice physique, position assise et séjour au lit trop prolongé, hypertension artérielle, constipation, grossesse. Attention, car ces micro-hémorragies peuvent entraîner une anémie profonde, avec perte de fer et asthénie importante.

- Faites bouillir 50 g de racine de bistorte, et retirez du feu dès les premiers bouillons. Laissez infuser pendant 10 minutes. Filtrez. Buvez 4 à 5 tasses par jour, en dehors des repas.

- Préparez une décoction : mettez une cuillerée à soupe de racine de grande consoude dans 25 cl d'eau froide. Faites bouillir pendant 4 minutes, puis laissez infuser pendant 10 minutes. Filtrez. Buvez 2 tasses par jour entre les repas.

- Versez une cuillerée à soupe de racine de ratanhia dans 25 cl d'eau froide. Laissez bouillir pendant 2 minutes, puis, hors du feu, laissez infuser pendant 10 minutes. Filtrez. Buvez dans la journée.

- Mettez une cuillerée à soupe de vergerette du Canada dans 25 cl d'eau froide. Portez à ébullition et laissez bouillir pendant 2 minutes. Hors du feu, laissez infuser pendant 10 minutes. Filtrez. Buvez 3 tasses par jour, sucrées avec du miel.

- Faites une décoction d'une soixantaine de fleurs de camomille pour un litre d'eau. Portez à ébullition et laissez infuser une dizaine de minutes. Filtrez. Mêlée à l'eau du bain, cette décoction soulage les douleurs pénibles dues aux hémorroïdes.

CONSEIL MALIN !
Le régime végétarien s'impose en période de crise. Abusez de l'oignon, qui possède la propriété de stimuler la circulation sanguine, donc de diminuer la dilatation excessive du système veineux.

Compresses :

- Mettez une cuillerée à soupe de feuilles et d'écorce de chêne dans 25 cl d'eau froide. Faites bouillir pendant 5 à 6 minutes, puis laissez infuser pendant 10 minutes. Appliquez en compresses.

- Mettez 40 g de fruit concassé de marron d'Inde dans un litre d'eau froide. Portez à ébullition et faites bouillir pendant 5 minutes, puis laissez infuser pendant 10 minutes. Appliquez pendant 10 minutes en compresses sur les parties atteintes.

CONSEIL MALIN !
On peut optimiser le résultat en buvant également deux fois par jour cette décoction, sucrée avec du miel, après l'avoir filtrée.

- Versez une cuillerée à café de baies de sorbier dans une tasse à thé d'eau bouillante. Laissez infuser pendant 5 à 10 minutes. Filtrez. Faites des lavements réguliers avec cette préparation.

- Faites cuire un oignon frais et réduisez-le en pâte. Faites un cataplasme dans une petite bande de gaze fine. Appliquez-le sur la partie douloureuse. Restez allongé le plus longtemps possible.

- Battez énergiquement de l'huile d'olive, un blanc d'œuf et du vin blanc, jusqu'à obtenir une crème assez épaisse. Appliquez plusieurs fois par jour sur les zones douloureuses.

• Vous pouvez encore faire cuire un bouquet de cerfeuil frais pendant 10 minutes dans du lait. Mettez-le ensuite dans une gaze et appliquez-le en cataplasme. Le même cataplasme peut se faire avec du cerfeuil frais et pilé. Ou encore, exprimez le jus du bouquet dans une centrifugeuse et appliquez un coton imbibé de ce jus.

• Mélangez une cuillerée à café d'argile au jus de 2 à 6 citrons, et appliquez-la de la même manière que ci-dessus.

En synergie :

→ Millefeuille – Chardon béni – Prêle – Racine de valériane
Faites bouillir ce mélange pendant 2 minutes, puis, hors du feu, laissez infuser pendant 5 minutes. Appliquez en compresses.

• Faites infuser 2 cuillerées à soupe de ce mélange dans un litre d'eau bouillante pendant 10 minutes. Filtrez. Buvez plusieurs fois par jour.

→ Fleurs de bouillon-blanc – Fleurs de fraisier – Fleurs de lamier – Racine de ratanhia – Fleurs de guimauve – Tilleul
→ Chêne – Noyer – Rose de Provins – Tormentille – Myrtille – Bistorte

La bistorte est constituée de tanins (15 à 20 %) et de mucilages. C'est un fébrifuge et un tonique. Elle a un pouvoir astringent et peut resserrer les tissus en usage externe. Par voie orale, elle soigne les hémorroïdes. On utilise le rhizome.
→ Elle est encore plus efficace en synergie avec l'arbousier.

La grande consoude est composée d'allantoïne, d'acides phénols, d'alcaloïdes pyrrolizidiniques, de mucilages, de triterpènes, d'asparagine, de tanins, de vitamines B12 et de zinc. Véritable réparateur cellulaire, elle a un remarquable pouvoir cicatrisant. Elle réduit les hématomes et soulage les ecchymoses. C'est également un anti-inflammatoire, un astringent et un émollient. On utilise sa racine.

Le ratanhia est composé de 10 à 20 % de tanins (phlobaphènes), de benzédrines, de n-méthyltyrosine, d'oxalate de calcium et d'amidon. On s'en sert traditionnellement dans les cas d'insuffisance veineuse (jambes lourdes, hémorroïdes) et les troubles fonctionnels liés à la fragilité capillaire (ecchymoses, pétéchies). On utilise les racines.

La vergerette du Canada possède des flavonoïdes, des terpènes, des tanins, des aldéhydes, des résines, de la choline et de la chlorophylle. Son huile essentielle contient du limonène, du terpinéol et du linalol. En décoction, elle est efficace contre les saignements hémorroïdaux. On utilise les fleurs et les feuilles.

Le cerfeuil contient un glucoside et une essence volatile qui renferme de l'estragol.

Le chêne contient des tanins, de l'acide gallique, de l'acide ellagique et un principe amer, la quercine. C'est un tonique astringent et un hémostatique. On utilise les feuilles et l'écorce.

Le marron d'Inde contient des hétérosides coumariniques, des fraxosides, des tanins catéchiques et des saponosides. Il excelle contre les hémorroïdes, les varices et les états congestifs du système nerveux. On utilise l'écorce et le fruit.

ATTENTION !

Ne pas confondre avec la châtaigne, communément appelée « marron », qui est un toxique nerveux.

Le sorbier est constitué de tanins, de sorbine, de sorbitol, d'acides organiques, d'acide parasorbique, de flavonoïdes, de vitamine C et de pectine. Ses infusions servent en lavement contre les hémorroïdes. On utilise les baies.

ATTENTION !

La persistance des hémorroïdes vous conduira à consulter un spécialiste. Le pronostic est en général bénin, mais il peut se produire des complications : anémie importante, ulcérations et fissures localisées, étranglement hémorroïdaire... Une intervention chirurgicale est parfois obligatoire.

NOTES PERSONNELLES

Herpès

L'herpès est une affection de la peau et des muqueuses, caractérisée par une éruption aiguë de boutons groupés en nombre variable, le plus souvent sur le visage, autour de la bouche et autour du nez, et des organes génitaux.

- Faites un cataplasme avec des fleurs de camomille séchées et hachées finement, mélangées à de l'eau tiède. Posez sur l'éruption herpétique. Laissez en place quelques minutes. Renouvelez l'opération plusieurs fois par jour jusqu'à la disparition des boutons.

La camomille romaine (*Anthemis nobilis*), plante de la famille des Composées, n'est mentionnée dans les écrits qu'à partir du XVIe s. en Angleterre, comme une mauvaise herbe. Aujourd'hui, elle est cultivée surtout en Anjou. Son huile essentielle (0,4 à 1,5 %) doit sa couleur bleu clair à des traces de chamazulène, qui possède des propriétés anti-inflammatoires.

ATTENTION !

L'herpès ne doit être négligé en aucune manière et constitue un cas d'urgence médicale dans les circonstances suivantes :

- *herpès oculaire,*
- *infection herpétique chez le nouveau-né d'une mère souffrant d'herpès génital,*
- *infection sur un terrain à défenses immunitaires diminuées ou effondrées.*

Hoquet

Il s'agit de contractions spasmodiques brusques et involontaires du diaphragme. Elles sont accompagnées d'un bruit caractéristique, provoqué par les vibrations de l'air lorsqu'il franchit la glotte. Comme le diaphragme se contracte, l'air peine à atteindre la trachée et les poumons. Cela provoque une incommodité et un bruit caractéristique, dit « glottal », s'échappe alors de la bouche.

- Ma grand-mère avait une amie, Josette, dont le père souffrait d'un hoquet inextinguible depuis trois mois. Il avait perdu sept kilos et était épuisé. Il a suffi de verser quelques gouttes d'éther pur dans le nombril du pauvre homme pour que son hoquet cesse. Dans le cas (mais c'est peu probable) d'un hoquet récalcitrant, recommencez l'opération.

ASTUCE!

À défaut d'éther, prenez des glaçons.

- Ma grand-mère suggérait aussi, « pour les jeunes », de boire un verre d'eau à l'envers, le buste penché en avant.

- Vous obtiendrez un bon résultat avec un sucre trempé dans un dé de vinaigre que vous laisserez fondre lentement dans la bouche.

- Vous pouvez aussi mettre le morceau de sucre dans un verre de vinaigre et en boire quelques gorgées. Le hoquet disparaîtra.

- Mettez une cuillerée à soupe de cataire dans 25 cl d'eau bouillante. Laissez infuser pendant 10 minutes. Filtrez. Buvez chaud et sucré avec du miel.

- Versez une cuillerée à café de feuilles d'estragon dans une tasse à thé d'eau bouillante. Laissez infuser pendant 5 à 7 minutes. Filtrez. Ajoutez 1 à 2 gouttes d'huile essentielle d'estragon, et buvez sans attendre.

En synergie :

→ Aneth – Camomille – Racine de valériane – Écorce de quinquina
→ Menthe poivrée – Feuilles d'oranger – Serpolet – Camomille – Racines de valériane

Faites infuser une cuillerée à soupe de l'un de ces mélanges dans 50 cl d'eau bouillante. Filtrez. Buvez à petites doses plusieurs fois par jour.

Pourquoi **l'éther** ? Le nombril est relié énergétiquement au diaphragme et à son nerf phrénique. L'apport du froid provoque une brusque sidération de cette région qui cesse aussitôt les contractions (la sidération étant la suspension brutale et complète des fonctions d'un ou de plusieurs organes).

La cataire est composée de tanins, d'huiles essentielles et d'iridoïdes.
→ En synergie avec le sureau noir, elle gagne en efficacité.

L'estragon est constitué d'huile essentielle (estragon, ocimène, phellandrène), de coumarines et de flavonoïdes. C'est la plante de la digestion : il est particulièrement indiqué en cas de hoquet et d'aérophagie. On utilise les feuilles et la racine.

ATTENTION !
Déconseillé pendant la grossesse.

Ingestion d'objets pointus

Il arrive parfois aux petits enfants curieux d'avaler par accident une épingle, un bouton ou un corps métallique quelconque. Ces objets peuvent être volumineux, coupants ou pointus, et sont capables d'endommager le tube digestif. Si un enfant a avalé un objet, soit ce dernier traverse le tube digestif sans encombre, soit l'enfant peut ressentir une gêne à la base du cou, des maux de ventre ou de poitrine. Son appétit diminue, et une fièvre peut se déclarer quelques jours après. Attention, car il s'agit souvent d'une urgence : les objets doivent être extraits le plus rapidement possible.

- En attendant le médecin appelé d'urgence, faites avaler à l'enfant de tout petits morceaux de coton ou de mie de pain trempés dans de l'huile ou dans du lait. Puis faites cuire à l'eau des asperges ou des poireaux et donnez-les-lui à manger le plus vite possible. Les fibres enroberont « l'intrus » et éviteront les perforations.

CONSEIL MALIN !
Évitez de le faire boire. L'objet sera peut-être alors évacué par les voies normales.

Non seulement **le coton** enrobe l'objet métallique, mais il produit autour de lui une accumulation de matières fécales qui empêchent le corps étranger, dont les arêtes sont ainsi cernées de toutes parts, de déchirer le tube digestif.

ATTENTION !
Il est bien évident qu'il faut prendre toutes les précautions pour ne laisser traîner aucun objet à la portée des enfants, car ces derniers ont très souvent la manie de mettre dans leur bouche tout ce qui leur tombe sous la main.

Insolation

L'insolation est l'ensemble des phénomènes provoqués par une exposition prolongée au soleil. Elle peut être due à une chaleur trop élevée accompagnée d'une grande humidité. La marche et l'effort physique au soleil favorisent l'insolation, qui peut alors générer des difficultés respiratoires, une forte température, des troubles visuels, une soif ardente, des maux de tête, une raideur de la nuque, voire l'évanouissement.

- Ma grand-mère allongeait le malade à l'ombre ou à l'endroit le plus frais qu'elle pouvait trouver. Elle desserrait ses vêtements, l'aspergeait d'eau, lui posait une serviette froide sur le front et la nuque et demandait que l'on donne à boire au souffrant par petites gorgées. Elle remplissait d'eau un grand verre puis le fermait avec un torchon. Dans un geste rapide, elle le retournait et le posait sur le front du malade. Lorsque les bulles remontaient vers le fond du verre, l'insolation était passée.

- Vous pouvez aussi faire respirer au malade du vinaigre ou de l'éther. S'il se sent encore un peu étourdi, faites-lui prendre un bon bain froid.

Le vinaigre de vin est un liquide acide produit par la fermentation du vin sous l'action d'un champignon. Il renferme de l'acide acétique, qui facilite le transfert de la masse sanguine des niveaux vasculaires supérieurs aux niveaux inférieurs.

ATTENTION !

Ne jamais prendre à la légère les premiers signes d'une insolation. Certaines complications peuvent se produire dans un laps de temps très court : coma et apparition de convulsions sont à craindre, surtout chez les enfants. Il s'agit donc là d'une urgence médicale.

Insomnies

L'insomnie se caractérise par une difficulté à s'endormir et des réveils fréquents ou prolongés au cours de la nuit, associés à un éveil de mauvaise qualité le matin. Elle touche environ 15 % de la population. Les causes en sont nombreuses :

• mauvaise hygiène de vie (thé, café, repas trop tardif),
• stress intense,
• environnement inadapté à l'individu (bruit, chaleur excessive, horaires de travail inadéquats),
• dépression nerveuse,
• sensation de fourmillement des membres inférieurs en position couchée...

Bains :

• Jetez 500 g de fleurs de tilleul dans un litre d'eau bouillante. Laissez infuser pendant 10 minutes. Filtrez la solution obtenue et versez-la dans l'eau de votre bain. Plongez-vous avec délice dans cette eau parfumée et prenez le temps de vous détendre.

• Faites infuser 4 cuillerées à café de fleurs de camomille matricaire dans 2 litres d'eau bouillante. Filtrez. Ajoutez à votre bain, juste avant de vous coucher.

ASTUCE !
Ce bain est aussi excellent pour les enfants nerveux. À prendre ou à donner avant le coucher.

• Prenez un bain tiède avant d'aller au lit avec de la musique douce en prenant soin de faire chauffer votre serviette avant, pour ne pas avoir froid en sortant.

CONSEIL MALIN !

Mangez une banane : elle libère un acide aminé, le tryptophane, activateur de la sérotonine, l'hormone du sommeil. Prenez du magnésium (sous forme de chocolat, c'est encore meilleur, vous y ajoutez le plaisir !).

- Une heure avant le coucher, buvez ce mélange : une cuillerée de miel dans un demi-verre de lait chaud.

ASTUCE !

Le miel de lavande est le plus approprié à l'endormissement.

- Une heure avant de vous coucher, absorbez une flûte de champagne : le besoin de vous endormir sera irrépressible.

ATTENTION !

Ce remède est réservé aux adultes.

- Dans 25 cl d'eau bouillante, versez une cuillerée à soupe de fleurs de camomille matricaire. Laissez infuser pendant 10 minutes. Filtrez. Buvez 2 tasses chaudes de cette infusion par jour, éventuellement sucrées avec du miel.

- Versez une cuillerée à soupe de pétales de coquelicot dans 25 cl d'eau bouillante. Laissez infuser pendant 10 minutes. Filtrez. Buvez 3 tasses par jour, la dernière au moment du coucher. Elle sera encore plus efficace chaude et sucrée avec du miel.

- Mettez une cuillerée à soupe de pétales d'escholtzia (ou pavot de Californie) dans 25 cl d'eau bouillante et laissez infuser pendant 10 minutes. Filtrez. Buvez une cuillerée à soupe de cette infusion au coucher.

- Faites infuser 40 à 50 g de marjolaine dans un litre d'eau bouillante pendant 10 minutes. Filtrez. Buvez-en 1 à 2 tasses avant de vous coucher.

• Versez une cuillerée à soupe de fleurs et de feuilles d'oranger dans 50 cl d'eau bouillante. Faites infuser pendant 10 minutes. Filtrez. Buvez sans attendre.

• Dans une tasse à thé d'eau bouillante, mettez une cuillerée à soupe de feuilles de passiflore. Laissez infuser pendant 10 minutes. Filtrez. Buvez une tasse avant de vous coucher.

• Dans 25 cl d'eau froide, versez une cuillerée à soupe de racine de valériane. Faites bouillir pendant 3 minutes, puis, hors du feu, laissez infuser pendant 10 minutes. Filtrez. Ajoutez une tisane odorante pour masquer le goût désagréable de cette décoction, ou sucrez avec du miel. Buvez dans la journée, en cas d'anxiété, et le soir au coucher.

• Dans une tasse à thé d'eau bouillante, versez une cuillerée à café de fleurs de violette et laissez infuser pendant 10 minutes. Filtrez. Buvez-en 3 tasses par jour, en sucrant avec du miel.

En synergie :

→ Lamier blanc – Fleurs de sureau – Fleurs de violette – Fleurs de primevère – Racine de gentiane
→ Aneth – Fleurs de primevère – Véronique – Mélilot
→ Racine de valériane – Feuilles de mélisse – Feuilles de menthe – Aspérule
→ Mélisse – Mûre – Sureau – Thym – Verveine – Souci – Bleuet

Laissez infuser pendant 5 minutes une cuillerée à café d'un de ces mélanges par tasse d'eau bouillante. Filtrez. Buvez une tasse le soir avant de vous coucher.

ATTENTION !
N'oublions pas que la lumière du soleil donne de la vitamine D. Si vous êtes vraiment déprimé et insomniaque, demandez à votre médecin une cure en milieu hospitalier car le manque de lumière perturbe l'équilibre biochimique de votre cerveau.

- Pratiquez le « Do-in » en massant simplement deux points précis situés sur les poignets. Posez deux doigts en largeur sur la face interne de l'avant-bras au niveau de la jointure du poignet. Massez d'abord le point au-dessus des deux doigts (en direction du coude), puis celui qui se trouve juste à la jointure du bras et de la main (poignet). Le massage doit être prononcé sans être douloureux.

- Demandez à vos enfants ou à votre conjoint de vous masser les épaules (à charge de revanche !) avec le mélange suivant : 20 cl d'huile d'abricot ou de jojoba avec 20 gouttes d'un mélange d'huiles essentielles relaxantes.

Le tilleul (*Tilia cordata*), plante de la famille des Tiliacées, se trouve à l'état sauvage dans les forêts d'Europe et en Asie Mineure. On le cultive en Amérique du Nord. Sa longévité multiséculaire est légendaire. Grâce à leur mucilage, les fleurs de tilleul sont émollientes, adoucissantes et sédatives. Leurs propriétés sont dues à une huile essentielle contenant un alcool sesquiterpénique, le farsénol.

La camomille matricaire contient de l'huile essentielle, des flavonoïdes, des glucosides amers, des coumarines et des tanins. On la préconise pour son action anti-inflammatoire, antispasmodique, relaxante et apéritive. C'est un calmant, qui favorise le sommeil. On utilise les fleurs.

L'explication de ces effets est physiologique. Il existe dans le cerveau une substance qui entraîne le sommeil : la sérotonine. Celle-ci a besoin d'un acide aminé, le tryptophane, indispensable lui aussi au sommeil. L'apport de **sucre** contenu dans le mélange lait-miel permet à cet acide aminé de passer plus facilement la barrière du cerveau, donc de libérer la sérotonine pour un meilleur endormissement.

Le cerveau humain fonctionne comme une horloge biologique. L'épiphyse secrète la mélatonine (messager chimique du cerveau) sous l'effet de la lumière. Pendant la nuit, la sécrétion de cette hormone diminue. Elle régule l'endormissement grâce au concours de deux oligo-éléments, le cuivre et le fer, dont la déficience entraîne une difficulté à s'endormir. Un verre de **champagne** contient 12 mg de cuivre et 10 mg de fer ionique. Or, ces éléments activent certaines enzymes qui régulent des neurotransmetteurs freinant les centres de l'éveil, comme certains alcools contenus dans le champagne (pentanols, hexanols, propanols).

Le coquelicot est composé d'alcaloïdes isoquinoléiques (papavérine, rhéadine, isorhéadine…), d'anthocyanosides, de mucilages, de tanins, de nitrate de potasse et de mécocyanine. Il est prescrit en cas de nervosité et d'insomnie, car ses fleurs ont des propriétés apaisantes. Grâce à son action douce, il est recommandé pour les personnes âgées et les enfants. On utilise les fleurs.
→ En synergie avec la violette, la passiflore, le mélilot, le tilleul, la marjolaine, l'aubépine, le houblon, la fleur d'oranger et le thym.

L'escholtzia (ou pavot de Californie) contient des alcaloïdes, notamment la protopine. Comme tous les pavots, elle a des propriétés sédatives, hypnotiques et euphorisantes. On utilise la plante.

La marjolaine contient une essence riche en terpinéol, des terpènes, du tanin, ainsi qu'un principe amer. Elle est excellente pour lutter contre l'acidité. C'est un antispasmodique, un hypotenseur et un hypnotique léger. On utilise les sommités fleuries.

L'oranger contient de l'hespéridine dans ses feuilles, de l'huile essentielle dans ses fleurs, des vitamines A, B, C, E, PP et des sucres dans ses fruits, du limonène, du myrcène, du pinène et du linalol dans son zeste. L'oranger facilite la digestion et atténue les ballonnements. C'est aussi un sédatif, qui calme les palpitations et favorise le sommeil. On utilise les feuilles et les zestes des fruits.
→ En synergie avec le radis noir (déconseillé en cas d'ulcère ou d'affection thyroïdienne).

ATTENTION !
Utilisez toujours des produits non traités.

La passiflore contient des flavonoïdes (apigénine, lutéal), du maltol, des glucosides cyanogénétiques et des alcaloïdes. C'est un puissant sédatif, très efficace en cas d'anxiété, de nervosité et d'insomnie. On utilise les feuilles.
→ En synergie avec la mélisse et le millepertuis, elle est efficace contre les dépressions légères.

La valériane est constituée d'iridoïdes (valépotriates), d'alcaloïdes, d'un glucoside (valérianate) et d'huiles essentielles (dont du camphène, du pinène, du terpinéol et du bornéol). C'est la plante sédative par excellence. Relaxante et antispasmodique, elle calme l'anxiété et la nervosité qui accompagnent le sevrage tabagique. Elle permet de combattre l'insomnie et améliore la qualité du sommeil. On utilise la racine.

La violette est composée de glucosides phénoliques (dont la gaultérine), de saponines (myrosine et violine), d'un alcaloïde (odoratine), de mucilages, de flavonoïdes (notamment de l'irode) et d'un pigment organique (violarubine). Elle possède des vertus calmantes et constitue un excellent sédatif. On utilise les fleurs, les feuilles et les racines.

ATTENTION !
Un diagnostic établi par un médecin permettra la mise en place d'un traitement adapté si le symptôme persiste.

NOTES PERSONNELLES

....
....
....
....
....
....
....
....
....
....
....
....

Insuffisance cardiaque

On parle d'insuffisance cardiaque lorsque le cœur n'assure plus sa fonction de pompe, c'est-à-dire qu'il n'est plus capable d'engendrer un débit sanguin suffisant pour irriguer correctement les organes périphériques.

- Prenez un litre de vin de Bourgogne (de préférence un cru de la côte de Beaune ou de la côte de Nuits). Ajoutez 10 tiges de persil frais avec leurs feuilles et leurs fruits si possible. Portez lentement à ébullition et laissez bouillir à feu doux pendant 10 minutes (la mousse obtenue pendant ce temps est normale). Ajoutez 300 g de miel et laissez bouillir encore pendant 4 à 5 minutes. Filtrez cette mixture encore très chaude, puis versez-la dans des bouteilles de verre, rincées auparavant avec de l'alcool fort. Fermez avec un bouchon aussi étanche que possible.

- En cas de douleur, de gêne cardiaque causées par un changement de temps, une émotion, un stress ou toute autre cause, buvez une cuillerée à soupe de cette préparation, trois à quatre fois dans la journée.

- En cas de problème cardiaque chronique, prenez-en une cuillerée à soupe tous les matins, ou 1 à 2 verres au cours du repas.

ATTENTION !
Cette recette n'est à utiliser qu'avec parcimonie, et après avoir demandé l'avis de votre médecin traitant ou de votre cardiologue.

Le vin de Bourgogne est spécialement adapté à la fonction du muscle cardiaque car il est très riche en potassium et exerce une action directe sur l'automatisme cardiaque et le tonus musculaire.

Le persil (*Petroselinum sativum*), plante de la famille des Ombellifères, fut utilisé dès l'Antiquité. L'huile essentielle (2,5 à 5 % d'apiol) de ses fruits permet à la fois de supprimer les spasmes et de dilater les vaisseaux. Elle contient aussi de la myristicine, qui dilate les vaisseaux uniquement.

NOTES PERSONNELLES

Insuffisance hépato-biliaire

Le foie constitue l'un des organes les plus volumineux du corps humain. Il est essentiel au métabolisme, en raison de ses multiples fonctions : il sécrète la bile, qui facilite l'absorption des graisses ; il participe à la régulation de la glycémie ; il élabore l'urée, qui sera éliminée dans l'urine ; il limite l'activité des toxines, en jouant un rôle de filtre. Une insuffisance ou un trouble de l'une de ces fonctions peut entraîner une perturbation hépatique, ou « congestion » du foie. Les conséquences en sont variées : douleur dans la région du foie, sensation de pesanteur, troubles de l'appétit, mauvaise digestion, teint jaune, vomissements ou diarrhées. L'insuffisance hépato-biliaire survient après un excès alimentaire, une consommation exagérée d'alcool, certaines maladies infectieuses, ou encore en cas de prise de médicaments inadaptés à la fonction hépatique.

- Pour soulager votre foie, si vous avez la chance d'habiter la garrigue, cueillez des fleurs fraîches de romarin. Sinon, des fleurs séchées feront l'affaire. Faites bouillir un litre d'eau. Hors du feu, jetez-y 50 g de romarin fleuri. Laissez infuser 10 minutes. Filtrez. Buvez-en une tasse après chaque repas.

ASTUCE !
Si votre « fatigue » est due à des abus faits la veille, prenez-en une tasse le matin à jeun.

- Si vous n'habitez pas la garrigue, cueillez plus simplement du pissenlit. Faites une décoction en mettant 60 g de racines fraîches dans un litre d'eau. Laissez bouillir pendant une demi-heure, infusez pendant 4 heures. Laissez refroidir puis filtrez. Buvez une demi-heure ensuite 2 verres par jour, entre les repas.

- Préparez une infusion : versez une cuillerée à soupe de chardon-marie dans 25 cl d'eau bouillante. Laissez infuser pendant 10 minutes. Filtrez. Buvez 3 tasses par jour avant les repas.

- Versez une cuillerée à soupe de citronnelle dans 25 cl d'eau bouillante. Laissez infuser pendant 10 minutes et filtrez. Buvez une tasse par jour, après le repas.

- Placez 10 feuilles de combretum dans 25 cl d'eau froide. Portez à ébullition et retirez du feu au premier bouillon. Laissez infuser pendant 10 minutes et filtrez. Buvez 3 tasses par jour de cette décoction, entre les repas. Sucrez avec du miel si vous le désirez.

Le romarin, plante de la famille des Labiées, renferme une huile essentielle qui stimule le fonctionnement de la vésicule biliaire et favorise donc la digestion.

La racine de **pissenlit** (*Taraxacum officinale*) favorise l'évacuation de la bile, augmente la sécrétion biliaire, facilite la digestion et, en tant que décongestionnant du foie, stimule ses fonctions. Ces propriétés proviennent des flavonoïdes qu'elle renferme (apigénol et lutéolol).

Le chardon-marie contient trois substances (silybine, silychristine et silydiamine) qui forment un complexe hépatoprotecteur : la silymarine. Elle peut, lorsqu'elle est consommée de manière quotidienne et sur une longue période, atténuer les pathologies hépatiques chroniques. Le chardon-marie est également efficace en cas de calculs biliaires. On utilise la plante.
→ En synergie avec la fumeterre, c'est un excellent draineur hépatique.

La citronnelle (ou mélisse) est composée d'une huile essentielle riche en citrol (entre 70 et 85 %), en géraniol et en citronnelle. C'est un puissant sédatif qui traite les troubles digestifs. Antispasmodique, elle réduit les crampes digestives et les flatulences. Elle permet de lutter contre palpitations, vertiges et syncopes provoqués par les insuffisances hépato-biliaires. On utilise les feuilles et les sommités fleuries.

Le combretum contient de la choline, de la bétaïne, des tanins, des catéchols, de l'acide gallique et des polyphénols. C'est un cholagogue et un cholérétique. On utilise les feuilles.

ATTENTION !

Des troubles hépato-biliaires persistants demandent une consultation médicale, car il peut exister des causes beaucoup plus graves : cirrhose du foie, calculs biliaires, jaunisse, abcès, kyste hydatique...

NOTES PERSONNELLES

....
....
....
....
....
....
....
....
....
....
....
....
....
....
....
....
....
....
....
....
....
....
....
....
....
....
....

Irritabilité

On parle d'irritabilité lorsqu'une personne a tendance à se fâcher brutalement, à se mettre en colère sous l'effet d'une susceptibilité exacerbée. Les causes peuvent en être nombreuses : abus de thé, de café ou d'alcool, inadaptation à la vie journalière ou au travail, environnement familial difficile...

- Pour vous détendre et trouver le sommeil plus facilement, faites une infusion à très faible dose de fleurs de lavande : laissez infuser 50 g dans un litre d'eau pendant 5 minutes. Filtrez. Buvez 3 à 4 tasses par jour de cette tisane, dont une au coucher.

ATTENTION !
À haute dose, l'infusion peut provoquer l'effet inverse.

- Chaque fois que la bonne humeur de ma grand-mère commençait à décliner, elle allait chercher dans le réfrigérateur une sorte de vin blanc qu'elle buvait en apéritif. Comme par enchantement, son sourire reprenait le dessus... Dans 2 litres de gaillac blanc, mélangez 400 g de sucre, 50 g de racine de chicorée concassée, la peau de 4 oranges non traitées et un bâton de cannelle. Laissez macérer pendant 4 jours en remuant, de préférence avec une cuillère en bois, trois fois par jour. Passez le cinquième jour dans un filtre en papier et mettez en bouteille. Conservez ce vin au réfrigérateur.

ATTENTION !
Il est évident que ce remède ne s'applique qu'aux adultes. Il ne convient ni à ceux qui souffrent de certaines maladies telles que cirrhose, hépatite virale, diabète... ni aux personnes prenant des médicaments tels que des antibiotiques, corticoïdes ou anti-dépresseurs.

ASTUCE!

Envisagez la journée de manière positive !
Considérez que chaque jour est un jour nouveau.
Même si vous rencontrez des problèmes dans le quotidien, entraînez-vous chaque matin à émettre des pensées positives. Autosuggestionnez-vous de manière à vous imposer dès le début de la journée de bonnes vibrations porteuses, qui influenceront votre organisme mais aussi les personnes de votre entourage. Des petits trucs pour vous y aider ? Pensez aux vêtements que vous aurez plaisir à porter, glissez dans votre programme quelques moments agréables, de manière à vous faire plaisir, au moins quelques instants, pendant cette longue journée. Prévoyez aussi un petit quart d'heure de marche ou de détente pure.

La lavande vraie (*Lavandula vera* ou *angustifolia*), plante de la famille des Labiées, fleurit durant l'été sur les coteaux ensoleillés de Provence entre 700 et 1400 m. Ses fleurs ont une action tranquillisante et sédative sur le système nerveux. Elle contient une huile essentielle (0,5 à 0,8 % de la fleur), constituée de divers composés terpéniques : linalol, géraniol, cinéol et pinène. Elle agit aussi bien chez l'adulte que chez l'enfant. Au XVIIIe s., elle était déjà classée parmi les « plantes céphaliques », agissant contre les maladies du système nerveux.

Le vin de Gaillac, vin sec à faible degré d'alcoolisation, a un effet particulièrement euphorisant.

La chicorée contient dans son latex des principes amers qui interviennent dans la stimulation de l'appétit et le bien-être.

La cannelle de Ceylan contient 1 à 2 % d'huile essentielle dont le constituant principal, l'aldéhyde cinnamique, exerce une activité apaisante sur le système nerveux central.

ATTENTION !

Des raisons plus graves peuvent entraîner de l'irritabilité : parasites intestinaux (oxyures), dermatoses, allergies par pollution... Une consultation médicale s'impose donc si les signes persistent.

NOTES PERSONNELLES

Jambes lourdes

Trop souvent négligée, la maladie dite des « jambes lourdes » toucherait plus de 15 millions de personnes en France, essentiellement les femmes. Les symptômes en sont les suivants : sensation de lourdeur dans les jambes, engourdissement et douleur dans les mollets ou dans la jambe entière, difficulté à marcher, œdèmes au niveau des pieds. Ces problèmes sont liés à une mauvaise circulation dans les veines (insuffisance veineuse) ou dans les capillaires (petits vaisseaux interposés entre les artères et les veines). La chaleur favorise l'apparition de ces symptômes, ainsi que la station debout prolongée.

- Pour endiguer ce mal, faites des cures régulières de cassis, frais ou sec. Une cure de ces fruits, un mois sur trois, permettra une nette amélioration de la circulation : mangez 2 cuillerées à soupe de ces fruits matin et soir.

- Versez une cuillerée à café de feuilles et de fleurs séchées d'aubépine dans 20 cl d'eau froide. Portez à ébullition, puis faites bouillir pendant 2 minutes. Hors du feu, laissez infuser pendant 10 minutes. Filtrez. Buvez sans attendre.

- Placez 25 g de noix de cyprès dans un litre d'eau froide. Faites bouillir pendant un quart d'heure, puis laissez infuser pendant 10 minutes. Filtrez. Buvez une tasse chaude de cette décoction avant chaque repas. Sucrez avec du miel si nécessaire.

- Dans une tasse d'eau bouillante, faites infuser pendant 10 minutes une cuillerée à soupe de vigne rouge. Filtrez. Buvez le matin, à jeun.

• Préparez une décoction en versant 500 g de feuilles de noyer dans 3 litres d'eau et laissez bouillir pendant un quart d'heure environ. Filtrez. Incorporez cette préparation à l'eau de votre bain. Restez dans l'eau pendant au moins un quart d'heure, puis aspergez vos jambes à l'eau froide.

Compresses :

• Placez une cuillerée à café de feuilles et de baies de lierre grimpant dans 25 cl d'eau froide. Portez à ébullition, puis laissez bouillir pendant quelques minutes. Hors du feu, filtrez et laissez tiédir. Appliquez en compresses sur les zones concernées.

• Vous pouvez aussi mixer 100 à 150 g de myrtilles avec une cuillerée à soupe d'huile d'olive, puis ajoutez une noisette de gelée royale. Badigeonnez vos jambes de cette mixture et laissez-la agir pendant un quart d'heure. Rincez à l'eau froide.

• De juin à septembre, pendant la saison des myrtilles, que vous achèterez au marché ou que vous cueillerez dans la montagne, profitez des nombreuses vertus de cette petite baie noire ! Mettez 100 à 150 g de myrtilles dans 50 cl d'eau froide, couvrez et portez lentement à ébullition. Laissez bouillir à feu doux pendant un quart d'heure. Filtrez et laissez tiédir. Badigeonnez les zones lourdes et douloureuses avec la solution ainsi obtenue. Laissez agir pendant un quart d'heure, puis rincez à l'eau froide.

Le cassis (*Ribes nigrum*), plante de la famille des Ribésiacées, possède des fruits globuleux, d'un noir foncé et terne. Il n'était connu ni des Grecs ni des Romains. Il ne commence à être mentionné comme plante thérapeutique qu'au XVIIe s. Au début du XXe s., les médecins français lui attribuent des propriétés toniques. Les fruits, riches en anthocyanosides, en flavonoïdes et en vitamine C, ont pour effet de favoriser l'acuité visuelle, de diminuer la perméabilité des capillaires sanguins et de tonifier les veines.

L'aubépine contient des flavonoïdes, de la vitexine (dans les fleurs), des proanthocyanidols, des acides-phénols (caféïque et chlorotique), des acides triterpéniques et des stérols. Ses baies contiennent de la crataégine et de l'oxyacanthine. C'est un puissant sédatif du système cardiovasculaire, régulateur de la tension sanguine et du rythme cardiaque. Elle renforce le système circulatoire tout entier. On utilise les sommités fleuries.
→ En synergie avec le persil et la bardane, l'aubépine augmente l'oxygénation du sang.

Le cyprès est composé de tanins, de polyphénols, de flavonoïdes, de procyonidés, d'une huile essentielle (pinènes, camphène, cédrol, cymène, camphre de cyprès, sabinol), d'alcool terpénique et d'acide valérianique. Ses noix sont efficaces contre les troubles vasculaires. Ils agissent contre les jambes lourdes grâce à leurs propriétés veinotoniques.
→ Excellent en synergie avec l'hamamélis et le marron d'Inde.

Le lierre grimpant est composé de saponosides triterpéniques, de flavonoïdes et d'acides caféiques. C'est un vasoconstricteur, excellent pour la circulation veineuse. On utilise les feuilles et les baies.

La vigne rouge est composée d'anthocyanes, de tanins, de pigments, d'inositol, de flavonoïdes, de tartrate, de carotène, de vitamines A, B1, B2 et C, ainsi que de minéraux. Elle traite les troubles circulatoires et combat l'insuffisance veineuse. Efficace contre les jambes lourdes, elle permet le renforcement des capillaires. On utilise les feuilles.
→ En synergie avec la bourse-à-pasteur.

Le noyer (*Juglans regia*), arbre de la famille des Juglandacées, est originaire d'Asie Mineure et d'Europe orientale. Il pousse aujourd'hui dans toutes les régions tempérées d'Europe. L'usage du noyer est mentionné dans les traités médicaux dès l'Antiquité, notamment en Perse. Les feuilles du noyer sont traditionnellement utilisées dans le traitement de l'insuffisance veineuse, grâce à leur composition en tanins, en juglone et en flavonoïdes, qui servent de stimulant capillaire.

Le plant de **myrtille** (*Vaccinium myrtillus*), de la famille des Éricacées, est un sous-arbrisseau qui pousse dans les sous-bois des régions montagneuses. Ses fruits frais ont la propriété de lutter contre la fragilité des vaisseaux, grâce à leurs acides-phénols et à leurs anthocyanosides. Les flavonoïdes, quant à eux, leur confèrent une activité vitaminique P, qui augmente la résistance des capillaires et régule leur perméabilité.

L'huile d'olive assouplit et nourrit la peau grâce à sa forte teneur en acide oléique (80 %).

La gelée royale contient des oligo-éléments et beaucoup de vitamine B5.

ATTENTION !

Divers mécanismes prédisposent à l'apparition des jambes lourdes : station debout et immobile prolongée (pour les coiffeurs par exemple), prédispositions particulières de certains organismes, antécédent de phlébite... La persistance de cette gêne doit conduire à la consultation d'un spécialiste.

NOTES PERSONNELLES

....

....

....

....

....

....

....

....

....

....

....

....

....

....

....

Laryngite

La laryngite est une inflammation aiguë ou chronique du larynx, l'organe qui produit les sons. Toutes les maladies qui atteignent le larynx se traduisent donc par une altération plus ou moins marquée de la voix. La laryngite peut être due à un refroidissement, au surmenage des cordes vocales, à un abus de tabac ou d'alcool, à la respiration de vapeurs irritantes ou de fumée.

- Pour calmer votre laryngite, faites infuser 50 g de fleurs de lavande dans un litre d'eau et laissez reposer pendant un quart d'heure. Prenez chaque jour 3 bonnes tasses de cette tisane après l'avoir sucrée au miel de lavande, en la buvant aussi chaude que vous pourrez le supporter. Mettez également des compresses d'eau chaude sur votre gorge.

CONSEIL MALIN !
Ne parlez pas longtemps à voix haute et ne chantez pas...

- Supprimez bien entendu le tabac et l'alcool, et mangez beaucoup de myrtilles et d'abricots.

La lavande vraie (*Lavandula augustifolia*), plante de la famille des Labiées, se rencontre sur les pentes calcaires et rocailleuses du Midi, entre 700 et 1800 m. Son utilisation en médecine remonte à l'Antiquité. Son principe actif est une huile essentielle qui renferme surtout des alcools terpéniques (linalol et géraniol). Cette huile a pour effet d'empêcher le phénomène de surinfection.

ATTENTION !
Mal soignée, une laryngite aiguë peut passer à l'état chronique et entraîner une modification définitive de la voix. Il est donc prudent de consulter un médecin si les signes pathologiques se prolongent.

Mal des transports

« Le mal des transports est un trouble fonctionnel causé par des mouvements répétitifs angulaires, linéaires ou verticaux, qui survient lorsque les influx nerveux donnent au cerveau une information erronée sur les conditions environnantes », écrit le docteur Rafael Tarno de Polsky (USA). Les signes cliniques de ces troubles peuvent être différents selon les individus : bâillement, vertiges, maux de tête plus ou moins violents, bourdonnements d'oreilles, pâleur du visage, anxiété respiratoire, sensation de constrictions épigastriques, nausées, vomissements. Sur un bateau, il s'agit du mal de mer. En avion, on l'appelle le mal de l'air, et sur terre, le mal des transports.

Sur un bateau :

- Évitez les mauvaises odeurs, telles les vapeurs d'essence.
- Ne restez pas en fond de cale, car c'est un endroit mal ventilé.
- Allez prendre l'air sur le pont.
- Posez votre regard dans le lointain, sur un objet fixe dans le ciel ou sur terre.
- Ne fixez pas l'horizon, car il bouge avec les mouvements du bateau : il faut que vous rétablissiez l'équilibre de votre système sensoriel.
- Essayez de vous tenir au milieu du pont, où le roulis et le tangage se font moins sentir.
- Ne fumez pas, car cela contribue à provoquer la nausée.
- Évitez de lire, car les mouvements du bateau font bouger les caractères d'imprimerie, ce qui peut causer le vertige.

Dans une voiture :

- Ne fumez pas.
- Voyagez la nuit de préférence, car la vision nocturne est différente de celle du jour.
- Mangez sainement et en petite quantité avant de voyager : les repas copieux provoquent une mauvaise digestion et des envies de vomir plus fréquentes.
- Prenez régulièrement une bouffée d'air frais en ouvrant les vitres.
- Faites des arrêts fréquents.
- Abstenez-vous de boire de l'alcool avant le voyage, car il trouble la perception qu'a le cerveau des conditions environnantes.
- Si vous conduisez, gardez le plus possible la tête bien immobile, pour ne pas imposer de mouvements supplémentaires à votre cerveau.
- Évitez de lire.

- Contre le mal des transports en voiture, le moyen le plus efficace est de prendre un sparadrap assez large et de le coller sur le nombril de manière à ce que ce dernier ne soit plus du tout à l'air libre. Si vous n'avez pas de sparadrap, un simple ruban adhésif suffira. L'effet en est spectaculaire. Aucune explication scientifique n'a été trouvée à ce jour.

CONSEIL MALIN !

Un traitement naturel : il suffit de prendre des gélules de poudre de gingembre.

Plante herbacée à rhizome charnu (tige souterraine), **le gingembre** fait partie de la famille des Amomacées. On le trouve aux Indes, à Ceylan et en Jamaïque. Une étude scientifique récente a montré que l'utilisation de ce produit était très efficace pour prévenir le mal des transports. Sa composition riche en huile volatile, résines et amidon, permettrait une meilleure absorption des sucs gastriques, un rétablissement du bon fonctionnement de l'estomac et bloquerait la nausée dans le tube digestif.

NOTES PERSONNELLES

Manque d'appétit

Le manque d'appétit est un symptôme commun à de très nombreuses maladies psychosomatiques ou organiques. Il ne faut pas le négliger, car il entraîne un état de malnutrition, ce qui provoque de nombreuses complications. Les causes en sont multiples et souvent très difficiles à diagnostiquer. Chez les adolescents, une situation familiale conflictuelle en est l'une des causes les plus fréquentes, et traduit un mal-être qui peut avoir des conséquences dramatiques sur la santé. Une diminution volontaire de la consommation alimentaire est parfois observée lors de certaines maladies : affection digestive, hépatite virale, surconsommation médicamenteuse, douleur...

- Mettez une cuillerée à dessert d'absinthe dans 25 cl d'eau bouillante. Laissez infuser pendant 10 minutes. Sucrez avec du miel et buvez-en 3 à 4 tasses par jour.

ATTENTION !
Ne jamais laisser infuser dans un récipient en fer, en zinc ou en plomb : vous risquez l'intoxication !

- Dans un litre d'eau bouillante, faites infuser 40 g de feuilles de laurier-sauce pendant 10 minutes. Filtrez. Buvez 3 tasses par jour, avant les repas.

- Faites infuser 5 g de feuilles ou de sommités fleuries de lichen d'Islande dans 100 g d'eau à ébullition pendant 15 minutes. Filtrez. Buvez une tasse deux ou trois fois par jour, après les repas.

- Placez une cuillerée à dessert de petite centaurée dans 25 cl d'eau bouillante. Laissez infuser pendant 10 minutes. Filtrez. Buvez avant les repas.

CONSEIL MALIN !
Il faut boire ces tisanes lentement, pour permettre aux composants de stimuler l'activité réflexe du système digestif.

L'absinthe est constituée de substances amères (lactones sesquiterpéniques, dimères et monomères), d'huiles essentielles (B-thuyone, thuyol, linalol, cinéol, x-bisabolol), de flavonoïdes et d'acides phénols. Elle est traditionnellement utilisée pour stimuler l'appétit et possède des vertus digestives. On utilise la plante.
→ Elle est très efficace en synergie avec le cresson de fontaine.

ATTENTION !
Elle est déconseillée aux femmes enceintes.

L'huile essentielle de laurier-sauce contient 30 à 50 % de cinéol, du linalol, de l'alphapinène et de l'alphaterpinéol. Le laurier-sauce contient également des tanins, des mucilages, de la trilaurine et des principes amers. Il stimule l'appétit et la sécrétion des sucs gastriques. On utilise les feuilles.
→ En synergie avec le marrube blanc.

ATTENTION !
Ne pas confondre avec le laurier-rose et le laurier-cerise, extrêmement toxiques.

Le lichen d'Islande (ou mousse d'Islande) contient des mucilages (lichénine, isolichénine), des acides fumariques amers, de l'iode, de l'acide usnique (antibiotique), du cetrarin, ainsi que des acides polyphylétiques, cétoniques et lactoniques. Les sucs amers du lichen d'Islande ouvrent l'appétit et stimulent la sécrétion des liquides gastriques. On utilise le thalle.

ATTENTION !
Il est déconseillé pendant la grossesse.

La petite centaurée est constituée de principes amers, dont des seco-iridoïdes, des flavonoïdes hétérosides, une lactone et des acides-phénols. Elle facilite la digestion en augmentant les sécrétions gastriques et est utilisée pour stimuler l'appétit. On utilise les sommités fleuries.

Marbrures

Sous l'action du froid, certaines personnes voient apparaître sur leur peau des sortes de marbrures de couleur rouge violacé, plus ou moins nombreuses et de tailles inégales, constituant un réseau aux mailles plus ou moins serrées. On les nomme « marbrures » car elles ressemblent aux taches et aux veines du marbre. Elles peuvent s'observer sur le visage, sur le tronc, et parfois s'étendre sur toute la surface du corps. Même si elles sont inesthétiques, elles n'entraînent ni douleur, ni chaleur, ni démangeaison. Elles sont dues à une mauvaise circulation sanguine.

- Pour prévenir et éviter cette congestion, préparez de l'eau de lys : faites bouillir au bain-marie, à petits bouillons, 120 g d'oignons de fleur de lys dans 50 cl d'eau, et laissez réduire aux deux tiers. Appliquez cette lotion sur les zones concernées, et laissez sécher sur la peau.

- Stimulez la circulation de votre organisme par des bains chauds et des frictions avec de l'huile essentielle de térébenthine.

Le lys commun (*Lilum candidum*), plante de la famille des Liliacées, est originaire du Liban. On le trouve dans les régions méditerranéennes et en Orient. Sa teneur en enzymes (oxydases), flavonoïdes (anthocyanidines) et stéroïdes (phytostérols) lui donne une action émolliente, qui favorise le relâchement et le repos des tissus.

La térébenthine est un composé naturel qui s'écoule des arbres. Elle renferme des terpènes, des carbures et des acides. Il en existe plusieurs sortes : térébenthine du Canada (sapin balsamifère), de Chypre (térébinthe), de Strasbourg (sapin argenté), de Bordeaux (pin). Ses composants agissent sur le système circulatoire en provoquant une rubéfaction, c'est-à-dire une congestion cutanée passagère et locale.

ATTENTION !

Ces marbrures peuvent s'accompagner d'une cyanose des extrémités : les mains et les pieds prennent alors une coloration bleuâtre et diffuse, qui peut être transitoire ou durable. Il faudra alors adjoindre à ces remèdes externes un traitement médical complémentaire, que seul un médecin pourra ordonner. L'absorption de plantes à visée circulatoire sera appropriée : gui, aubépine, marron d'Inde, arnica, armoise, souci, romarin, vigne rouge…

NOTES PERSONNELLES

Mauvaise haleine

L'haleine, mélange gazeux qui sort des poumons pendant l'expiration et s'exhale par la bouche, est un signe de bon ou de mauvais état des fonctions digestives, hépatiques ou respiratoires. Une mauvaise haleine peut avoir plusieurs causes : mauvais état de la bouche et de la gorge (stomatite, angine, amygdalite, caries dentaires), affections des voies digestives (œsophage, estomac, intestin), problèmes des voies respiratoires (rhinite chronique).

- Ma grand-mère préconisait de mâcher pendant un quart d'heure une branche de persil frais puis, après l'avoir crachée, de manger une pomme.
Elle conseillait aussi de boire une infusion de thé avec un jus de citron ou d'orange.

CONSEIL MALIN !
Elle affirmait que la mauvaise haleine chez les enfants indiquait, à coup sûr, la présence de vers intestinaux qu'il fallait traiter aussitôt (après avoir vérifié les selles).

- Si vous avez un rendez-vous d'amour… croquez un grain de café ou un clou de girofle. C'est très efficace lorsqu'on a mangé de l'ail.

- Si vous avez un peu plus de temps, préparez une décoction de verveine, de préférence de « verveine odorante » ou citronnelle (50 g par litre d'eau). Trempez à froid pendant un quart d'heure, portez à ébullition et laissez bouillir quelques secondes. Laissez infuser une dizaine de minutes. Filtrez. Buvez-en plusieurs tasses par jour.

- Vous pouvez, en plus, boire du jus de tomates mûres le matin à jeun ou du jus de carottes râpées (100 à 200 g par jour).

- Mangez du cresson et buvez beaucoup d'eau en dehors des repas.

ASTUCE!
Renforcez votre hygiène dentaire : brossez-vous les dents systématiquement au coucher, et ajoutez à l'eau de rinçage du sel marin et du jus de citron.

L'arôme du **café** vient de sa composition en gomme et matières sucrées.

La verveine odorante (*Lippia citriodora*), plante de la famille des Verbénacées, est un arbrisseau originaire d'Amérique dont les feuilles possèdent une odeur citronnée très typique. Cette odeur est due à sa composition en huile essentielle de citral, limonème, cinéole et à des composés aldéhydiques et cétoniques dont le camphre.

ATTENTION !
Une mauvaise haleine persistante doit faire l'objet d'une consultation pour rechercher d'éventuelles causes médicales énumérées ci-dessus.

NOTES PERSONNELLES

....

....

....

....

....

....

....

....

....

....

....

....

Ménopause

La ménopause est un état physiologique caractérisé par l'arrêt définitif des règles et du fonctionnement ovarien. Elle survient chez les femmes, vers 50 ans, et représente une étape importante de la vie, souvent difficile à vivre, en raison de la profonde « tempête » hormonale qui la caractérise. En effet, lorsque les ovaires ont épuisé la réserve d'ovules pouvant être fécondés, la sécrétion d'hormones femelles (œstrogènes et progestérones) décroît, entraînant des changements tant physiques qu'émotionnels.

- Placez une cuillerée à café de ballotte dans une tasse à thé d'eau bouillante. Laissez infuser pendant 10 minutes. Filtrez et consommez sans attendre.

- Versez 1,5 g de poudre de rhizome de curcuma dans 15 cl d'eau bouillante. Laissez infuser entre 10 et 15 minutes. Filtrez. Buvez 2 tasses par jour.

ASTUCE!
Ajoutez une tisane odorante et douce à cette préparation, car elle est un peu âcre.

- Versez 30 g d'hamamélis dans un litre d'eau froide. Portez à ébullition, et laissez bouillir pendant 2 minutes. Hors du feu, laissez infuser pendant 10 minutes. Filtrez. Buvez régulièrement cette décoction.

La ballotte est composée de choline, d'acides-phénols, d'alcaloïdes, de tanins, de saponine, d'huile essentielle et de pectine. Elle a des propriétés anxiolytiques et antidépressives au moment des troubles de la ménopause. On utilise la plante.

Le curcuma est riche en amidon et en curcuminoïdes (8 %), dont la curcumine. Il renferme de l'huile essentielle. Il est efficace en tant que régulateur des troubles vasculaires liés à la ménopause. On utilise le rhizome.

ATTENTION !

Ne pas associer à un traitement anticoagulant.

L'hamamélis (ou « noisetier des sorcières ») est constitué de tanins (8 à 10 %), de flavonoïdes, de principes amers, de saponines et d'acides phénols. Sa sphère d'action est le système veineux : l'hamamélis est précieux dans le traitement de la couperose, des varices, des hémorroïdes et des troubles circulatoires de la ménopause. On utilise l'écorce de la tige et les feuilles.

→ En synergie avec le fragon (petit houx), c'est un excellent remède contre les troubles veineux. Également en synergie avec l'aunée officinale.

NOTES PERSONNELLES

Migraines

La migraine se caractérise par une douleur plus ou moins vive, qui touche habituellement l'un des côtés du crâne. Elle peut s'accompagner de troubles digestifs (nausées, vomissements), voire de troubles visuels. C'est une affection bénigne, très fréquente, qui survient souvent par accès de 12 à 24 heures. Il n'est pas toujours possible d'en déterminer l'origine. Cependant, les causes les plus fréquentes en sont les suivantes : une arthrose cervicale, avec déplacement d'une ou de plusieurs vertèbres ; une intoxication du foie, avec surcharge de toxines ; une tension artérielle trop élevée ; un problème de vision ; un trouble de la sécrétion ovarienne chez les femmes (migraine menstruelle) ; une constipation chronique ; un état de stress permanent. Attention, un mal de tête avec fièvre, vomissements et raideur de la nuque constitue une urgence médicale.

- Si la migraine survient le soir, prenez un bain d'eau chaude salée. Puis découpez une pomme de terre et mettez-la dans un torchon avec du gros sel. Gardez le tout sur le front toute la nuit. S'il survient le matin ou dans la journée, coupez des tranches de pommes de terre crues et appliquez-les sur les tempes. Allongez-vous dans le noir. Renouvelez l'opération avec des tranches fraîches jusqu'à disparition de la douleur.

- Versez une cuillerée à soupe de camomille romaine dans un litre d'eau bouillante. Laissez infuser pendant 10 minutes, puis filtrez. Buvez régulièrement, jusqu'à disparition des symptômes.

- Tous les jours, sauf le week-end, faites une cure de cette infusion : mettez une cuillerée à soupe de chrysanthemum parthenium dans 25 cl d'eau bouillante. Laissez infuser pendant 10 minutes. Filtrez. Buvez deux fois par jour, avec du miel.

- Versez une cuillerée à soupe de citronnelle dans 25 cl d'eau bouillante. Laissez infuser pendant 10 minutes. Filtrez. Buvez une tasse par jour après les repas.

- Versez une cuillerée à café de fleurs de tilleul dans une tasse à thé d'eau bouillante. Laissez infuser pendant 10 minutes. Filtrez. Buvez 3 tasses par jour.

CONSEIL MALIN !

Préparez des fumigations de chrysanthemum parthenium, en ajoutant à l'infusion 2 à 3 gouttes de son huile essentielle.

En synergie :

→ Germandrée – Mélisse – Fleurs de tilleul – Fleurs de camomille romaine

Faites infuser une cuillerée à soupe de ce mélange dans 50 cl d'eau bouillante pendant 10 minutes. Buvez 3 tasses par jour.

- Laissez infuser pendant 5 minutes une cuillerée à café de l'un de ces mélanges par tasse d'eau bouillante. Filtrez. Laissez refroidir. Buvez avant de vous coucher.

→ Centaurée – Verveine – Violette – Menthe – Mélisse

→ Lavande – Tilleul – Mélisse – Racine de valériane

La pomme de terre est le tubercule du *Solanum tuberosum*, dont la plante fait partie de la famille des Solanacées. Elle est également appelée « parmentière » en l'honneur de monsieur Parmentier, qui contribua à répandre sa culture et son emploi. Introduite en Europe vers 1530 par les Espagnols, qui la découvrirent au Pérou, elle renferme 70 à 75 % d'eau et 15 à 20 % d'amidon. C'est grâce aux propriétés de l'amidon, substance relâchant les tissus, que la pomme de terre joue le rôle d'un léger anti-inflammatoire. On lui attribue aujourd'hui la propriété de diminuer et de supprimer les spasmes vasculaires, grâce aux très petites quantités de substances atropiniques qui entrent dans sa composition.

La camomille romaine contient des lactones sesquiterpéniques, des acides-phénols, des coumarines, des flavonoïdes et une huile essentielle. On utilise les fleurs en cas de migraines et névralgies.
→ Elle est encore plus efficace en synergie avec le guarana et la primevère.

Le chrysanthemum parthenium est composé d'une huile essentielle contenant du camphre, un terpène et un corps volatil, du barncol, un principe amer et des sels minéraux. C'est un puissant antimigraineux. On utilise les feuilles.

La citronnelle (ou mélisse) est composée d'une huile essentielle riche en citrol (entre 70 et 85 %), de géraniol et de citronnelle. Sédative, antiseptique et antispasmodique, elle peut également faire baisser la fièvre et se montre très efficace contre la migraine, la nervosité et l'insomnie. On utilise les feuilles et les sommités fleuries.

Le tilleul contient une huile essentielle à base de farnésol (alcool sesquiterpénique), des flavonoïdes (hespéridine), des tanins, des mucilages, des composés de type benzodiazépine et des acides aminés. Il possède des propriétés neurosédatives, antitussives et antispasmodiques. Il soulage les maux de tête et réduit les sécrétions nasales. On utilise fleurs et bractées.

NOTES PERSONNELLES

....

....

....

....

....

....

....

....

....

....

....

....

....

Migraines fortes

Il existe plusieurs sortes de migraines :
- les migraines ophtalmiques avec troubles oculaires au départ,
- les migraines auditives avec sifflements d'oreille,
- les migraines vertigineuses avec vertiges et nausées…

- En été, lorsque nous avions des migraines, ma grand-mère écrasait des cerises et nous les posait sur le front. Vous pouvez aussi poser sur votre front des compresses de citron légèrement salées.

ATTENTION !
Ne laissez pas le jus couler dans vos yeux !

- Vous pouvez aussi couper des rondelles de citron et les appliquer sur vos tempes, en les maintenant en place avec un foulard pendant un quart d'heure.

- Autre méthode : mixez 6 feuilles de lierre et imbibez des compresses de gaze du jus obtenu. Maintenez sur les deux tempes jusqu'à disparition de la migraine.

- Posez une compresse de vinaigre sur votre front et maintenez-la grâce à un linge serré autour de votre tête. Il est préférable de rester allongé et de ne pas s'agiter. Recommencez tous les quarts d'heure, jusqu'à ce que la douleur cesse.

- Préparez un cataplasme avec un œuf cru entier, un jaune d'œuf, 2 cuillerées à soupe de citron et 2 cuillerées à soupe de rhum blanc. Mélangez avec de la farine de froment pour obtenir la consistance d'une pâte à tarte. Placez dans une serviette et posez sur le front ou sur la nuque. Allongez-vous dans le noir et gardez le cataplasme le plus longtemps possible.

Les cerises contiennent du nitrate de potassium, du lévulose, de la pectine, des acides et de la vitamine C.

Le lierre contient des saponosides, un triterpène pentacyclique et de l'hétéragénol, ainsi que des pigments flavoniques et des acides phénols. C'est le remède du tissu conjonctif.

Le vinaigre de vin est un liquide acide produit par la fermentation du vin sous l'action d'un champignon. Il renferme de l'acide acétique, qui facilite le transfert de la masse sanguine des niveaux vasculaires supérieurs aux niveaux inférieurs ; ce qui explique son action sur la migraine.

ATTENTION !

Une migraine récente et tenace impose un examen médical en urgence.

NOTES PERSONNELLES

Migraines hépatiques

La migraine hépatique est une forme particulière de céphalée, de cause hépatique. Elle débute souvent par une douleur ressentie d'un seul côté de la tête ou localisée près d'un œil. Elle se caractérise par une sensation d'élancement ou de pulsations dans la boîte crânienne, et s'accompagne souvent de nausées et de vomissements.

Elle serait causée par une vasodilatation et une inflammation des vaisseaux sanguins qui enveloppent le cerveau. Se produirait également une baisse du taux de sérotonine, qui entraînerait une dilatation des vaisseaux : des messages de douleur seraient alors envoyés au cerveau.

De nombreuses causes hépatiques peuvent entraîner ces migraines :

- une consommation excessive d'aliments et de boissons alcoolisées,
- un problème d'origine biliaire (calculs, inflammation des canaux biliaires),
- une cirrhose du foie,
- une hépatite virale,
- la prise de certains médicaments toxiques pour le foie.

- Versez précautionneusement 3 g de fumeterre dans une tasse d'eau bouillante. Sucrez avec du miel. Filtrez. Buvez 2 tasses par jour en dehors des repas.

- Faites infuser 40 à 50 g de marjolaine dans un litre d'eau bouillante pendant 10 minutes. Filtrez. Buvez-en 2 à 3 tasses par jour avant ou après les repas.

- Versez 200 g de feuilles de verveine officinale dans 2 litres d'eau bouillante. Laissez infuser pendant 2 minutes. Filtrez. Appliquez en compresses sur le front et les tempes.

La fumeterre contient de nombreux alcaloïdes (protopine, fumaricine) et des flavonoïdes. Elle est dépurative et purifie le foie. Elle stimule la vésicule biliaire. Elle est conseillée en cas de migraine d'origine hépatique. On utilise toute la plante.

La marjolaine contient une essence riche en terpinéol, des terpènes, du tanin, ainsi qu'un principe amer. Elle est excellente pour lutter contre l'acidité. C'est un hypotenseur et un antispasmodique. On utilise les sommités fleuries.

La verveine officinale possède une huile essentielle (citral, cinéol, limonène et géraniol), des mucilages, des tanins et des flavonoïdes. Elle possède des propriétés calmantes et digestives. Appliquée en compresses, son infusion calme également les migraines. On utilise les feuilles.

NOTES PERSONNELLES

....
....
....
....
....
....
....
....
....
....
....
....
....
....
....
....
....
....
....
....

Mycoses cutanées

La mycose cutanée ou « candidose » est une affection parasitaire provoquée par un champignon microscopique de type levure (*Candida albicans*), qui vit dans le tube digestif. Dans certaines conditions bien précises, il peut quitter le tube digestif et provoquer des manifestations cutanées. On distingue la mycose aiguë, assez banale, et la mycose chronique, plus rare et difficile à traiter, car liée à un déficit du système immunitaire. Ces champignons microscopiques peuvent envahir tout l'organisme, depuis la peau, les ongles, les poils et les organes externes (œil, conduit auditif) jusqu'aux organes internes (tube digestif, appareil respiratoire, appareil urinaire). Les causes sont souvent locales (macération et humidité, hygiène défectueuse, port de chaussures en plastique ou de gants en caoutchouc, emploi d'antiseptiques et de savons acides). Elles peuvent être aussi liées à des troubles plus vastes (grossesse, déficit immunitaire, diabète, prise d'antibiotiques ou de corticoïdes, chimiothérapie).

- Le meilleur traitement est l'argile verte en application locale. Étalez une épaisse couche d'argile verte sur les mycoses. Laissez agir pendant un quart d'heure avant de rincer. Répétez cette opération matin et soir, jusqu'à disparition des lésions.

- Mettez 50 g de piloselle dans un litre d'eau bouillante. Laissez infuser pendant 10 minutes. Filtrez. Buvez 2 à 3 tasses par jour.

- Laissez tremper pendant 2 heures 30 g de feuilles et 30 g de racines de pissenlit dans un litre d'eau froide. Faites chauffer doucement, et retirez du feu juste avant l'ébullition. Filtrez. Buvez 3 tasses par jour, avant les repas.

- Faites infuser pendant 10 minutes une cuillerée à soupe de pétales de souci dans 25 cl d'eau bouillante. Filtrez. Buvez une tasse trois fois par jour. À utiliser en cas de mycose chronique.

- Placez 100 g de pétales de souci dans un litre d'eau froide. Portez à ébullition et laissez bouillir pendant 5 minutes. Hors du feu, faites infuser pendant 10 minutes. Filtrez et laissez refroidir. Utilisez en lotion ou en compresses sur les zones douloureuses.

- Faites bouillir pendant 5 minutes 4 litres d'eau avec 500 g de thym. Laissez infuser pendant 10 minutes. Filtrez et ajoutez à l'eau de votre bain.

L'argile verte possède des propriétés thérapeutiques, connues depuis l'Antiquité. Elle est déjà mentionnée sur des tablettes sumériennes, 2000 ans av. J.-C. Il faut savoir que les mycoses se développent sur une peau à pH acide, c'est-à-dire en dessous de 7 : il faut donc alcaliniser le pH de la peau. Or l'argile verte est très alcaline, car elle contient 10 % de magnésie et a une forte concentration en fer.

Riche en flavonoïdes et coumarines, **la piloselle** favorise l'élimination des déchets et des toxines. Elle possède des vertus antifongiques. On utilise les feuilles et la plante.

Le pissenlit contient de la lactucopicrine, des triterpènes, des vitamines A, B, C, D, des stérols, des tanins et des lactones sesquiterpéniques. Dépuratif, il facilite l'élimination des toxines. Ses racines sont également efficaces en cas de problèmes cutanés (acné, eczéma, psoriasis). On utilise les racines et les feuilles.

Le souci des jardins est constitué de carétonoïdes, de triterpènes, de mucilages, de résines, de stérols, de glucosides amers, d'huile essentielle, de phytostérols, de saponines, d'acide salicylique et d'acide caféique. Astringent, antiseptique et purifiant, il possède des vertus cicatrisantes. On utilise les pétales.

La tige fleurie du **thym** sécrète une huile essentielle à base de phénols (thymol et carvacrol). Il renferme également des flavonoïdes et des acides-phénols. Il possède des propriétés antibactériennes. On utilise la plante et les fleurs.

NOTES PERSONNELLES

Mycoses des ongles

Les mycoses des ongles ou candidoses unguéales sont dues à un champignon de type levure : le *Candida albicans*. Il s'agit d'un champignon présent normalement dans le tube digestif de l'être humain. Il quitte le tube digestif dans diverses conditions pour entraîner des manifestations au niveau de la peau, et surtout des ongles. Les mycoses se développent le plus souvent sur un organisme fragilisé : diabète, déficiences immunitaires, problèmes endocriniens, traitements antibiotiques. Certaines activités favorisent leur développement : ménagères, plongeurs, confiseurs...

- Pour combattre ces mycoses des ongles des pieds ou des mains, faites le mélange suivant : 50 % d'eau, de préférence filtrée et purifiée, 50 % de vinaigre blanc. Trempez les mains ou les pieds dans ce mélange deux fois par jour pendant 10 minutes. Laissez sécher à l'air libre.
Les mycoses doivent disparaître dans un temps plus ou moins long, qui dépend de la gravité de la pathologie.

Le vinaigre est un produit obtenu exclusivement par le procédé biologique de la double fermentation, alcoolique et acétique, de dérivés et boissons d'origine agricole ou de leurs dilutions aqueuses. Le vinaigre blanc ou vinaigre de cristal est fabriqué à partir d'alcool de betterave. Sa composition en acides essentiels, ou enzymes spécifiques et en phénols, lui confère des propriétés antiseptiques, bactéricides, anti-inflammatoires et donc antimycosiques.

NOTES PERSONNELLES

....

....

....

....

Nausée

La nausée se définit comme une sensation de mal-être, de dégoût et d'inconfort, qui précède souvent le vomissement. Elle peut être causée par diverses maladies du tube digestif, ainsi que par certaines situations psychologiques (stress, dépression) ou physiques (voyage en bateau, odeurs nauséabondes, spectacle traumatisant, indigestion...). Elle est liée à une stimulation de la région buccale (pharynx ou rhinopharynx), ainsi qu'à une irritation des centres nerveux correspondant au bulbe rachidien, ou tronc cérébral : la salive est alors sécrétée de manière anormalement importante, et les muscles de l'abdomen et du pharynx se contractent, entraînant le vomissement. Chez la femme, ces nausées sont normales en début de grossesse, en raison des modifications hormonales subies par l'organisme. L'altitude, les voyages en avion et le mal de mer sont des causes fréquentes de nausée : elle s'explique alors par le mouvement inhabituel du liquide qui se trouve à l'intérieur de l'oreille interne. Les affections gastriques, hépatiques et vésiculaires peuvent également entraîner des nausées. Attention à certaines affections neurologiques (atteinte du système nerveux central, hypertension intracrânienne) et aux traumatismes crâniens, qui provoquent des nausées pathologiques.

- Placez une cuillerée à café de racine de gingembre dans une tasse à thé d'eau bouillante. Laissez infuser pendant 10 minutes. Filtrez. Buvez régulièrement cette préparation, jusqu'à disparition des symptômes.

- Versez une cuillerée à café de feuilles de menthe poivrée dans une tasse à thé d'eau bouillante. Laissez infuser pendant 10 minutes. Filtrez. Buvez une tasse après chaque repas.

- Dans un litre d'eau bouillante, versez 50 g de feuilles de menthe poivrée et laissez tiédir. Filtrez, recueillez les feuilles et appliquez-les sur vos tempes dans des compresses pendant 10 minutes.

ASTUCE !
Ces cataplasmes seront très efficaces si vos nausées s'accompagnent de migraines.

En synergie :

→ Menthe poivrée – Racine d'angélique – Camomille
Faites infuser pendant 10 minutes une cuillerée à café de ce mélange par tasse d'eau bouillante. Filtrez et buvez lentement.

Composé d'huile essentielle et de dérivés sesquiterpéniques, **le gingembre** contient également de l'oleorésine (gingéol) et des phénols. C'est un antivomitif puissant, très efficace contre les nausées et le mal des transports. Cholagogue et cholérétique, il agit comme antiseptique efficace en cas d'infection gastro-intestinale et d'indigestion. On utilise la racine.

La menthe poivrée contient du menthol (30 à 50 %) et de la menthone (10 à 40 %), des flavonoïdes (lutéoline, menthoside), des phénols et des triterpènes. Bien connue pour ses vertus digestives et antispasmodiques, la menthe combat l'aérophagie, les colites spasmodiques et les ballonnements. Elle stimule les fonctions de l'estomac. On utilise les feuilles. Associée au fenouil, elle combattra d'autant mieux les nausées et les douleurs épigastriques.

NOTES PERSONNELLES

....

....

....

....

....

Œdème solaire

L'œdème solaire est un gonflement indolore de la peau, infiltré de liquide, de consistance molle. Il apparaît après un trop long séjour au soleil sans protection.

- Pour réduire l'œdème, broyez la chair d'un melon avec ses graines. Appliquez en cataplasme dans un linge fin. Laissez en place une dizaine de minutes. Séchez délicatement sans frotter avec un linge fin.

- Vous pouvez également préparer une émulsion composée de jus de melon additionné d'huile d'olive : laissez-la appliquée une dizaine de minutes, puis séchez délicatement, sans frotter, avec un linge fin.

Le melon (*Cucumis melo*) fait partie de la famille des Cucurbitacées. Sa pulpe contient notamment de la vitamine A, qui joue un rôle important dans la structuration des tissus. La pulpe se montre donc adoucissante dans les cas d'inflammations. Les graines sont riches en acides gras (acides oléique et linoléique) qui permettent d'assouplir la peau et d'avoir une forte action anti-inflammatoire.

ATTENTION !

L'œdème doit diminuer progressivement dans les 2 à 3 jours grâce à ces méthodes. Il faudra consulter un médecin dans le cas contraire.

NOTES PERSONNELLES

....

....

....

....

Œil au beurre noir

Un œil au beurre noir est en général un problème bénin. Cependant, si le traumatisme est important, consultez un spécialiste, qui pourra déceler un éventuel traumatisme crânien, ou une plaie du lobe oculaire.

- Coupez une pomme en quatre. Râpez le premier quart et placez la pulpe ainsi obtenue dans une gaze. Appliquez celle-ci pendant un quart d'heure sur votre œil. Au bout d'une heure, renouvelez l'opération avec le deuxième quart de la pomme. Au bout de 4 heures, votre hématome devrait avoir disparu et la douleur s'être atténuée. Si ce n'est pas le cas, recommencez avec une autre pomme.

Le pommier (*Pirus malus*), arbre de la famille des Rosacées, existe à l'état sauvage en Europe, en Asie Mineure, dans le Caucase et le nord de L'Iran. Il est connu depuis les temps préhistoriques. Son fruit contient de nombreuses substances actives, notamment des glucides, des protéines, des minéraux (calcium, magnésium, phosphore, potassium), des vitamines (A, B et C), des phénols, des flavonoïdes et des tanins. Ces principes actifs possèdent des propriétés adoucissantes, exfoliantes et astringentes.

NOTES PERSONNELLES

....

....

....

....

....

....

....

....

Oreilles bouchées

Les oreilles « bouchées », si désagréables, sont souvent dues à une accumulation de cérumen. Le cérumen est une matière cireuse, onctueuse et jaunâtre, sécrétée dans le conduit de l'oreille externe par certaines glandes (cérumineuses et sébacées). Cette substance joue un rôle de protection. Son accumulation peut entraîner une obstruction du conduit auditif, diminuant l'audition, des bourdonnements et parfois, mais rarement, une gêne et des étourdissements. Comment s'en débarrasser ?

- Mettez chaque soir ½ cuillerée d'huile d'olive sur une petite boule de coton. Introduisez-la dans l'oreille. Le matin, rincez avec un jus de citron. Si, après 4 à 5 jours de ce traitement, votre oreille est encore bouchée, faites quelques injections d'eau tiède à l'aide d'une petite poire. Le tampon de cérumen finira par s'évacuer petit à petit.

CONSEIL MALIN !

Il n'est pas recommandé de se servir des bâtonnets à embouts de coton pour nettoyer l'oreille : ils peuvent refouler le cérumen en profondeur. Si le bouchon de cérumen n'est pas dissous par l'huile, il faudra le faire enlever par un médecin.

L'huile d'olive agit, dans ce cas, en ramollissant le bouchon de cérumen formé dans l'oreille.

ATTENTION !

Il est bien entendu strictement interdit de pratiquer ce genre de traitement sur un tympan perforé.

Orgelet

L'orgelet, ou « compère Loriot », est un petit bouton enflammé, un furoncle, qui apparaît sur le bord externe de la paupière, à la base d'un cil. Il s'agit d'une infection du follicule pilo-sébacé du cil, généralement causé par un germe nommé *Staphylococcus aureus*. L'orgelet se manifeste d'abord par une légère rougeur, une douleur et un gonflement inesthétique d'une partie ou de la totalité de la paupière. L'œil peut être larmoyant, irrité et légèrement sensible à la lumière. Au bout de quelques jours, une fois arrivé à maturité, l'orgelet se vide et les symptômes s'atténuent progressivement. Les causes peuvent être multiples : certaines personnes sont sujettes à faire régulièrement des orgelets, notamment les diabétiques, et les immunodéprimés. Les lentilles de contact manipulées sans hygiène stricte peuvent favoriser leur apparition, ainsi que l'utilisation de produits cosmétiques de mauvaise qualité. Il faut distinguer l'orgelet du chalazion, une tumeur non inflammatoire, située dans l'épaisseur même de la paupière.

- Ma grand-mère ne quittait son alliance en or que pour cette occasion : soigner un orgelet ! Elle passait délicatement la bague sur le bord de la paupière à plusieurs reprises, et l'orgelet disparaissait peu après. Elle me disait également d'appliquer des cataplasmes d'amidon ou de fécule de maïs (Maïzena®).

- Versez une cuillerée à café de feuilles de basilic dans une tasse à thé d'eau bouillante. Laissez infuser pendant 5 à 7 minutes. Filtrez et ajoutez 1 à 2 gouttes d'huile essentielle de basilic. Appliquez régulièrement sous forme de compresses.
Un orgelet doit disparaître dans les 3 à 4 jours suivants le traitement. Il produit une douleur vive et lancinante pendant 2 à 3 jours, puis il se forme au sommet une petite pointe blanche alors que la douleur s'atténue. Enfin, la pointe crève et le bourbillon s'évacue. Parfois il se résorbe et tout est fini.

L'or a une affinité particulière pour certains tissus, dont la peau : il est considéré comme un élément minéral-trace, capable de ralentir le processus de toute inflammation.

L'amidon, fécule extraite de la pomme de terre, détend les tissus en atténuant leur inflammation.

La Maïzena®, ou **fécule de maïs**, calme aussi l'inflammation.

Le basilic contient de l'huile essentielle (estragol, linalol, eugénol, eucalyptol), des tanins et des flavonoïdes. C'est un antiseptique. On utilise les feuilles.

ATTENTION !

Ne pas utiliser pendant la grossesse et l'allaitement (teneur élevée en estragol), ni chez les jeunes enfants.

ATTENTION !

Dans le cas où la douleur, la gêne et l'orgelet persistent, on fera appel à un ophtalmologiste, d'autant que les récidives peuvent être fréquentes.

NOTES PERSONNELLES

Ostéoporose

L'ostéoporose se définit comme une déminéralisation osseuse généralisée. Elle est liée à une diminution du tissu osseux, visible à la radiographie : la trame protéique se raréfie, ce qui fragilise le squelette et augmente le risque de fracture et de douleurs dorsales. Plusieurs facteurs peuvent en être la cause : désordres hormonaux de la ménopause (carence en œstrogènes), troubles digestifs, ou traitement prolongé aux corticoïdes.

- Versez une cuillerée à café de prêle des champs dans une tasse à thé d'eau bouillante. Laissez infuser pendant 10 minutes. Filtrez et buvez trois fois par jour.

- Ma grand-mère préconisait contre ce mal de boire matin et soir, de préférence en dehors des repas, 2 cuillerées à café de vinaigre de cidre dans un verre d'eau avec une cuillerée à soupe de miel.

ASTUCE !
Ce remède est fortement conseillé aux femmes atteignant la ménopause.

La prêle des champs contient de nombreux éléments minéraux, du calcium, du potassium, des flavonoïdes, des saponosides (équisatonine), des alcaloïdes (nicotine) et des stérols. Elle renferme également 60 à 80 % de silice, bonne pour les articulations. C'est un puissant reminéralisant, qui permet la consolidation des os et des ongles ainsi que la régénération des tissus conjonctifs. Elle est recommandée pour prévenir l'ostéoporose, l'arthrose et l'athérosclérose, et on l'utilise pour traiter les problèmes arthritiques et rhumatismaux. On utilise les parties aériennes.

Le vinaigre de cidre supprime les dépôts de calcium dans les parois artérielles. Il favorise donc l'assimilation du calcium : restant à l'état soluble, celui-ci ne se dépose que là où il est nécessaire, c'est-à-dire dans les os. Les réserves de calcium osseux diminuent les risques de fracture et luttent contre l'ostéoporose.

Le miel contient du phosphore (19 mg), du calcium (4 mg pour 100 g), du fer et du cuivre.

ATTENTION !

Le traitement préventif de l'ostéoporose vise deux objectifs : empêcher toute fracture éventuelle (fracture du col du fémur ou tassement vertébral) et restituer la masse osseuse au-dessus d'une zone critique appelée seuil fracturaire. Bien entendu, un suivi médical sera envisagé en parallèle pour s'assurer de l'absence de déficit en calcium et en vitamine D dans l'organisme par un bilan sanguin et urinaire. Un apport nutritionnel et protidique adéquat devra être étudié, riche en calcium, laitages, protides végétaux, germes de céréales. Le maintien d'une activité physique et sportive soutenue (natation, gymnastique quotidienne) permettra de lutter plus efficacement contre l'ostéoporose.

NOTES PERSONNELLES

....

....

....

....

....

....

....

....

....

....

....

....

....

....

....

Otite

L'otite se définit comme une inflammation aiguë ou chronique du conduit auditif interne ou externe. Elle se caractérise par une douleur persistante et très invalidante, une rougeur vive du tympan, des élancements à type de battements, ainsi que des démangeaisons en cas de suppuration. Une surdité peut s'installer sournoisement.

- Plusieurs remèdes peuvent soit atténuer, soit guérir cette otite, à condition d'agir dès les premiers symptômes : le suc de basilic, l'huile de lierre terrestre et le suc de persil.

- Le suc de basilic est obtenu en pilant du basilic frais (feuilles et fleurs). Quelques gouttes dans l'oreille, matin et soir, permet de diminuer l'inflammation.

- Prenez cinq poignées de lierre terrestre frais et écrasez-les dans 50 cl d'huile d'olive. Faites chauffer doucement au bain-marie pendant 3 heures, en mélangeant fréquemment, puis filtrez la préparation. Versez 2 ou 3 gouttes tièdes matin et soir dans l'oreille enflammée.

- Le suc de persil est obtenu en pilant une poignée de tiges et de feuilles. Introduisez dans l'oreille malade 1 à 2 gouttes de ce suc matin et soir.

Le basilic (*Ocimum basilicum*) est une plante de la famille des Liliacées, originaire de l'Inde. Il doit ses propriétés anti-inflammatoires à son huile essentielle, constituée principalement de linalol et de camphre.

Le lierre terrestre (*Glechoma hereracea*), plante de la familles des Labiées, ne doit pas être confondu avec le lierre commun ou grimpant, de la famille des Araliacées. On trouve cette petite plante rampante des bois dans des lieux humides et ombragés de toute l'Europe non méditerranéenne. Ses feuilles ont des propriétés thérapeutiques anti-inflammatoires, grâce à leurs acides phénols et à leur huile essentielle à constituants terpéniques.

Le persil (*Petroselinum sativum*), plante de la famille des Ombellifères, est originaire de Grèce. Cette plante se trouve en France, en Europe centrale et méridionale, dans les Balkans, en Asie occidentale et en Amérique du Nord. Ses feuilles et ses tiges contiennent une huile essentielle composée d'apiol, qui lutte contre les spasmes et diminue donc la douleur.

NOTES PERSONNELLES

....

....

....

....

....

....

....

....

....

....

....

....

....

....

....

....

....

....

....

....

Oxyures

Les oxyures sont des vers nématodes blancs, parasites de l'intestin de l'homme. Les femelles fécondées migrent pour pondre leurs œufs au niveau de la marge de l'anus. Lors de cette migration, les femelles engendrent des démangeaisons qui conduisent à se gratter la région anale. Les œufs se logent alors sous les ongles. Il suffit qu'on touche ensuite de la nourriture, et qu'on la partage, pour que le processus d'auto-infestation et de contamination s'enclenche. Les troubles causés par ces vers sont nombreux : troubles intestinaux, troubles nerveux (instabilité, irritabilité, mélancolie), troubles cutanés, lésions suintantes de la région du périnée, entre anus et organes génitaux.

- Prenez une gousse d'ail, coupez-la en deux, laissez-la macérer toute la nuit dans un verre de lait. Buvez cette substance le lendemain matin, à jeun.

- Vous pouvez aussi mettre 2 gousses d'ail dans 50 cl d'eau, couvrir et porter lentement à ébullition. Laissez bouillir à feu doux pendant 5 minutes. Filtrez et buvez cette décoction le matin, à jeun, et le soir, au coucher, pendant plusieurs jours.

L'ail (*Allium sativum*), plante de la famille des Liliacées, croît spontanément en Sicile, en Espagne, en Égypte et en Algérie. Son bulbe frais contient des glucides (fructosane), une huile volatile sulfurée, l'allicine, dont la décomposition lui donne toutes ses propriétés thérapeutiques. Il est considéré comme arrêtant la prolifération des bactéries et, de même, a un effet vermifuge sur les oxyures et les ascaris. Ce sont les Grecs qui, les premiers, ont mentionné ses vertus vermifuges.

ATTENTION !

Ces recettes ont pour but de lutter contre le parasite, en diminuant le niveau d'infestation. La persistance des démangeaisons devra faire envisager un traitement médical plus fort, pris de préférence en période de pleine lune.

NOTES PERSONNELLES

Panaris

Le panaris est l'inflammation aiguë d'un doigt ou d'un orteil, près de l'ongle. Les causes peuvent en être multiples : blessures légères avec un instrument sale, piqûres, échardes, écorchures, traumatisme entraînant une plaie.

- Pour soigner un panaris, prenez un oignon, mettez-le dans une casserole avec un peu d'eau et faites frissonner sans bouillir. Retirez l'oignon de l'eau, ouvrez-le en deux parts égales et laissez-le légèrement tiédir. Mettez le doigt à l'intérieur de l'oignon. Attendez une dizaine de minutes, puis désinfectez. Recommencez l'opération deux fois par jour, le matin et le soir, jusqu'à ce que le panaris ait mûri et soit percé.

- Si vous n'avez pas d'oignon sous la main, vous avez sans doute un peu de lait et de pain. Faites un cataplasme de mie de pain imbibée de lait et gardez-le jusqu'au soulagement.

L'oignon (*Allium cepa*), plante de la famille des Liliacées, est cultivé partout dans le monde. Il est apprécié depuis l'Antiquité pour ses vertus anti-infectieuses. Il contient des sels, une essence, des composés soufrés organiques et des enzymes (oxydases, diastases) capables de dissoudre certaines substances à leur contact. Attention, l'ébullition retire leurs propriétés aux diastases. La composition de l'oignon permet de relâcher et de ramollir les tissus enflammés, de calmer l'inflammation, de lutter contre l'infection et la douleur...

ATTENTION !

Un panaris ne doit pas être négligé. Non traité, il peut évoluer vers un abcès ou un phlegmon, donnant lieu à une suppuration abondante que seule une intervention médicale ou chirurgicale pourra alors juguler.

Parasite intestinal

L'absorption d'un vermifuge permet d'expulser les parasites intestinaux (ascaris, oxyures, ver solitaire). Ces parasites peuvent provoquer les troubles suivants :

- troubles gastro-intestinaux (vomissements, nausées, diarrhées),
- boulimie ou anorexie,
- troubles hépatiques (haleine fétide, jaunisse),
- amaigrissement anormal,
- fatigue excessive,
- troubles nerveux (instabilité, irritabilité, mélancolie),
- troubles cutanés avec démangeaison anale.

Les vermifuges ont pour but de lutter contre le parasitisme intestinal en diminuant le niveau d'infestation, tout en permettant qu'une certaine immunité s'installe. Le rythme du déparasitage sera modulé selon l'intensité et l'origine des parasites. Chez les enfants, un minimum de trois cures dans l'année est recommandé.

- Extrayez 20 à 30 g de suc de chou frais et donnez-le aux enfants qui ont des vers pendant 3 jours, le matin à jeun.

- Mettez une cuillerée à dessert d'absinthe dans 25 cl d'eau bouillante. Laissez infuser pendant 10 minutes. Filtrez. Sucrez avec du miel et buvez-en 3 à 4 tasses par jour.

- Préparez l'infusion suivante : dans un litre d'eau bouillante, faites infuser 10 g de feuilles d'armoise pendant un quart d'heure. Filtrez. Buvez en 2 tasses chaudes par jour avec un peu de miel.

ATTENTION !

Ne jamais laisser infuser dans un récipient en fer, en zinc ou en plomb : vous risquez l'intoxication !

- Mettez 5 g de racine de garance dans une tasse d'eau froide. Faites bouillir pendant 3 minutes, puis laissez infuser pendant 10 minutes. Filtrez. Buvez cette décoction deux fois par jour. Ne vous inquiétez pas si votre urine est rose !

- Laissez infuser pendant quelques minutes 40 g de racines de gentiane dans un litre d'eau bouillante. Filtrez et buvez.

- Versez une tasse d'eau bouillante sur 3 g de racines de gentiane séchées. Laissez macérer pendant 4 heures. Filtrez. Buvez une tasse avant les repas.

- Mettez 30 g d'écorce de grenadier à infuser dans un litre d'eau bouillante pendant 10 minutes. Filtrez. Buvez une tasse toutes les heures pendant 2 jours.

- Faites infuser pendant 10 minutes 30 g d'écorce de grenade dans un litre d'eau bouillante. Filtrez. Buvez-en pendant 2 jours.

- Mettez 20 g de mousse de Corse dans une tasse d'eau bouillante. Laissez macérer pendant 3 heures. Filtrez. Sucrez généreusement avec du miel. Buvez tous les matins pendant 3 jours, une demi-heure avant le petit-déjeuner.

ASTUCE!
Son goût étant peu agréable, on peut l'aromatiser avec une autre tisane ou du jus d'orange.

- Placez 10 g de quassia dans 50 cl d'eau froide. Faites bouillir pendant 5 minutes. Hors du feu, laissez reposer cette décoction pendant 10 minutes. Filtrez. Buvez une tasse avant chaque repas.

- Dans un litre d'eau bouillante, faites infuser pendant 20 minutes 10 g de racine concassée de rhubarbe médicinale. Filtrez. Buvez chaud et sucré.

• Dans 25 cl d'eau bouillante, laissez infuser pendant 10 minutes une cuillerée à soupe de santoline. Filtrez. Buvez le matin à jeun.

• Placez 10 g de fleurs de saponaire dans 25 cl d'eau froide. Portez à ébullition, et laissez bouillir pendant 5 minutes. Retirez du feu et filtrez la préparation sans la laisser infuser. Buvez deux fois par jour, une tasse le matin, une tasse le soir.

CONSEIL MALIN !
Les vermifuges seront administrés en avril, au moment de l'éclosion des vers, ainsi qu'en juin, au moment de leur développement, pour les personnes sujettes à ces parasites intestinaux. La meilleure période pour prendre un vermifuge avec succès est celle de la pleine lune (un jour avant, le jour même, le jour suivant), puis les 10 jours suivants, en période de lune descendante.

L'absinthe est constituée de substances amères (lactones sesquiterpéniques, dimères et monomères), d'huiles essentielles (B-thuyone, thuyol, linalol, cinéol, x-bisabolol), de flavonoïdes et d'acides phénols. Elle est traditionnellement utilisée pour stimuler l'appétit et possède des vertus digestives. On utilise la plante.
→ Elle est très efficace en synergie avec le cresson de fontaine.
ATTENTION !
Elle est déconseillée aux femmes enceintes.

L'armoise est riche en tanins, en flavonoïdes, en huile essentielle (cinéol et thuyone), en alcool triterpénique et en principes amers. Elle contient des vitamines A, B, C. Elle stimule l'appétit, les fonctions digestives et aide à l'assimilation des aliments. Elle a une action favorable sur le foie. On utilise les feuilles et les racines.

La garance est composée d'hétérosides anthraquioniques (alizarine, pigments rouges), d'acides tartriques, citriques et maliques, et d'une essence : le camphre de garance. On utilise la racine fraîche, qui est un excellent vermifuge.

La gentiane est composée d'hétérosides amers, de sécoiridoïdes, de xanthones, de phytostérols, d'acides-phénols, d'oligosaccharides et de pectine. Elle est très efficace lors d'une convalescence et agit contre la fatigue. C'est également un stimulant des fonctions digestives. Cholagogue et dépurative, elle possède une action vermifuge. On utilise la racine.

Le grenadier est composé d'alcaloïdes, de tanins, de dérivés de piperidine, d'acides ursoliques, de pelletiérine, ainsi que d'une hormone : l'œstrone. La pelletiérine possède une action vermifuge. On utilise l'écorce, le fruit (la grenade) et les fleurs.

ATTENTION !

Ne pas dépasser la dose prescrite. Interdit aux enfants et aux femmes enceintes.

La résine de la **mousse de Corse** contient des principes actifs, des sels, du calcium, du sodium, du fer et de l'iode. Elle est très efficace contre les ascaris et les oxyures. On utilise le thalle.

Le quassia est constitué de principes amers, de coumarines, de vitamine B 1, de mucilages, de pectine et de tanins. C'est un tonique stomacal, qui est également vermifuge. On utilise l'écorce et la racine.

ATTENTION !

Ne pas utiliser pendant la grossesse. Ne jamais dépasser la dose prescrite. C'est une plante toxique lorsqu'elle est consommée à haute dose.

La rhubarbe médicinale est constituée d'hétérosides, de flavonoïdes (catéchine), de vitamines B et C, d'anthraquinones, de polyphénols, de tanins, d'oxalate de calcium, de sennosides A et B et de tanins. Elle a des propriétés toniques et astringentes. On la conseille dans les cas d'anémie ou de faiblesse générale. On utilise les racines.

La santoline contient une huile essentielle (terpène), des tanins, une résine, un principe amer, un alcool et un alcaloïde amer soluble. Elle est essentiellement utilisée contre les ascaris et les oxyures, mais est aussi excellente en friction contre les piqûres d'insectes. On utilise les fleurs.

La saponaire est composée de saponines, de résine, de triterpène pentadactyle, d'acide quillayique et d'huile essentielle. Elle est indiquée pour lutter contre l'oxyurose. On utilise la racine et les parties aériennes.

NOTES PERSONNELLES

Paupières enflammées

Plusieurs causes peuvent être à l'origine d'une inflammation interne des paupières, avec rougeur, douleur, sensation de sable dans les yeux et gêne à chaque mouvement :

- une exposition trop prolongée au soleil sans protection,
- certaines intempéries (vents violents, poussières de chantier...),
- l'exposition à la fumée de cigarette,
- de longues heures passées devant un écran d'ordinateur,
- la conduite de nuit (les phares entraînent des micro-traumatismes).

- Ma grand-mère avait toujours sous la main une lotion à base de camomille, pour reposer ses yeux fatigués par le soleil de l'été ou par la fatigue, et pour éliminer ce que nous appelions dans notre langage d'enfants des « cailloux dans les yeux ». Pour fabriquer cette lotion, elle portait à ébullition 50 g de fleurs de camomille dans un litre d'eau, puis laissait infuser pendant 10 minutes et filtrait soigneusement. Elle se faisait des bains d'yeux et nous mettait sur les yeux des compresses de coton imprégnées de cette préparation.

- Elle utilisait aussi une lotion aux bleuets : après avoir mélangé 10 g de feuilles de plantain à 5 g de fleurs de bleuet, elle laissait infuser pendant un quart d'heure dans 150 g d'eau bouillante. Elle filtrait la lotion et l'utilisait également en bain d'yeux ou en compresses.

La camomille romaine (*Anthemis nobilis*) fait partie de la famille des Composées. Cultivée surtout en Anjou, cette camomille « odorante » contient une huile essentielle, le chamazulène, qui lui confère ses propriétés anti-inflammatoires.

Le plantain (*Plantago major*), plante de la famille des Plantaginacées, est considéré depuis très longtemps par la médecine populaire comme un anti-inflammatoire puissant. Cette propriété est due à ses principes actifs : mucilage, pectine, tanins et iridoïdes.

Le bleuet (*Centaurea cyanus*) fait partie de la famille des Composées. Très connue en Europe, son activité astringente, décongestionnante et anti-inflammatoire provient de sa composition en pigments anthocyaniques et flavoniques.

NOTES PERSONNELLES

Paupières gonflées

Le rôle des paupières est double : elles protègent le globe de l'œil contre les chocs, les poussières et la lumière, et étalent à sa surface le liquide des larmes, lubrifiant ainsi la surface de l'œil. De nombreuses causes peuvent entraîner une fatigue des paupières accompagnée de gonflement et de lourdeur : conjonctivite, rhinite, obstruction des voies lacrymales, poussières, allergies, fumées, travail à la lumière artificielle...

- Si vous vous réveillez un matin avec les paupières comme des « œufs pochés », faites un emplâtre de pulpe de pommes cuites à l'eau ou au four.

ASTUCE !
Vous pouvez remplacer la pulpe de pomme par du jus de pomme en compresse.

- Si vous ne trouvez pas de pommes, faites une décoction avec un bouquet de cerfeuil frais (60 g par litre d'eau). Portez à ébullition et laissez infuser une bonne demi-heure. Passez au chinois. Utilisez ensuite en compresse sur les paupières gonflées.

- L'application d'une tranche de concombre sur chaque paupière, pendant 20 à 30 minutes, permet aussi de réduire l'inflammation, de diminuer la fatigue des paupières, de les faire dégonfler et d'apaiser la gêne éventuelle.

La pulpe de **pomme** raffermit les tissus et fait donc dégonfler les paupières.

Le cerfeuil (*Anthriscus cerefolium*), plante de la famille des Ombellifères, a la propriété de calmer l'inflammation.

Le concombre (*Cucumis sativus*), plante de la famille des Cucurbitacées, contient un principe actif, l'élatérine, qui a pour effet de relâcher et de ramollir les tissus enflammés.

ATTENTION !

Si les signes persistent, on fera appel à un médecin pour déterminer l'origine du problème.

NOTES PERSONNELLES

Pharyngite

La pharyngite est une inflammation du pharynx. Celui-ci est un véritable carrefour buccal : il est formé, à l'avant, par l'ouverture postérieure des fosses nasales et l'ouverture postérieure de la bouche ; à l'arrière, par les vertèbres du cou, recouvertes par les muscles prévertébraux ; en bas et en avant, par le larynx ; en bas et en arrière, par l'œsophage. Le terme de « pharyngite » couvre toutes les affections du pharynx : celles du pharynx proprement dit, des amygdales, du voile du palais et des piliers du voile du palais. Elle se caractérise par un écoulement nasal d'aspect clair, puis jaune, par de la fièvre, des maux de gorge, une toux sèche et une irritation des muqueuses. Les causes en sont diverses : virales, bactériennes (streptocoques, staphylocoques, pneumocoques), allergiques... L'insuffisance salivaire, le tabac, ainsi qu'un temps froid et humide constituent des facteurs aggravants.

- Préparez une tisane composée de 20 g de fleurs et de feuilles d'aigremoine par litre d'eau chaude. Laissez infuser pendant 10 minutes. Filtrez. Buvez-en 3 tasses par jour.

- Versez une cuillerée à soupe de pétales de coquelicot dans 25 cl d'eau bouillante. Laissez infuser pendant 10 minutes. Filtrez. Buvez 3 tasses par jour, la dernière au moment du coucher. Elle sera encore plus efficace chaude et sucrée avec du miel.

- Mettez une cuillerée à soupe d'érysimum dans 25 cl d'eau bouillante. Laissez infuser pendant 10 minutes. Filtrez. Buvez 4 à 5 tasses par jour, bien chaudes.

ASTUCE!

Ajoutez du miel, pour atténuer le goût peu agréable de cette préparation.

• Mettez 4 cuillerées à soupe de marrube blanc dans un litre d'eau bouillante. Laissez infuser pendant 10 minutes. Filtrez. Buvez cette préparation tout au long de la journée.

ASTUCE!

Mélangez le marrube à une plante odorante (menthe, ananas, oranger, maté), pour atténuer l'amertume de cette infusion.

• Faites infuser pendant 10 minutes 15 g des parties aériennes du plantain dans un litre d'eau. Filtrez. Buvez 2 à 3 tasses par jour.

• Versez 10 à 20 g de plantain (feuilles, fleurs et racines) dans un litre d'eau froide. Faites bouillir pendant 10 minutes. Filtrez. Buvez une tasse à tous les repas.

CONSEIL MALIN !

Vous pouvez également utiliser cette décoction de plantain en gargarismes.

• Faites cuire 500 g de poireaux dans un litre d'eau. Exprimez fortement et ajoutez du miel. Avalez une cuillerée à soupe de cette préparation quatre fois par jour.

• Dans une tasse à thé d'eau bouillante, versez une cuillerée à café de fleurs de violette et laissez infuser pendant 10 minutes. Filtrez. Buvez-en 3 tasses par jour, en sucrant avec du miel.

Gargarismes :

• Faites bouillir 100 g de fleurs et de feuilles d'aigremoine dans un litre d'eau, jusqu'à réduction au tiers. Laissez refroidir. Filtrez. Utilisez en gargarismes six à huit fois par jour.

• Faites macérer 60 g de racine de bistorte dans un litre d'eau pendant 6 heures, puis filtrez. Utilisez en gargarismes jusqu'à amélioration.

• Placez 50 g de feuilles de mauve dans un litre d'eau froide. Faites bouillir pendant 2 minutes, puis laissez infuser pendant 10 minutes. Filtrez. Une fois que cette décoction est froide, utilisez-la en gargarismes.

En synergie :

→ Fleurs d'arnica – Feuilles de sauge – Feuilles de sanicle
→ Racine de guimauve – Feuilles de laitue – Orge – Morceaux de figue
Versez une cuillerée à soupe de l'un de ces mélanges dans 50 cl d'eau bouillante, puis laissez infuser pendant 10 minutes. Filtrez et ajoutez 20 g de miel. Utilisez en gargarismes.

Le coquelicot est composé d'alcaloïdes isoquinoléiques (papavérine, rhéadine, isorhéadine...), d'anthocyanosides, de mucilages, de tanins, de nitrate de potasse et de mécocyanine. Grâce à ses propriétés apaisantes, il peut calmer la toux et les irritations de la gorge. Il est aussi légèrement sudorifique. Comme son action est douce, il est recommandé pour les personnes âgées et les enfants. On utilise les fleurs.
→ En synergie avec la violette et le thym.

L'érysimum contient une essence sulfurée allylique. C'est la plante des cordes vocales : elle excelle à lutter contre les laryngites et l'aphonie.

Le marrube blanc contient de la vitamine C, du sel de potassium, de la choline et de la saponine. Sa plante séchée contient également une huile essentielle et du marrubine. On utilise les fleurs et les feuilles.
ATTENTION !
Ne dépassez pas la dose prescrite, sous peine de palpitations cardiaques.

Le plantain contient des iridoïdes (notamment de l'aucuboside, aux propriétés antibactériennes et antitussives), des flavonoïdes, des tanins, des mucilages, du soufre, des sels alcalins et de la pectine. Grâce à son soufre et ses mucilages, il favorise l'élimination des mucosités bronchiques. C'est aussi un anti-inflammatoire.

Le poireau contient un mucilage, une huile essentielle, la cycloalline, de la vitamine C et de la cellulose. C'est un anti-inflammatoire spécifique des voies aériennes. On utilise toute la plante.

ATTENTION !

N'approchez pas cette préparation de vos yeux, car la cycloalline contenue dans le poireau est irritante.

La violette est composée de glucosides phénoliques (dont la gaulthérine), de saponines (myrosine et violine), d'un alcaloïde (odoratine), de mucilages, de flavonoïdes (notamment de l'irode) et d'un pigment organique (violarubine). Elle possède des vertus calmantes et expectorantes : excellent sédatif, elle est indiquée en cas de bronchite, de toux rebelle ou d'angine. Elle fait partie des sept plantes pectorales. On utilise les fleurs, les feuilles et les racines.

L'aigremoine est composée de tanins, de flavonoïdes (lutéoline), de polysaccharides et d'huile essentielle. Elle contient des hypérosides, des rutosides et des quercitosides. On l'appelle aussi « thé du Nord » ou « thé des bois ». Elle est le plus souvent utilisée contre les extinctions de voix et les maux de gorge. En gargarismes ou en bains de bouche, elle soigne les angines. Astringente, elle excelle à soigner les pharyngites des orateurs ou des chanteurs ! On utilise les feuilles et les fleurs.

→ À utiliser en synergie avec le mûrier noir et la myrtille.

La bistorte est constituée de tanins (15 à 20 %) et de mucilages. C'est un fébrifuge et un tonique, qui peut s'utiliser en gargarismes pour soigner les pharyngites. On utilise le rhizome.

La mauve est composée de mucilages, de flavonoïdes et d'un anthocyanoside, le malvine. Elle a une action anti-inflammatoire : elle combat la toux et calme l'inflammation bronchitique. Elle possède également des propriétés adoucissantes et émollientes. On utilise les fleurs et les feuilles.

→ En synergie avec l'eucalyptus, elle constitue un excellent remède contre les troubles respiratoires. C'est l'une des sept fleurs pectorales.

ATTENTION !

Ne pas utiliser en cas de traitement anticoagulant.

ATTENTION !

Le pied-de-chat fait partie des sept plantes pectorales, mais il est considéré comme une plante toxique, et mieux vaut éviter son utilisation.

NOTES PERSONNELLES

Pieds lourds

La structure du pied est très complexe. Constitué d'os, de ligaments, de muscles, d'aponévrose, d'artères, de veines et de nerfs, il permet à l'ensemble du corps de se tenir debout ou de se déplacer. La circulation artério-veineuse est essentielle au bon fonctionnement des pieds. Toute fatigue, surtout en position debout prolongée, ou toute pathologie artérielle ou veineuse peuvent entraîner des pieds dits « lourds ».

- Si, après une journée de marche ou de station debout, vous avez très mal aux pieds, mettez dans une bassine d'eau tiède une poignée de lavande, une poignée de menthe verte et une poignée de sel marin. Laissez vos pieds tremper dans ce bain pendant 10 minutes au minimum : la douleur s'atténuera très rapidement.

- Préparez une infusion en versant une poignée de tilleul dans un litre d'eau. Versez-la dans une bassine d'eau chaude et utilisez en bain de pieds.

La lavande vraie (*Lavandula vera*), sous-arbrisseau de la famille des Labiées, se rencontre en général sur les coteaux du Midi de la France. Elle dégage, lors de sa floraison, un parfum suave et pénétrant. La lavande possède des propriétés adoucissantes, grâce à son huile essentielle composée de flavonoïdes et d'acides phénoliques.

La menthe verte (*Mentha viridis*), plante de la famille des Labiées, pousse dans les bois humides et les prairies d'Europe et d'Amérique du Nord. Au Moyen Âge, de nombreuses thérapies faisaient appel à la menthe verte. Son action analgésique est due à son huile essentielle riche en menthol, un alcool terpénique.

Le sel marin met fin aux phénomènes douloureux : il diminue l'œdème du pied grâce à sa composition moléculaire, qui favorise les échanges extra et intra-cellulaires.

Le tilleul (*Tilia cordata*) est un arbre de la famille des Tiliacées qui pousse à l'état spontané dans toute l'Europe, en Asie Mineure et en Amérique du Nord. Les fleurs de tilleul sont utilisées depuis l'Antiquité pour leurs vertus médicinales. Elles possèdent une huile essentielle riche en farsénol qui a une action sédative, adoucissante et émolliente.

ATTENTION !

Les douleurs dans les pieds sont souvent dues à une marche trop longue, à un effort trop violent ; mais si cette douleur persiste et devient chronique, il faudra consulter un spécialiste, de manière à ne pas passer à côté d'une pathologie : artérite, problème musculaire, fracture de fatigue, tendinite, entorse de cheville, arthrose, infection, traumatisme, rhumatisme inflammatoire, déformation…

NOTES PERSONNELLES

Pinçon

Il s'agit d'une ampoule dont le liquide contient du sang par suite de la déchirure d'un petit vaisseau sanguin. Il est causé par un pincement violent ou une pression subite.

- Pour soulager la douleur, appliquez d'abord des compresses d'eau froide pendant quelques minutes. Puis traitez le pinçon comme une ampoule : prenez une aiguille à coudre et passez un fil dans le chas. Faites rougir l'aiguille pour l'aseptiser. Percez délicatement le pinçon et faites glisser le fil à l'intérieur ; l'eau s'écoulera. Enlevez le fil lorsqu'il n'y a plus d'eau. Laissez la « vieille » peau, qui servira de bandage naturel. Vous la couperez lorsque la nouvelle peau aura repoussé.

ASTUCE!

Si la peau s'est détachée, pansez avec de la vaseline après avoir lavé la petite plaie.

NOTES PERSONNELLES

....

....

....

....

....

....

....

....

....

....

....

....

Piqûres
(guêpes, abeilles, frelons, moustiques)

Les piqûres de guêpes, d'abeilles, de frelons et de moustiques s'accompagnent d'une vive douleur suivie d'un gonflement, d'une rougeur et d'une démangeaison. Cette réaction locale d'inflammation banale caractérise la piqûre.

Piqûres de guêpes, d'abeilles et de frelons :

- Lorsque nous revenions en hurlant qu'une « abeille » nous avait piqués (nous voulions, bien sûr, dire une guêpe), ma grand-mère mouillait immédiatement l'endroit et le frottait avec du savon de Marseille. Elle massait ensuite l'enflure pendant quelques minutes et la douleur disparaissait.

CONSEIL MALIN !
Dans la plupart des cas, elle essayait d'abord d'enlever délicatement le dard avec une pince à épiler, comme pour une épine. Puis elle nettoyait l'endroit blessé avec du vinaigre de cuisine.

- Parfois, elle approchait une cigarette allumée le plus près possible de la lésion, sans bien sûr toucher la peau, de manière à essayer d'empêcher le produit toxique provenant du dard de produire son effet.

- De temps en temps, je la voyais prendre un oignon frais, le couper en deux, et nous masser doucement avec sa pulpe, dans le sens des aiguilles d'une montre, à l'endroit de la piqûre. La douleur diminuait progressivement, puis disparaissait.

• À d'autres moments, ma grand-mère mélangeait de la racine de guimauve en poudre avec un peu d'eau pour obtenir une pommade épaisse qu'elle appliquait sur la piqûre.

Piqûres de moustiques :

• Si vous êtes à la campagne, coupez quelques feuilles de cassis, froissez-les pour en exprimer le suc et appliquez-le sur la piqûre de moustique : la douleur cessera instantanément, et en cas d'enflure, celle-ci se résorbera vite.

• Vous pouvez aussi faire de petits cataplasmes de cerfeuil, en utilisant 60 g de plante bouillie dans un litre d'eau.

• Écrasez des feuilles de persil fraîches et posez-les sur la piqûre. Cela peut aussi servir de pansement d'appoint.

• Coupez la tête d'un poireau en deux et frottez l'endroit piqué.

L'explication de l'effet de la cigarette est très simple : les propriétés du venin de l'insecte sont anéanties par la chaleur, qui coagule ce venin. De plus, cette **chaleur** contribuant à dilater les vaisseaux sanguins, le dard est plus facile à enlever.

La guimauve officinale (*Althaea officinalis*), plante de la famille des Malvacées, contient dans sa racine une forte proportion de mucilage (30 %), une substance renfermant des pectines, qui atténuent le phénomène inflammatoire et par conséquent la douleur, et relâchent les tissus.

Le cassis (*Ribes nigrum*) fait partie de la famille des Ribesiacées. Cette plante commence à être citée en tant que plante médicinale au début du XVIIe s. Ses feuilles contiennent plusieurs principes actifs, des vitamines et des huiles essentielles (anthocyanosides et flavonoïdes).

Le cerfeuil (*Anthriscus cerefolium*) est une plante de la famille des Ombellifères. Son huile essentielle permet de calmer les inflammations.

Le persil (*Petroselinum sativum*), plante de la famille des Liliacées, est originaire de Grèce. Il est utilisé depuis l'Antiquité. Les médecins grecs et arabes mentionnent ses propriétés thérapeutiques dans plusieurs traités médicaux. Son principal principe actif est une huile essentielle contenant apiol et myristine. Elle possède des propriétés anti-inflammatoires et antalgiques.

Le poireau (*Allium porum*) fait partie de la famille des Liliacées. Son huile essentielle, le sulfure d'allyle, lui permet à la fois de dissoudre le venin, de supprimer l'œdème, d'atténuer la douleur et de calmer les démangeaisons.

ATTENTION !

Ces piqûres sont le plus souvent inoffensives. Mais parfois, elles peuvent être redoutables, et constituent une urgence médicale dans les circonstances suivantes :

- *si la piqûre se situe à la gorge (œdème),*
- *si le nombre de piqûres est important (risque de réaction toxique avec hypertension et convulsions),*
- *s'il existe une réaction allergique grave (œdème de Quincke, broncho-spasme, choc anaphylactique).*

Il ne faut donc pas négliger ce genre de piqûres, qui peuvent avoir des conséquences fâcheuses.

NOTES PERSONNELLES

....

....

....

....

....

....

....

....

....

....

....

....

Piqûres (orties, poissons)

Les piqûres d'orties, courantes à la campagne, provoquent des sensations de brûlure très désagréables, comme celles de certains insectes. Il peut arriver aussi que l'on se pique en préparant un poisson, surtout si l'on est pêcheur.

- Lorsque nous étions piqués par des orties, ma grand-mère cueillait trois herbes différentes. Elle les frottait énergiquement, et avec cette « bouillie », massait la partie endolorie. Le résultat était spectaculaire : la douleur cessait aussitôt. Parfois elle utilisait les trois herbes l'une après l'autre.

- Si vous vous piquez avec les écailles ou les arêtes du poisson que vous êtes en train de préparer, nettoyez la plaie à l'eau bouillante et appliquez en cataplasme le foie du poisson que vous venez de pêcher.

- S'il s'agit d'un poisson venimeux, comme les vives ou les rascasses, il suffit d'approcher pendant une à deux minutes une source de chaleur (cigarette, sèche-cheveux) de la zone atteinte pour atténuer rapidement la douleur. On peut ensuite appliquer de la glace dans un linge pour favoriser la destruction du venin et diminuer l'œdème.

L'explication de l'effet de la cigarette est très simple : le venin est coagulé par la chaleur, ce qui empêche le produit toxique de produire son effet. De plus, comme cette **chaleur** contribue à dilater les vaisseaux sanguins, le dard, le cas échéant, est plus facile à enlever.

Quant au **froid**, il engourdit la douleur et aide à diminuer le gonflement.

ATTENTION !

Avant d'agir, de quelque façon que ce soit, il faut savoir par quoi vous avez été piqué. Il ne s'agit pas de traiter une piqûre de vipère, par exemple, de cette façon.

NOTES PERSONNELLES

Poches sous les yeux

On parle de « poche » lorsque la peau sous les yeux est distendue et déformée. Ce phénomène est en général dû à une rétention d'eau ou à un dépôt de graisse sous la peau de la paupière inférieure, accompagnés d'un relâchement cutané. Le manque de sommeil peut accentuer les poches. L'âge en est l'un des principaux facteurs, ainsi que l'hérédité. Une alimentation trop riche en graisse, ainsi que la consommation de tabac ou d'alcool, accentuent la rétention d'eau dans les tissus. Les préparations suivantes vous aideront à diminuer ces poches ; mais attention, ce phénomène peut être dû à une insuffisance rénale ou à la maladie de Basedow : consultez un médecin avant que les symptômes ne s'aggravent.

- Préparez une décoction de romarin et utilisez-la en fumigation. Pour plus d'efficacité, couvrez-vous la tête d'une serviette pour ne rien perdre de la vapeur.

ASTUCE!
Cette méthode a aussi l'avantage d'éclaircir votre teint, s'il est un peu brouillé après une soirée agitée !

- Râpez une pomme de terre crue. Appliquez-la en cataplasme sur les poches pendant un quart d'heure.

- Vous pouvez aussi utiliser des sachets de thé vert humidifiés, puis congelés, que vous appliquerez sur les poches jusqu'à ce qu'ils soient complètement décongelés.

Le romarin (*Rosmarinus officinalis*), plante de la famille des Labiées, pousse dans les contrées méridionales de l'Europe. Il permet de diminuer l'œdème grâce à sa teneur en alpha-pinéne, bornéol, camphre et cinéol.

La pomme de terre (*Solanum tuberosum*), plante de la famille des Solanacées, joue un rôle d'anti-inflammatoire grâce à son amidon, qui relâche les tissus enflammés.

Le thé vert (*Camellia sinensis*), plante de la famille des Théacées, aurait été découvert, selon une légende indienne, par le prince Bhodi-Dharma. Alors qu'il voyageait en Chine, ce dernier avait fait vœu de ne pas dormir pendant sept ans, pour prêcher le bouddhisme. Un jour, il sombra dans un sommeil profond. À son réveil, il se coupa les paupières pour ne plus dormir et les enterra : un étrange arbuste poussa à cet endroit. Le Bhodi-Dharma goûta les feuilles et s'aperçut qu'elles lui permettaient de rester éveillé... Ainsi apparut le thé ! Sa teneur en tanin lui confère des propriétés astringentes et adoucissantes.

L'action du **froid** permet de diminuer les poches sous les yeux. Son action vaso-constrictrice (diminution du diamètre des vaisseaux sanguins) augmente la vitesse de circulation du sang dans les veines et les vaisseaux, ce qui permet une « vidange » de l'œdème de surface.

NOTES PERSONNELLES

....
....
....
....
....
....
....
....
....
....
....
....
....
....
....
....
....

Poids (excès de)

On considère qu'il y a excès de poids quand le sujet dépasse de 20 % le « poids idéal ». L'obésité et le surpoids se définissent comme une accumulation excessive de tissus adipeux dans l'organisme, suite à un déséquilibre entre le nombre de calories consommées et le nombre de calories dépensées.
Les facteurs en sont nombreux :

- des modifications du comportement alimentaire, observées à l'échelle mondiale : la consommation d'aliments trop riches en graisses ou en sucres, mais pauvres en vitamines et en minéraux,
- la tendance à faire de moins en moins d'exercice physique, en raison de la nature souvent sédentaire du travail moderne,
- un excédent d'alcool,
- le dysfonctionnement de certaines glandes endocrines, notamment la thyroïde et l'hypophyse.

L'obésité peut entraîner diverses complications : cardiaques, rénales, mais aussi pulmonaires.

- Le jus de cuisson du céleri est connu pour être un excellent diurétique, qui permet d'éliminer les toxines et déchets de l'organisme. Il est donc également conseillé dans les régimes amaigrissants. Ma grand-mère en faisait un vin qui, disait-elle, lui redonnait sa jeunesse... à tout point de vue !

Mixez une belle tête de céleri, filtrez et ajoutez le même poids de sucre. Mélangez à une bouteille de vin blanc de qualité et laissez macérer pendant 2 jours. Filtrez et buvez-en 2 verres par jour en apéritif.

ASTUCE !

Pour lutter contre les kilos, remplacez l'un des trois repas de la journée par 500 g de cerises, pendant 8 jours consécutifs. En saison, poursuivez cette cure 1 jour par semaine.

• Versez une cuillerée à soupe de fucus dans 50 cl d'eau froide. Faites bouillir pendant 5 minutes. Filtrez et buvez un quart d'heure avant les repas.

ASTUCE !

Ajoutez une tisane odorante (verveine, framboise, aspérule...) ou un jus de fruits (pamplemousse, papaye) à cette décoction, dont le goût est assez désagréable.

• Laissez infuser pendant 10 minutes une cuillerée à soupe de fleurs de germandrée dans 25 cl d'eau bouillante. Filtrez. Buvez 2 tasses par jour, après les repas.

CONSEIL MALIN !

N'hésitez pas à aromatiser cette tisane, au goût amer. Cependant, dans le cadre d'un régime amaigrissant, évitez le miel. Utilisez des édulcorants naturels (la stevia, par exemple).

• Mettez 4 cuillerées à soupe de marrube blanc dans un litre d'eau bouillante. Laissez infuser pendant 10 minutes. Filtrez. Buvez cette préparation tout au long de la journée. Mélangez le marrube à une plante odorante amaigrissante (menthe, ananas, oranger, maté), pour atténuer l'amertume de cette infusion.

• Versez une cuillerée à soupe de feuilles, de fleurs ou de zeste d'oranger dans 25 cl d'eau bouillante. Laissez infuser pendant 10 minutes. Filtrez. Buvez plusieurs fois par jour.

• Versez une cuillerée à soupe de feuilles d'orthosiphon (ou thé de Java) dans 25 cl d'eau bouillante. Laissez infuser pendant 10 minutes. Filtrez. Buvez 3 tasses par jour.

• En infusion : versez 1 zeste de pamplemousse dans 25 cl d'eau bouillante. Laissez infuser pendant 10 minutes. Filtrez et buvez sans attendre.

• En décoction : placez 1 zeste de pamplemousse dans 25 cl d'eau froide et portez à ébullition. Faites bouillir pendant 5 minutes et laissez infuser pendant 10 minutes. Filtrez et buvez immédiatement.

• Versez une cuillerée à café de konjac dans une tasse d'eau bouillante. Vous trouverez le konjac en gélules : il est possible de diluer la poudre contenue dans ces gélules dans une tisane odorante.

CONSEIL MALIN !

Vous pouvez aussi ajouter du jus de pamplemousse à une tasse de thé vert ou d'orthosiphon.

• Délayez une cuillerée à café de spiruline dans une tasse d'eau bouillante. Buvez avant le déjeuner.

• Versez une cuillerée à café de thé vert dans une tasse à thé d'eau bouillante. Laissez infuser pendant 10 minutes. Filtrez. Buvez plusieurs fois par jour.

Bains :

• Préparez une infusion forte : versez, dans 2 litres d'eau, une poignée de chacune de ces plantes : fucus vésiculeux, pissenlit, prêle des champs et camomille. Laissez refroidir, filtrez et ajoutez à l'eau de votre bain. Suivez ce remède une à deux fois par semaine, et associez-le à un petit régime.

• Versez 50 g de fucus dans un litre d'eau froide, et mettez à bouillir pendant 5 minutes. Hors du feu, laissez infuser pendant 10 minutes. Filtrez, puis ajoutez à l'eau de votre bain.

ASTUCE !

Vous pouvez également ajouter deux poignées de gros sel marin.

En synergie :

→ Thé vert – Maté – Myrtille
→ Thé vert – Orthosiphon – Germandrée
→ Thé Pu-Erh – Orthosiphon – Queue de cerise
→ Reine-des-prés – Frène – Réglisse
→ Reine-des-prés – Frène – Myrtille
→ Queue de cerise – Reine-des-prés – Ananas
→ Thé vert – Guarana – Queue de cerise
→ Thé vert – Oranger amer – Orthosiphon – Menthe marocaine
→ Fucus – Fenouil – Reine-des-prés
→ Artichaut – Ortie – Germandrée
→ Anis vert – Bourdaine
→ Églantier – Sureau – Citronnelle (aromatisée à la menthe)
→ Thé vert – Menthe poivrée – Menthe marocaine – Verveine – Romarin
→ Reine-des-prés – Frène – Réglisse
→ Aubier de tilleul – Thé vert
→ Thé vert – Maté – Reine-des-prés
→ Konjac – Guarana – Fucus
→ Reine-des-prés – Marjolaine – Vigne rouge – Bouleau – Thé vert
→ Chiendent – Hysope – Séné – Thé noir – Thé vert – Vigne rouge
→ Feuilles de fraisier – Sureau – Arbousier – Séné
→ Vigne rouge – Mercuriale – Frêne – Fucus – Pariétaire – Menthe – Bourdaine mauve – Saponaire
→ Sureau noir – Achillée millefeuille – Feuilles de mûre – Baies de genièvre – Thym – Primevère – Pâquerette

• Dans un litre d'eau bouillante, jetez une cuillerée à café de chacune des plantes suivantes : pissenlit, romarin, fenouil, fucus vésiculeux. Laissez infuser pendant un quart d'heure, filtrez la solution et buvez-en une tasse (en ayant pris soin d'y ajouter 1 à 2 cuillerées à café de miel, car le goût en est très déplaisant). Buvez cette préparation matin et soir, au lever et au coucher.

Conseils alimentaires :

- À éviter :

– le jaune d'œuf (à consommer deux fois par semaine au maximum).
– le pain blanc.
– les abats (ris, cœur, foie, rognons, cervelle).
– les viandes grasses (porc, agneau, etc.).
– le beurre et ce qui en contient (viennoiseries, etc.).
– les fromages (30 g par jour maximum).
– les charcuteries (à la rigueur, mangez du jambon dégraissé).
– la végétaline et les margarines dures.
– la crème fraîche.
– les fritures, les sauces.
– la graisse d'oie, le saindoux.
– l'alcool (vin, bière, etc.).
– le sucre en trop grande quantité.

- À privilégier :

– des viandes maigres : volailles (en enlevant la peau).
– lapin, morceaux maigres du bœuf.
– du poisson (trois à quatre fois par semaine).
– des laitages à 20 % de matière grasse au maximum (yaourts, fromages maigres).
– des huiles d'olive, de colza, de soja, de tournesol.
– des fruits et des légumes.
– des céréales complètes.
– du pain intégral.

Le céleri (*Apium graveolens*) fait partie de la famille des Ombellifères. Il pousse dans les sols salés et marécageux d'Europe, d'Afrique et d'Amérique. Ses composants (huiles essentielles riches en limonène et en flavanoïdes, dont l'apioside) lui permettent d'éliminer les toxines de l'organisme et d'agir comme un diurétique puissant.

ATTENTION !

Il ne faut pas considérer le céleri comme un traitement amaigrissant, mais comme un complément en période de désintoxication et d'élimination des déchets de l'organisme.

Composé de glucoside et d'isoflavone, **le cerisier** est un diurétique, un laxatif et un sédatif des voies urinaires.

Le fucus vésiculeux (*Fucus vesiculosus*) est une algue très commune sur le littoral atlantique, de la Manche au golfe de Guinée. En France, il abonde sur les côtes bretonnes et constitue la majeure partie du varech rejeté par la mer. Il dégage une odeur assez désagréable et a une saveur écœurante. On sait, depuis le XIXe s., qu'une décoction de fucus favorise la résorption des tissus graisseux. Il est reconnu pour ses propriétés laxatives, grâce à sa forte teneur en iode, et amincissantes, grâce à son acide alginique et ses composés phénoliques.

→ En synergie avec le fenouil.

La germandrée est constituée de caryophyllène (64 %), de flavonoïdes (scutellaire), d'acides phénols, de tanins et d'iridoïdes (harpagon). On lui reconnaît des propriétés cholérétiques et digestives. Les indications actuelles la définissent comme une aide aux régimes amaigrissants et au traitement des surcharges pondérales. On utilise les parties aériennes.

Le marrube blanc contient de la vitamine C, du sel de potassium, de la choline et de la saponine. Sa plante séchée contient également une huile essentielle et du marrubine. Il possède des vertus amaigrissantes. On utilise les fleurs et les feuilles.

ATTENTION !

Ne dépassez pas la dose prescrite, sous peine de palpitations cardiaques.

L'oranger contient de l'hespéridine dans ses feuilles, de l'huile essentielle dans ses fleurs, des vitamines A, B, C, E, PP et des sucres dans ses fruits, du limonène, du myrcène, du pinène et du linalol dans son zeste. Son écorce a des propriétés amincissantes, grâce à la synephrine qu'elle contient : en agissant sur les récepteurs situés à la surface des adipocytes, elle favorise la combustion des graisses. L'oranger facilite également la digestion et atténue les ballonnements. On utilise les feuilles et les zestes des fruits.

ATTENTION !

Utilisez toujours des produits non traités.

L'orthosiphon (ou thé de Java) contient un hétéroside : l'orthosiphonine. Il est très riche en flavonoïdes, en acides-alcools, en terpènes, en sels minéraux (jusqu'à 3 % de sels de potassium) et en polyphénols. Dépuratif et diurétique, il facilite l'élimination des déchets de l'organisme, ce qui favorise la perte de poids. Il permet également de diminuer le taux de cholestérol et favorise l'évacuation de la bile. On utilise les feuilles.

P

Le pamplemousse est riche en pectines et en fibres. Il a un effet coupe-faim naturel, grâce à la pectine, qui, au contact de l'eau, forme un gel et prend du volume. Ses fibres permettent de diminuer l'absorption intestinale des graisses et des sucres. Elles ont également une action favorable sur le transit intestinal. On utilise le fruit et son zeste.

Le konjac contient du glucomannane, dont les propriétés étonnantes (il absorbe plus de 100 fois son volume d'eau !) en font un coupe-faim naturel, qui facilite la perte de poids. Grâce à sa viscosité, il freine l'absorption des graisses et des sucres au niveau intestinal. Il favorise également le transit intestinal et évite la constipation.

La spiruline est composée de vitamines B 12, E et de provitamine A (bêta-carotène), de sels minéraux, de protéines (60 à 70 %), d'acides aminés et d'acides gras essentiels. Grâce à sa capacité à supprimer la sensation de faim, elle est indiquée dans les régimes minceur. La spiruline est une algue, qui s'utilise surtout en poudre.

→ En synergie avec l'ortie.

Le thé vert contient des catéchines (principes actifs) associés à la caféine. Il facilite le déstockage des réserves lipidiques et augmente la production de chaleur de l'organisme, c'est-à-dire sa consommation calorique. Il réduit l'absorption intestinale des lipides et des glucides, et permet de réguler le taux de cholestérol dans le sang. On utilise les feuilles.

Le pissenlit (*Taraxacum dens leonis*) est une plante de la famille des Composées, présente en Europe et dans les régions tempérées du globe. Connu dès le XVIe s. pour ses propriétés diurétiques et cholérétiques, il était aussi traditionnellement utilisé en lotion, comme dépuratif de la peau. La racine et la feuille de pissenlit stimulent les fonctions hépatiques, favorisent l'élimination de la bile, régularisent le transit intestinal et facilitent les fonctions d'élimination de l'organisme, notamment celles des reins. Toutes ces propriétés sont dues à sa richesse en stérols, alcools triterpéniques et flavonoïdes.

La prêle des champs (*Equisetum arvense*), plante de la famille des Équisetacées, affectionne les lieux humides et ombragés de toute l'Europe. Elle a toujours été considérée comme une plante aux vertus médicinales exceptionnelles, notamment chez les Romains. Elle possède une action diurétique, grâce à ses sels de potassium, et améliore la digestion, grâce à ses flavonoïdes, ses tanins et ses acides-phénols.

La camomille matricaire (*Matricaria chamomilla*), plante de la famille des Composées, est très répandue en Europe et en Asie septentrionale (champs, jardins et talus). Traditionnellement surnommée « camomille des champs », il s'agit d'une des plantes médicinales les plus populaires en Europe. Elle possède des propriétés antispasmodiques, digestives et cholérétiques, grâce à ses flavonoïdes, son principe amer (nobiline) et la composition de son huile essentielle.

Le romarin (*Rosmarinus officinalis*) est une plante de la famille des Labiées, commune dans les régions méditerranéennes. Les Arabes s'en servaient pour ses vertus diurétiques et cholérétiques, dues à sa composition en flavonoïdes, en acides-phénols et en huile essentielle.

Le fenouil (*Foeniculum vulgare*), plante de la famille des Ombellifères, est originaire de Syrie. Il pousse sur les coteaux calcaires du Midi, ainsi qu'en Europe centrale, en Afrique du Nord et en Asie occidentale. Sa propriété purifiante vient de son huile essentielle, riche en anéthol.

NOTES PERSONNELLES

Point de côté

Le point de côté est une douleur qui survient brutalement au niveau du thorax, coupant la respiration. Les causes en sont très variables : muscles, nerfs, plèvre, côtes, poumon, cœur, organes abdominaux.

- La douleur pourra être atténuée par la recette suivante : mettez à frire dans une casserole deux poignées d'avoine avec un peu de vinaigre. Faites-en un cataplasme dans un morceau de mousseline et appliquez-le sur l'endroit douloureux pendant 20 minutes. Répétez l'opération plusieurs fois dans la journée si nécessaire.

- Vous pouvez aussi faire une décoction de 50 g de fleurs de verveine dans du vinaigre. Appliquez-la en cataplasme, aussi chaud que possible.

L'avoine (*Avena sativa*), plante de la famille des Graminées, est originaire d'Asie Mineure et d'Asie centrale. Elle est très utilisée dans les pays anglo-saxons. Particulièrement riche en graisses, lipoïdes et vitamine A, elle possède un effet calmant qui serait dû à un alcaloïde indolique : la gramine. Par ailleurs, elle est recommandée dans les états de fatigue et de surmenage.

La verveine officinale (*Verbena officinalis*), plante de la famille des Verbénacées, se rencontre pratiquement dans toute l'Europe, en Asie, en Afrique et en Amérique. C'était l'« herbe sacrée » des Anciens. Elle atténue la douleur grâce à ses composants iridoïdes : les verbénalosides et les hastatosides.

ATTENTION !

Bien sûr, si le syndrome persiste, on devra faire appel à la médecine classique pour diagnostiquer sa cause : affections abdominales (hépatalgie, calculs vésiculaires, ulcère d'estomac...), affections cardiaques (angine de poitrine), affections vertébrales (déplacement de vertèbres), affections pleuro-pulmonaires (pneumonie, broncho-pneumonie, pneumothorax), affections locales (zona intercostal)...

NOTES PERSONNELLES

....
....
....
....
....
....
....
....
....
....
....
....
....
....
....
....
....
....
....
....
....
....
....
....
....
....
....
....

Poux

Ce sont de petits parasites qui s'accrochent aux cheveux, même si ceux-ci sont propres. Ils se transmettent surtout entre enfants, dans les écoles. On dit que les poux ne s'accrochent pas aux cheveux colorés.

- Mélangez 6 cl d'essence de cannelle, 6 cl d'essence de thym, 6 cl d'essence de romarin et 6 cl d'essence de pin. Versez dans une bouteille. Au moment de prendre votre bain, frottez longuement votre cuir chevelu de cette préparation et peignez vos cheveux, pour en éliminer les parasites. Lavez à l'aide d'un shampoing doux. Il est préférable d'effectuer cette opération deux fois par jour, matin et soir, pendant 2 à 3 jours. En peu de temps, les poux devraient disparaître.

- Pour renforcer votre traitement, vous pouvez également, pendant 1 mois, faire des frictions avec de l'huile essentielle de lavande, à raison d'une fois par semaine.

CONSEIL MALIN !
Ces frictions sont également recommandées à titre préventif.

La cannelle de Ceylan (*Cinnamomum verum*) est une écorce fournie par le cannelier de Ceylan, arbre de la famille des Lauracées. Son huile essentielle, dont le constituant principal est l'aldéhyde cinnamique, possède une forte activité bactéricide.

Le thym (*Thymus vulgaris*), plante de la famille des Labiées, pousse spontanément dans les pays du Bassin méditerranéen, mais on le cultive un peu partout dans le monde. Son huile essentielle composée de thymol et de carvacrol lui donne des propriétés anti-infectieuses, antivirales, antibactériennes et antifongiques.

Le romarin (*Rosmarinus officinalis*), plante de la famille des Labiées, est un arbrisseau des régions méditerranéennes, qui pousse sur des sols calcaires à l'état sauvage ou cultivé. Il doit ses vertus antifongiques et antiparasitaires à la composition de son huile essentielle, riche en terpénoïdes (camphre, linalol, bornéol, alpha-pinène).

Le pin sylvestre (*Pinus sylvestris*) et **le pin maritime** (*Pinus pinaster*), arbres de la famille des Conifères, possèdent une huile essentielle riche en pinène et en phénols, qui leur confèrent une propriété antiseptique.

La lavande vraie (*Lavandula vera*), sous-arbrisseau de la famille des Labiées, se rencontre en général sur les coteaux du Midi de la France. Elle dégage, lors de sa floraison, un parfum suave et pénétrant. La lavande possède des propriétés adoucissantes, grâce à son huile essentielle composée de flavonoïdes et d'acides phénoliques.

ATTENTION !

En l'absence de soins suffisants, les lésions provoquées par la morsure des poux sur le cuir chevelu peuvent s'infecter. On observe alors de l'impétigo, des croûtes jaunâtres adhérant aux cheveux, des folliculites suppurées et de l'eczéma. Si le traitement n'a pas réussi, en 2 à 3 jours, à éliminer les poux, il est préférable de consulter un médecin.

NOTES PERSONNELLES

Psoriasis

Le psoriasis se définit comme une dermatose (maladie de peau) dont les causes sont mal connues. On évoque généralement des raisons génétiques, microbiologiques ou environnementales. Il touche 3 % de la population, aussi bien les hommes que les femmes. Dans sa forme bénigne, il se limite au cuir chevelu, aux ongles, aux genoux, aux coudes, aux pieds, aux mains, et plus rarement aux organes génitaux. Dans des cas plus graves, il peut s'étendre à la totalité du corps.

Le psoriasis se caractérise par des taches rouges recouvertes de lamelles abondantes, qui se détachent de l'épiderme et repoussent. Les zones de peau concernées sont rouges et congestives. Le premier symptôme est une petite tache rouge vif, bien circonscrite. Elle grandit peu à peu et se couvre de squames séparés par des fissures qui, lorsqu'on les gratte, deviennent une fine poussière blanchâtre. Apparaît alors une surface de peau vernissée, lisse, sur laquelle se dessine un piqueté hémorragique. Une fois la lésion disparue, une coloration brune persiste.

Le prurit est en général faible. L'une de ses complications peut être l'apparition d'un « rhumatisme psoriasique » : il s'agit d'un rhumatisme inflammatoire chronique, déformant et invalidant, qui touche les petites et les grandes articulations et provoque des déformations ankylosantes et rétractiles.

- Placez une cuillerée à soupe de scrofulaire dans 25 cl d'eau froide. Portez à ébullition, puis faites bouillir pendant 5 minutes. Laissez infuser pendant 10 minutes. Appliquez en compresses sur les zones concernées.

La scrofulaire est composée d'un glucoside (la scrofularine), d'iridoïdes (harpagoside et harpagide), de flavonoïdes et d'acides phénoliques. En compresses, son infusion atténue certaines pathologies dermatologiques comme l'eczéma et le psoriasis. On utilise le rhizome et les sommités fleuries.
→ En synergie avec le fragon (petit houx).

ATTENTION !
Ne pas utiliser en cas de problème cardiaque.

NOTES PERSONNELLES

Règles douloureuses

La menstruation (ou règles) est l'écoulement sanguin d'origine utérine qui se déroule tous les mois chez la femme bien portante et qui donne parfois lieu à des spasmes douloureux. Quelques jours avant les règles peuvent également apparaître un gonflement désagréable des seins, une douleur lancinante au niveau du bas-ventre, des troubles de l'humeur, des migraines et une légère prise de poids par rétention d'eau. Certaines causes locales accentuent ces douleurs (congestion de l'utérus, inflammation des tissus…).

- Contre ces maux, ma grand-mère préparait une infusion de persil : elle jetait 20 à 25 g de feuilles fraîches dans 50 cl d'eau bouillante, laissait infuser de 5 à 10 minutes, filtrait et buvait sa tisane tout au long de la journée au moment des douleurs.

- Une autre manière très simple de soigner ce problème, c'est de cueillir 500 g de racines d'orties piquantes (de préférence avec un gant rembourré) puis de les faire bouillir dans 3 litres d'eau. Laissez réduire à 50 cl, filtrez et buvez en plusieurs fois dans la journée.

- Mettez une cuillerée à dessert d'absinthe dans 25 cl d'eau bouillante. Laissez infuser pendant 10 minutes. Filtrez. Sucrez avec du miel et buvez-en 3 à 4 tasses par jour.

ATTENTION !

Ne jamais laisser infuser dans un récipient en fer, en zinc ou en plomb : vous risquez l'intoxication !

- Versez une cuillerée à soupe de chardon-marie dans 25 cl d'eau bouillante. Filtrez. Laissez refroidir et buvez 3 tasses par jour avant les repas.

• Versez une cuillerée à soupe de citronnelle dans 25 cl d'eau bouillante. Laissez infuser pendant 10 minutes. Filtrez. Buvez une tasse par jour après les repas.

• Versez une cuillerée à café de fleurs de lamier blanc dans une tasse à thé d'eau bouillante. Laissez infuser pendant 10 minutes. Filtrez. Buvez cette préparation aussi souvent que nécessaire.

• Versez une cuillerée à café d'écorce de viorne obier dans 25 cl d'eau froide. Portez à ébullition et laissez bouillir pendant 5 minutes. Hors du feu, laissez infuser pendant 10 minutes. Filtrez et buvez sans attendre. Renouvelez l'opération toutes les 3 heures.

En synergie :

→ Matricaire – Fleurs de bourrache – Racine de valériane – Tamarinier – Bourse-à-pasteur
Faites infuser 2 cuillerées à soupe de ce mélange dans un litre d'eau bouillante pendant 10 minutes. Filtrez. Buvez 3 tasses par jour.

CONSEIL MALIN !
En dehors de ces remèdes, on conseille pendant les douleurs : le repos, les tisanes chaudes (tilleul, menthe poivrée), des serviettes imbibées d'eau chaude appliquées sur le ventre, un régime riche en calcium (laitages, fromages) et en germes de céréales, et la suppression de tout excitant (alcool, thé, café).

Le persil provoque ou régularise le flux menstruel et calme les spasmes douloureux. Cet effet vient de l'apiol, huile essentielle contenue dans les feuilles, les tiges et les fruits de la plante.

L'ortie (*Urtica urens*), plante de la famille des Urticacées, contient de nombreux minéraux ainsi que des acides formiques et acétiques. L'ortie joue le rôle de dépuratif sanguin. Le suc qu'elle contient modère l'afflux de sang en cas d'hémorragie anormale (métrorragie).

L'absinthe est constituée de substances amères (lactones sesquiterpéniques, dimères et monomères), d'huiles essentielles (B-thuyone, thuyol, linalol, cinéol, x-bisabolol), de flavonoïdes et d'acides phénols. On utilise la plante.

→ Elle est très efficace en synergie avec le cresson de fontaine.

ATTENTION !

Elle est déconseillée aux femmes enceintes.

Le chardon-marie contient trois substances (silybine, silychristine et silydiamine) qui forment un complexe hépatoprotecteur : la silymarine. C'est un hémostatique, utilisé en cas de règles abondantes. On utilise la plante.

La citronnelle (ou mélisse) est composée d'une huile essentielle riche en citrol (entre 70 et 85 %), de géraniol et de citronnelle. Antispasmodique, elle réduit les crampes abdominales. Elle se montre aussi très efficace contre la migraine et la nervosité. On utilise les feuilles et les sommités fleuries.

Le lamier blanc est constitué de saponine, de tanins, de flavonoïdes, de mucilages, d'acides galliques et de glucosides. C'est un émollient qui régularise les écoulements sanguins et soulage les règles douloureuses. On utilise les sommités fleuries.

La viorne obier contient de la saponine et une essence spécifique, la viburnine. Elle contient également des coumarines (dont du scopolétol et de l'esculétol), des acides organiques et des tanins. Elle permet d'atténuer les douleurs abdominales liées aux règles. On utilise l'écorce.

→ En synergie avec l'armoise.

ATTENTION !

Consommée à haute dose, la viburnine contenue dans la viorne obier peut être toxique. Ne pas utiliser en cas d'allergie à l'aspirine.

Rétention d'eau

La rétention d'eau, également appelée « œdème », se définit comme une accumulation excessive de liquide dans l'organisme ou dans une partie de l'organisme, notamment les chevilles. Elle se produit lorsque l'organisme emmagasine plus d'eau qu'il n'en élimine. La dilatation des vaisseaux sanguins favorise alors l'apparition d'un œdème, car l'eau quitte les vaisseaux pour aller dans les tissus. Les causes en sont variées : une position debout prolongée ; la chaleur ; les varices, en raison du ralentissement du retour veineux ; une phlébite aiguë ; un excès de sel, car ce dernier retient l'eau dans l'organisme ; certains traitements contre l'hypertension artérielle, les corticostéroïdes, l'hormonothérapie substitutive ; l'insuffisance cardiaque ; les néphrites aiguës et chroniques ; la cirrhose du foie.

- Mettez 30 g de racine de bugrane dans un litre d'eau froide. Portez à ébullition et faites bouillir pendant quelques minutes. Hors du feu, laissez infuser pendant 10 minutes, et filtrez. Buvez régulièrement une demi-tasse de cette préparation.

- Versez 50 g de feuilles de frêne dans un litre d'eau bouillante. Laissez infuser pendant 10 minutes. Filtrez et aromatisez cette préparation, avec des fraises, par exemple. Faites des cures de 15 jours, en buvant une tasse à jeun le matin et 2 tasses dans le courant de la journée.

- Faites bouillir pendant 5 minutes 30 g de stigmates de maïs dans un litre d'eau froide. Filtrez. Buvez cette préparation de manière régulière tout au long de la journée, entre les repas, par demi-tasse.

- Mettez 50 g de piloselle dans un litre d'eau bouillante. Laissez infuser pendant 10 minutes. Filtrez. Buvez 2 à 3 tasses par jour.

• Faites bouillir 1 kg de poireaux dans 2 litres de vin blanc sec. Laissez réduire de moitié. Mettez en bouteille le litre obtenu. Buvez un verre de cette préparation le matin à jeun.

ATTENTION !

Ne laissez pas les enfants consommer cette préparation.

En synergie :

→ Reine-des-prés – Pissenlit – Olivier
→ Coriandre – Queue de cerise – Frêne – Mélisse – Marjolaine – Eucalyptus
→ Frêne – Thé vert – Pissenlit

Versez une cuillerée à soupe de l'un de ces mélanges dans 50 cl d'eau bouillante, filtrez et laissez infuser pendant 10 minutes.

La bugrane contient des isoflavonoïdes, des hétérosides flavoniques, des saponines et de l'huile essentielle (menthol, carbone et transanéthole). En infusion, elle lutte contre la rétention d'eau. On utilise la racine.

Le frêne est composé de coumarines (fraxoside) de sécoiridoïdes, de tanins, de sels minéraux et de vitamines C et P. Il contient également un flavonoïde (le rutoside) et des polyphénols, qui jouent un rôle antioxydant. Certains des principes actifs du frêne, comme le mannitol, sont diurétiques. On utilise les feuilles, l'écorce et les graines.

Le maïs contient des flavonoïdes, des alcools triterpéniques (cyclosadol), des stérols (cycloarténol), des sitostérols, de l'allantoïne, des acides glycoliques, ainsi que des tanins et une protéine : la zéine. Il possède aussi de nombreux oligo-éléments. On utilise surtout les stigmates.

ATTENTION !

Ne pas utiliser en cas d'insuffisance rénale.

Riche en flavonoïdes et coumarines, **la piloselle** permet de lutter contre la rétention d'eau et combat la cellulite. On utilise les feuilles et la plante.

Le poireau contient un mucilage, une huile essentielle, la cycloalline, de la vitamine C et de la cellulose. C'est un excellent diurétique. On utilise toute la plante.

NOTES PERSONNELLES

Rétention d'urine

À l'état normal, la quantité d'urine émise chaque jour est de 1,25 litre chez l'homme et un litre chez la femme. Sa couleur est jaune clair après le repas, plus foncée le matin et après la digestion. La rétention d'urine est l'impossibilité d'uriner malgré des envies impérieuses et des douleurs sourdes dans le bas-ventre. On appelle diurétique tout produit qui augmente la sécrétion urinaire (diurèse) en agissant sur le rein.

- Pour soulager ce mal, faites une tisane de romarin : laissez infuser 50 g de plante fraîche dans un litre d'eau bouillante, à couvert, pendant 10 minutes puis filtrez.

ASTUCE!
À défaut, le romarin séché (fleuri) fera l'affaire. Buvez une tasse de cette infusion après chaque repas.

- Une cure de pointes d'asperges, râpées crues ou cuites à la vapeur, tous les jours pendant une semaine, donnera de bons résultats. On peut également faire une décoction de racines (20 g pour un litre d'eau), après avoir coupé les pointes. À boire par petits verres au long de la journée.

- Une autre solution : laissez infuser des feuilles d'artichaut pendant un quart d'heure dans un litre d'eau.

ATTENTION !
Il s'agit bien des feuilles de la plante, et non des parties que l'on consomme en légume, et qui en sont l'inflorescence.

- Préparez une décoction de 30 g de feuilles d'artichaut sèches bouillies pendant 10 minutes dans un litre d'eau. Buvez une tasse et demie avant chaque repas pendant une semaine.

CONSEIL MALIN !

En prévention, cette cure d'asperge ou d'artichaut se fera quatre fois dans l'année, une semaine par mois tous les trois mois. Pour les personnes fragiles sur le plan urinaire, un mois complet tous les trois mois est préférable.

- Ce remède, à base de vin blanc, qui va permettre une abondante sécrétion d'urine en agissant sur la structure interne du rein, est strictement réservé aux adultes... Mettez 200 g de feuilles fraîches de romarin ou 60 g de feuilles séchées dans un litre de vin blanc. Laissez macérer pendant 15 jours, en agitant de temps en temps. Filtrez, sucrez si vous le désirez. Buvez-en un petit verre après le repas, en digestif.

- Placez 30 g de racines d'ache dans un litre d'eau, faites bouillir pendant 5 minutes, puis, hors du feu, laissez infuser pendant 10 minutes. Filtrez. Buvez-en 2 à 3 tasses par jour.

- Préparez une infusion de 20 g de feuilles d'alchémille par litre d'eau. Laissez infuser pendant un quart d'heure, filtrez et buvez une tasse trois fois par jour.

- Vous pouvez aussi mettre une cuillerée à soupe de feuilles d'alchémille dans 25 cl d'eau bouillante. Laissez infuser pendant 10 minutes, filtrez et buvez 2 tasses (bien chaudes) par jour, en dehors des repas. Sucrez la préparation avec du miel.

- Versez deux poignées de baies d'alkékenge dans un litre d'eau froide. Portez à ébullition, puis laissez bouillir pendant 5 minutes. Filtrez. Buvez toute la préparation, régulièrement, tout au long de la journée.

- Faites macérer pendant 10 jours 30 g de tiges, de feuilles et de fleurs d'alkékenge dans un litre de vin blanc. Conservez cette préparation au réfrigérateur, et buvez-en un verre tous les matins.

CONSEIL MALIN !
Cette boisson est conseillée en cas d'œdème au niveau des membres inférieurs.

- Laissez infuser pendant un quart d'heure 50 g de feuilles d'arbousier dans un litre d'eau bouillante. Filtrez. Buvez cette préparation tout au long de la journée.

- Laissez macérer pendant une nuit 40 g de racine séchée d'arbousier dans un litre d'eau. Faites bouillir, puis laissez évaporer à feu doux jusqu'au tiers. Laissez reposer, filtrez et buvez un verre chaque matin à jeun pendant 3 jours.

- Versez 25 à 50 g d'aspérule odorante dans un litre d'eau bouillante. Laissez infuser pendant 10 minutes, pas plus : au-delà, l'amertume se développe. Filtrez. Buvez-en 2 à 3 tasses par jour, bien chaudes.

ATTENTION !
Ne pas laisser moisir, pour éviter la formation de dicoumarol, qui peut causer des hémorragies.

- Dans 25 cl d'eau bouillante, mettez une cuillerée à soupe de bourrache. Laissez infuser pendant un quart d'heure. Filtrez. Buvez 4 à 5 tasses par jour.

- Dans une tasse à thé d'eau bouillante, mettez une cuillerée à dessert de cerfeuil. Laissez infuser pendant 10 minutes. Filtrez. Buvez 2 à 3 tasses par jour.

R

• Versez une cuillerée à soupe de queues de cerises dans 25 cl d'eau froide. Faites bouillir pendant 4 à 5 minutes à feu doux, puis, hors du feu, laissez infuser pendant 10 minutes. Filtrez. Buvez 3 tasses par jour en dehors des repas.
Variante du Dr Leclerc : tout de suite après la décoction, ajoutez 250 g de cerises dénoyautées et une pomme coupée en rondelles, puis laissez infuser pendant 10 minutes.

ASTUCE !
Cette boisson peut se préparer à l'avance et se conserver au réfrigérateur.

• Versez une cuillerée à soupe de racine de chiendent hachée dans 25 cl d'eau froide et laissez bouillir pendant 3 minutes. Laissez infuser pendant 10 minutes. Filtrez. Buvez 3 tasses par jour en les sucrant avec du miel, ou en ajoutant une tisane odorante ou une rondelle de citron.

• Placez une cuillerée à café de cresson de fontaine dans 25 cl d'eau froide. Portez à ébullition et faites bouillir pendant quelques minutes. Hors du feu, laissez infuser pendant 10 minutes, puis filtrez. Buvez 3 tasses par jour.

CONSEIL MALIN !
Vous pouvez également consommer le cresson cru.

• Mettez 30 g de racines de fraise dans un litre d'eau bouillante. Laissez infuser pendant 10 minutes. Filtrez. Buvez 3 tasses par jour de cette préparation.

• Versez 2 g de fleurs de genêt dans une tasse à thé d'eau bouillante. Laissez infuser pendant 10 minutes. Filtrez et buvez sans attendre.

ATTENTION !
Ne consommez pas plus d'une tasse par jour de cette préparation.

• Versez 20 à 30 g de baies de genièvre dans un litre d'eau bouillante. Laissez infuser pendant 10 minutes. Filtrez. Buvez 3 tasses par jour.

• Versez 3 à 4 feuilles d'oseille fraîches ou une cuillerée à café de feuilles d'oseille séchées dans une tasse à thé d'eau bouillante. Laissez infuser pendant 10 minutes. Filtrez. Buvez avant le repas du soir.

• Dans 25 cl d'eau bouillante, versez une cuillerée à soupe de pariétaire. Filtrez. Buvez-en 3 tasses par jour, entre les repas.

ASTUCE!

Cette infusion sera encore meilleure accompagnée d'une rondelle de citron ou de quelques feuilles de verveine.

Le romarin (*Rosmarinus officinalis*), plante de la famille des Labiées, était très employé chez les Grecs et les Égyptiens dans les rites anciens. Les Arabes l'utilisèrent largement pour des soins. En France, il fut cultivé très tôt dans les monastères comme plante médicinale. Aujourd'hui, le romarin, qui pousse spontanément dans tout le Bassin méditerranéen en sol calcaire ensoleillé, est souvent cultivé dans les jardins. Les acides-phénols (flavonoïdes : lutéolol et apigénol) qu'il contient ont pour effet de favoriser l'émission d'urine.

L'asperge (*Asparagus officinalis*), plante de la famille des Liliacées, pousse en France, sur des sols sablonneux. Les parties souterraines contiennent des glucides (fructosane) et un saponoside qui leur communiquent des propriétés diurétiques.

ATTENTION !

L'asperge ne convient pas aux personnes atteintes d'albuminurie, de maladies de l'arbre urinaire, de la vessie et de la prostate. En effet, il se forme un sel, l'asparate d'ammoniaque, qui donne à l'urine son odeur très particulière, forte et désagréable. Elle est interdite en cas de goutte ou de cystite.

L'artichaut (*Cynara scolymus*), plante de la famille des Composées, était connu des Égyptiens, des Grecs et des Arabes pour son action diurétique. Ils utilisaient à la fois les feuilles, les tiges et les racines. Cette action diurétique provient de la richesse des feuilles d'artichaut en certains constituants : un « bloc acide » (acides chlorogénique, malique, citrique et succinique), dont l'effet est renforcé par d'autres structures (sels de potassium, sels de magnésium, flavonoïdes).

Le vin blanc agit sur le tissu fonctionnel du rein (parenchyme rénal) comme une véritable « eau » diurétique, sans en avoir toutefois la fadeur. Cette action serait due à son acidité et à sa richesse en tartrates. Les crus de vin blanc conseillés seront : les vins blancs léger du Saumurois, très diurétiques et légèrement alcalins ; les vins blancs légers de la région de Sancerre ou de Pouilly, favorisant très nettement la sécrétion des urines.

L'huile essentielle de l'ache (ou céleri sauvage) contient du limonène, des phtalides et du béta-selinène. Ses graines ont une action diurétique et un effet antiseptique. Elles désinfectent la vessie et les canaux urinaires.
→ En synergie avec la mélisse (citronnelle).

L'alchémille est constituée de composés polyphénoliques, de tanins, ellagiques et catéchiques et d'acides phénols. Son huile essentielle contient de l'anéthol. Elle est également composée de flavonoïdes, de furanocoumarines, d'acides gras, de stérols et de protéines. Elle est considérée comme diurétique, stimulante, carminative, antispasmodique et bactéricide. Elle est aussi couramment utilisée pour ses caractéristiques odoriférantes, car elle permet de masquer le goût désagréable de certaines plantes. On utilise les feuilles.

ATTENTION !

Ne pas utiliser pendant la grossesse.

L'alkékenge (ou « amour en cage ») contient des flavonoïdes, de la vitamine C, de la physaline et des acides. C'est un diurétique qui soulage l'excès d'urée. On utilise les baies, ou l'ensemble de la plante.

ATTENTION !

Ne pas donner aux enfants.

L'arbousier contient de l'arbutine (puissant antiseptique de l'appareil urinaire), des hydroquinones, un principe amer et des tanins. Son écorce est diurétique et a des propriétés anti-inflammatoires. On utilise les racines et l'écorce.
→ En synergie avec le bouillon-blanc (molène) ou la bruyère.

Une fois séchée, **l'aspérule odorante** dégage un parfum de vanille. Elle contient un hétéroside terpénique (aspéruloside), des hétérosides antraquinoniques et un principe amer. Riche en coumarines (qui se développent pendant sa dessiccation), elle est diurétique, tonique, digestive et sudorifique, et a une action favorable sur le foie. On utilise les fleurs et les feuilles.
→ En synergie avec la primevère.

ATTENTION !
Ne pas utiliser pendant la grossesse. Une consommation trop importante peut provoquer des maux de tête et des vertiges.

La bourrache contient des mucilages, des tanins, du nitrate de potassium (dans ses feuilles), des saponines et une huile essentielle. On utilise les fleurs et les feuilles.

Le cerfeuil est composé d'un glucoside (apiocide) et d'une essence volatile (estragol). C'est un stimulant et un diurétique. On utilise toute la plante, sauf les racines.

Composé de glucoside et d'isoflavone, **le cerisier** est un diurétique, un laxatif et un sédatif des voies urinaires. Les queues de cerises contiennent des flavonoïdes et des sels de potassium, ce qui les rend très diurétiques, et particulièrement efficaces contre la rétention d'eau et les infections urinaires. On utilise les queues des fruits.

Le chiendent contient des polysaccharides (triticine), de l'huile essentielle (agropyrum), des mucilages, de l'inuline, des sels minéraux, et du fructose. C'est un diurétique qui a une activité antibiotique. On utilise le rhizome.

Constitué de vitamines A, B1, B2, C, E et PP, de sels minéraux (iode, fer, phosphore, cuivre, calcium) d'isothiocyanate et de gluconasturtine, **le cresson de fontaine** est un excellent diurétique. On utilise les tiges et les feuilles.

→ Bon dépuratif en synergie avec la fumeterre, la chicorée et la laitue.

ATTENTION !

Ne pas consommer de cresson sauvage, porteur de la douve du foie : c'est une maladie qui peut être mortelle. Lavez consciencieusement le cresson au jus de citron.

Le fraisier contient du tanin, de la fragarianoside, de la vitamine C, des flavonoïdes, du fer, du calcium et des dérivés salicyliques. Elle permet d'atténuer les troubles gastro-intestinaux. On utilise la racine, les feuilles et les fruits. Les fraises permettent de parfumer agréablement certaines tisanes trop amères.

Le genêt est composé de trois alcaloïdes : spartéine, génistéine et sarothamnine. Il contient aussi de la dopamine, des acides aminés, des tanins et une oxytyramine vasoconstrictrice. Il a une forte action diurétique et permet de traiter la lithiase urinaire. Il est également indiqué en cas d'œdèmes provoqués par une insuffisance rénale. On utilise les fleurs.

ATTENTION !

Ne pas utiliser à forte dose, ni en cas de grossesse ou d'hypertension.

L'huile essentielle de genièvre renferme plus de 60 composants, dont du cinéol, du myrcène, du sabinène, des tanins, des terpènes, des sucres et de la junipérine. C'est une plante diurétique réputée. Ses baies favorisent l'élimination des toxines.

L'oseille contient de la vitamine C, des oxalates et des anthraquinones (chrysophanol, émodine, physcione et rhéine). Elle a un effet purgatif. C'est un puissant diurétique et un laxatif léger. On utilise les feuilles.

ATTENTION !

Évitez de consommer de l'oseille en cas d'arthrose ou de calculs rénaux.

La pariétaire est composée de flavonoïdes, de tanins, de mucilages, de glucoside amer, de soufre et de potassium. C'est une plante diurétique et émolliente, excellente pour traiter les affections des voies urinaires. Elle améliore le fonctionnement des reins et empêche la formation de calculs. On utilise les parties aériennes.

ATTENTION !

Toute rétention d'urine, malgré ces remèdes, doit amener à consulter un urologue car les causes peuvent être multiples : calcul rénal, caillot de sang dans la vessie, rétrécissement de l'urètre, hypertrophie de la prostate, hernie vésicale...

NOTES PERSONNELLES

Rhumatismes

Les rhumatismes englobent toute affection aiguë ou chronique des articulations, des muscles et d'autres tissus, associée à des phénomènes inflammatoires ou dégénératifs. Ces douleurs plus ou moins vives sont provoquées par une dégénérescence des surfaces articulaires qui touche le cou, les mains, les hanches, les genoux et les pieds, et qui entraîne à long terme une déformation de certaines articulations. Le rhumatisme articulaire aigu, de plus en plus rare, est causé par un streptocoque qui peut entraîner des complications cardiaques et rénales. Il pénètre dans l'organisme le plus souvent par la bouche, au moment de soins dentaires. Il doit être diagnostiqué au plus vite, notamment grâce à un bilan sanguin complet, et soigné de manière radicale. Les rhumatismes chroniques sont moins graves, mais peuvent se révéler invalidants, suite aux phénomènes douloureux et aux déformations qui les accompagnent. Les causes en sont variées : l'hérédité, l'humidité, certaines infections microbiennes... Le cartilage articulaire s'use et les têtes articulaires s'érodent, limitant le mouvement des articulations. Les déformations frappent les petites articulations et gagnent peu à peu les plus grandes. Les rhumatismes chroniques peuvent également entraîner une raideur du corps, des fourmillements dans les membres, ainsi que des crampes. La prévention thérapeutique est de mise dans cette pathologie.

• Versez deux poignées de baies d'alkékenge dans un litre d'eau froide. Portez à ébullition, puis laissez bouillir pendant 5 minutes et retirez du feu. Filtrez. Buvez cette préparation dans la journée.

ATTENTION !
Ne pas donner aux enfants.

• Mettez 20 à 30 g de bleuet dans un litre d'eau bouillante. Laissez infuser pendant 10 minutes. Filtrez. Buvez 3 tasses par jour entre les repas.

• Dans 25 cl d'eau bouillante, mettez une cuillerée à soupe de bourrache. Laissez infuser pendant un quart d'heure. Filtrez. Buvez 4 à 5 tasses par jour.

• Versez 200 g de rhizome de fougère mâle dans un litre d'eau froide. Faites bouillir pendant 10 minutes. Filtrez. Ajoutez cette décoction à l'eau de votre bain.

ASTUCE !
Vous pouvez aussi utiliser cette décoction de fougère mâle en compresses sur les zones douloureuses.

• Versez 50 g de feuilles de frêne dans un litre d'eau bouillante. Laissez infuser pendant 10 minutes. Filtrez et aromatisez cette préparation, avec des fraises, par exemple. Faites des cures de 15 jours, en buvant une tasse à jeun le matin et 2 tasses dans le courant de la journée.

• Laissez infuser pendant 10 minutes une cuillerée à soupe de fleurs de germandrée dans 25 cl d'eau bouillante. Filtrez. Buvez 2 tasses par jour, après les repas.

CONSEIL MALIN !
N'hésitez pas à aromatiser cette tisane, au goût amer. Cependant, dans le cadre d'un régime amaigrissant, évitez le miel.

• Dans un litre d'eau bouillante, laissez infuser 60 g de pensée sauvage pendant 10 minutes. Filtrez. Buvez ce litre d'infusion en trois à quatre fois dans la journée.

CONSEIL MALIN !
Préparez également des compresses, avec la même infusion de pensée sauvage. Maintenez ces compresses sur les zones douloureuses pendant 10 minutes.

• Dans un litre d'eau, mettez deux poignées d'écorce de sureau noir. Faites bouillir jusqu'à réduction de moitié. Filtrez. Mettez en bouteille et buvez-en trois fois, dans la journée (matin, midi et soir).

ASTUCE!
Cette décoction de sureau noir s'utilise aussi en compresses.

• Dans une tasse d'eau bouillante versez une cuillerée à soupe de fleurs et de feuilles de vergerette du Canada. Laissez infuser pendant 10 minutes, filtrez et sucrez éventuellement avec du miel. Buvez 3 tasses par jour, en dehors des repas.

En synergie :

Contre les crises rhumatismales, consommez de la vergerette du Canada avec de l'harpagophytum, du saule blanc et de la reine-des-prés. Vous pouvez aussi ajouter du cassis à cette préparation.

Compresses :

• Ma grand-mère, qui souffrait de rhumatismes articulaires, profitait du printemps pour cueillir de jolies branches de lilas. Elle prélevait 100 g de fleurs fraîches qu'elle faisait macérer dans un pot à confiture couvert d'un papier sulfurisé avec 50 cl d'huile d'olive. Puis elle laissait cette préparation « au soleil » pendant 15 jours. Après l'avoir passée dans un linge pour exprimer le « jus » des fleurs, elle s'en frictionnait les endroits douloureux, matin et soir.

• Faites macérer 80 g de romarin dans un litre d'alcool à 90° pendant 1 mois. Filtrez et conservez dans un flacon hermétique. Frictionnez-en les parties douloureuses.

- Faites macérer 30 g d'ail pilé dans 30 cl de vinaigre de vin pendant 10 jours. Appliquez cette préparation en compresses sur les zones douloureuses.

- Laissez infuser pendant 10 minutes 50 g de marjolaine dans un litre d'eau bouillante. Filtrez, disposez les fleurs dans des morceaux de gaze et utilisez-les en compresses sur les zones douloureuses.

L'alkékenge (ou « amour en cage ») contient des flavonoïdes (rutoside et lutéoside), de la vitamine C, de la physaline et des acides (citriques, maliques et glycoliques). C'est un diurétique qui soulage l'excès d'urée. On utilise les baies.

ATTENTION !
Ne pas donner aux enfants.

Le bleuet est constitué de flavonoïdes, d'anthocyanosides, de pigments (centaurine), de tanins, de saponine et de mucilages. Ses graines sont dépuratives et ses pétales ont une action fortifiante et stimulante. En décoction, ses feuilles soignent les douleurs rhumatismales. On utilise la fleur et les feuilles.
→ En synergie avec la reine-des-prés et le cassis, c'est un traitement efficace contre les rhumatismes chroniques et aigus. Le bleuet fonctionne également en synergie avec le pissenlit et l'arbousier.

La bourrache contient des mucilages, des tanins, du nitrate de potassium (dans ses feuilles), des saponines et une huile essentielle. Elle contribue à diminuer les douleurs rhumatismales. On utilise les fleurs et les feuilles.

La fougère mâle est constituée de triterpènes, d'huile essentielle et de résine. En bains de pieds, elle excelle contre les crampes. Sa décoction, ajoutée à l'eau du bain, soulage les douleurs musculaires. Elle est également très efficace appliquée en compresses sur les parties enflammées par les rhumatismes. On utilise le rhizome.

Le frêne est composé de coumarines (fraxoside) de sécoiridoïdes, de tanins, de sels minéraux et de vitamines C et P. Il contient également un flavonoïde (le rutoside) et des polyphénols. On utilise les feuilles, l'écorce et les graines.

La germandrée est constituée de caryophyllène (64 %), de flavonoïdes (scutellaire), d'acides phénols, de tanins et d'iridoïdes (harpagon). On lui reconnaît des propriétés antiseptiques, cicatrisantes, cholérétiques, fébrifuges et digestives. En infusion, elle combat les rhumatismes. On utilise les parties aériennes.

La pensée sauvage est constituée d'acides-phénols, de mucilages, de tanins, de flavonoïdes, de saponine, de salicylate de méthyle et de vitamine E. On utilise les parties aériennes fleuries.
→ En synergie avec la bardane, la fumeterre, la saponaire.

Le sureau noir est constitué de flavonoïdes (dont de la rutine), d'un alcaloïde (la sambucine), de nitrate de potasse, de stérols, de glucosides cyanogéniques, d'anthocyanosides, de vitamines A et C, de mucilages et de tanins. C'est un anti-inflammatoire, antirhumatismal et antinévralgique. Sa décoction favorise l'élimination des déchets en cas d'arthrite. On utilise l'écorce, les fleurs et les baies.

La vergerette du Canada possède des flavonoïdes, des terpènes, des tanins, des aldéhydes, des résines, de la choline et de la chlorophylle. Son huile essentielle contient du limonène, du terpinéol et du linalol. C'est un excellent antirhumatismal. On utilise les fleurs et les feuilles.

Le lilas (*Syringa vulgaris*), de la famille des Oléacées, est cultivé dans de nombreuses régions tempérées. Ses principes actifs, inclus surtout dans les feuilles, ont pour effet d'atténuer et de supprimer la douleur et de combattre le phénomène inflammatoire. En Russie, on utilise aussi les propriétés des fleurs fraîches, dues aux alcaloïdes et aux hétérosides, contre les rhumatismes articulaires.

Le romarin contient une essence (pinène, bornéol, camphène) et de la choline, un saponiside, un glucoside, des acides organiques et des hétérosides flavoniques.

L'ail contient une essence, le disulfure d'allyle, de l'allicine, des enzymes (catalase, tyrosiane, oxydase) et des vitamines. Il est très efficace utilisé en compresses contre les douleurs rhumatismales. On utilise le bulbe.

La marjolaine contient une essence riche en terpinéol, des terpènes, du tanin, ainsi qu'un principe amer. Elle est excellente pour lutter contre l'acidité. On utilise les sommités fleuries.

ATTENTION !

Outre les rhumatismes chroniques bénins, il existe une multitude de rhumatismes inflammatoires chroniques qui doivent être pris en charge par un médecin généraliste ou spécialiste : polyarthrite rhumatoïde (PR), spondylarthrite ankylosante (SPA), rhumatisme psoriasique, maladie de Horton, lupus érythémateux disséminé (LEAD)...

NOTES PERSONNELLES

Rhume

Le rhume de cerveau, également nommé « coryza », est une inflammation aiguë très fréquente de la muqueuse nasale, qui survient à la suite d'un refroidissement. Il est soit d'origine bactérienne, soit d'origine virale, et se manifeste par des picotements du nez, des éternuements, une congestion nasale, l'écoulement abondant d'un liquide clair et une gorge douloureuse. Ces symptômes apparaissent graduellement et durent en général 4 à 5 jours (1 à 2 semaines en cas de complications).

- Lorsque nous nous mettions à éternuer en revenant d'une course à travers champs, ma grand-mère disait : « Pas de rhume dans cette maison ! » Elle nous faisait boire alors une tasse de lait bouillant dans lequel une pincée de feuilles de sauge avait infusé pendant 5 minutes. Et le rhume désertait la maison ! En prévention, pendant tout l'hiver, elle nous obligeait à prendre chaque semaine cette « potion magique ».

- Par contre, si un rhume se déclarait malgré tout, elle allait chercher des feuilles séchées d'eucalyptus qu'elle conservait précieusement dans un bocal fermé. Elle en jetait 20 g dans un litre d'eau bouillante, laissait infuser pendant un quart d'heure et filtrait le liquide. Nous en buvions 3 à 4 tasses pendant la journée.

- Versez 1 à 2 cuillerées à thé de fleurs séchées d'achillée millefeuille dans 15 cl d'eau bouillante (ou 20 g de fleurs dans 50 cl d'eau). Laissez infuser pendant 10 minutes. Filtrez. Buvez trois fois par jour en dehors des repas.

• Dans 25 cl d'eau bouillante, versez une cuillerée à soupe de fleurs de camomille matricaire. Laissez infuser pendant 10 minutes. Filtrez. Buvez 2 tasses chaudes de cette infusion par jour, éventuellement sucrées avec du miel.

• Mettez une cuillerée à soupe de cataire dans 25 cl d'eau bouillante. Laissez infuser pendant 10 minutes. Filtrez. Buvez chaud et sucré avec du miel.

• Mettez une cuillerée à soupe de feuilles d'eupatoire dans une tasse à thé d'eau bouillante. Laissez infuser pendant 10 minutes. Filtrez. Buvez 2 à 3 tasses de cette infusion, en dehors des repas.

• Préparez une décoction : portez à ébullition 8 à 10 g de racines d'eupatoire dans 25 cl d'eau et faites bouillir 4 minutes. Hors du feu, laissez infuser pendant 10 minutes, filtrez et buvez 3 tasses par jour, en dehors des repas.

• Mettez une cuillerée à soupe de feuilles de ginkgo biloba dans 25 cl d'eau bouillante. Laissez infuser pendant 10 minutes. Filtrez. Buvez au coucher, avec un peu de miel.

• Dans 25 cl d'eau bouillante, laissez infuser pendant 10 minutes une cuillerée à soupe de sariette. Filtrez. Buvez plusieurs tasses par jour.

CONSEIL MALIN !

Vous pouvez également utiliser cette tisane de sarriette en fumigation.

• Laissez infuser pendant 10 minutes une cuillerée à soupe de serpolet dans 25 cl d'eau bouillante. Filtrez. Buvez 3 tasses par jour, le plus loin possible des repas.

• Dans 25 cl d'eau bouillante, laissez infuser une cuillerée à soupe de fleurs de sureau noir pendant 10 minutes. Filtrez. Buvez un bol de cette infusion dès les premiers symptômes.

En synergie :

• Ces synergies sont très efficaces contre le rhume des foins. Faites infuser pendant 10 minutes 2 cuillerées à soupe de l'un de ces mélanges dans un litre d'eau. Filtrez et buvez bien chaud plusieurs fois par jour.

→ Eucalyptus – Oranger – Hysope – Lierre – Fleurs de véronique – Fleurs de guimauve
→ Violette – Baies de quassia – Bourgeons de pin – Fleurs de romarin – Racine de réglisse
→ Feuilles de saponaire – Racine d'ache – Pissenlit – Feuilles de mauve – Fruits de jujubier

• Eucalyptus – Fleurs et feuilles de mauve – Feuilles et fleurs de violette.
Faites bouillir une poignée de ce mélange dans 50 cl d'eau. Utilisez en fumigations.

Fumigations :

• Si le rhume était fort, ma grand-mère mettait une poignée de feuilles d'eucalyptus dans un grand bol d'eau bouillante et nous en faisait inhaler les vapeurs avec un torchon sur la tête… ce qui nous faisait beaucoup rire ! Cette inhalation calmait l'irritation des muqueuses nasales et nous permettait de mieux respirer.

• Préparez une décoction : faites bouillir 50 g d'euphraise dans un litre d'eau et laissez infuser pendant 10 minutes. Utilisez très chaud, en fumigations, jusqu'à disparition des symptômes.

L'eucalyptus contient une huile essentielle faite à 80 % d'eucalyptol ou de cinéol, des principes flavoniques, des tanins, et un hétéroside phénolique. Ils ont pour effet d'empêcher l'infection, de resserrer les fibres tissulaires des voies respiratoires, de lutter contre les bactéries et les virus, de calmer l'inflammation et de combattre une fièvre éventuelle.

L'achillée millefeuille ne possède pas moins de 82 constituants de principes actifs ! Elle contient notamment des flavonoïdes, des alcaloïdes, des triterpènes, des coumarines, des polyacétylènes, et des tanins. Son huile essentielle contient de l'azulène et des lactones sesquiterpéniques. Elle traite les infections respiratoires, car elle fait tomber la fièvre et active la transpiration. On utilise la plante, mais pas la racine.

→ En synergie avec la menthe poivrée et le sureau.

La camomille matricaire contient de l'huile essentielle, des flavonoïdes, des glucosides amers, des coumarines et des tanins. On la préconise pour son action anti-inflammatoire, antiallergique et relaxante. Grâce à ses vertus calmantes, elle favorise le sommeil et permet de lutter contre le rhume des foins. On utilise les fleurs.

La cataire est composée de tanins, d'huiles essentielles (carvacrol, thymol, citronnelle, géraniol, nepatalactone) et d'iridoïdes. Elle stimule la transpiration et fait tomber la fièvre. Véritable antiseptique des voies respiratoires, c'est la plante de l'hiver, à utiliser dès les premiers symptômes de refroidissement, ainsi qu'en cas de rhume et de grippe. On utilise les fleurs.

→ En synergie avec le sureau noir, elle gagne en efficacité.

Composée de lactones sesquiterpéniques (antimicrobiens) et de polysaccharides (qui renforcent les défenses de l'organisme), **l'eupatoire** contient également des flavonoïdes (dont l'eupatorine), une huile essentielle et des alcaloïdes pyrrolizidiques. Dépurative, elle est utilisée pour traiter les affections virales (rhume, grippe, fièvre...). C'est un immunostimulant, qui a une action anti-inflammatoire sur l'arbre respiratoire, et qui peut également être utilisé de manière préventive. On utilise les feuilles et la racine.

Composé de flavonoïdes (biflavones, hétérosides de flavones, flavonols), de ginkgolides et de bilobol, **le gingko biloba** est un antioxydant efficace. Sa décoction de graines soigne les troubles respiratoires. On se sert des feuilles et des graines.

→ En synergie avec le bouillon-blanc (molène).

La sarriette contient de l'huile essentielle riche en carvacrol, thymol, pinène et terpènes. C'est une plante stimulante, préconisée en cas d'infection des voies respiratoires et d'affections dermatologiques. On utilise les fleurs.

ATTENTION !

Elle est déconseillée aux femmes enceintes.

Le serpolet est constitué d'une huile essentielle (thymol, carvacrol), de flavonoïdes (quescétine et kæmpferia), d'acide caféique, de mucilages et de tanins. Tonifiant, le serpolet est le thym des montagnes. C'est un antiseptique, très efficace pour lutter contre les affections respiratoires (grippes, rhumes, maux de gorge, toux, bronchites). On utilise les sommités fleuries.

→ Conseillé en synergie avec la menthe poivrée et la sarriette.

Le sureau noir est constitué de flavonoïdes (dont de la rutine), d'un alcaloïde (la sambucine), de nitrate de potasse, de stérols, de glucosides cyanogéniques, d'anthocyanosides, de vitamines A et C, de mucilages et de tanins. C'est un anti-inflammatoire, antirhumatismal et antinévralgique. En augmentant la transpiration, il fait baisser la fièvre. On utilise l'écorce, les fleurs et les baies.

L'euphraise contient des résines, des tanins, des pigments et de l'aucuboside. Elle a des propriétés astringentes, et permet de réduire les sécrétions des muqueuses nasales. On utilise la plante entière.

ATTENTION !

Un rhume guérit généralement en quelques jours. Néanmoins, certaines complications sont possibles, comme l'otite. On fera alors appel à un médecin.

NOTES PERSONNELLES

....

....

....

....

....

Rhume des foins

Le rhume des foins est une variété d'asthme associé à un rhume de cerveau, compliqué de conjonctivite. Il résulte le plus souvent d'une sensibilisation particulière au pollen de certaines graminées. Cette affection survient surtout à la fin du printemps, au moment où les pollens sont le plus présents dans l'air. Le malade souffre d'éternuements répétés, d'écoulements et de démangeaisons nasales, de picotements dans les yeux et de larmoiements.

- Pour soulager un rhume des foins, prenez cinq fois par jour 2 cuillerées de miel liquide de romarin, pendant 2 jours, puis trois fois par jour jusqu'à disparition des symptômes. En général, le larmoiement disparaît très vite. Les narines se dégagent peu à peu, le nez cesse de couler et l'irritation de la gorge disparaît.

CONSEIL MALIN !
Si vous êtes sujet à cette allergie désagréable, prenez les devants ! Badigeonnez vos narines d'huile d'olive tous les jours, deux mois avant l'apparition des crises (à partir du mois de février).

Le miel de romarin associe les propriétés du miel et du romarin. Le romarin combat l'inflammation grâce à son acide rosmarinique ; son huile essentielle (contenant alphapinène, bornéol, camphre et cinéol) lutte contre les bactéries et les spasmes. Le miel agit aussi contre les bactéries et détruit les micro-organismes. Il prévient les infections grâce à l'acide formique, un acide naturel que l'abeille ajoute au miel pour assurer sa conservation.

L'huile d'olive renferme des vitamines A et E, des saponosides (acide oléanique), des flavones (luterol), des chalcones (olivine), des tanins, une œstrone, de la choline et du marmitol. Outre ses propriétés laxatives elle permet de rétracter les tissus enflammés et de diminuer les phénomènes douloureux.

ATTENTION !

Chez certains individus, le rhume des foins peut se compliquer d'une crise d'asthme sévère, qui constitue une urgence médicale. Cette crise dépend de l'état du patient ou de l'importance de la cause (pollen, animaux...). La prévention repose sur l'élimination des causes d'allergie.

NOTES PERSONNELLES

Saignement de nez

Le saignement de nez, ou épistaxis, est dû, dans 90 % des cas, à l'érosion d'une partie de la cloison nasale. Le sang s'écoule ordinairement par les narines mais il peut, si les vaisseaux intéressés se trouvent en arrière, couler par l'orifice postérieur des fosses nasales, c'est-à-dire dans la gorge.

- Le premier geste à faire : s'allonger sur le dos, la tête légèrement relevée par un oreiller. Colmatez les narines par du coton imbibé de citron ou un mouchoir, si nécessaire. Ensuite, mettez des glaçons dans un torchon et appliquez-les sur les ailes du nez. Enfin, dans un mortier ou à l'aide d'un rouleau à pâtisserie, réduisez en poudre des feuilles de thym séchées.

ASTUCE!
Il est utile de préparer cette poudre à l'avance pour l'avoir sous la main en permanence. Lorsque le thym forme une poudre fine, prisez-la comme on le faisait pour le tabac. Les saignements doivent s'arrêter.

- À l'occasion, vous pouvez également essayer un « truc » : posez une clé ou un trousseau sur la nuque pendant une à deux minutes ; à défaut de clé, prenez un glaçon. Le froid, c'est bien connu, diminue le calibre des vaisseaux en contractant leurs fibres musculaires.

- Il nous arrivait souvent, lorsque nous étions petits, de saigner du nez. Ma grand-mère prélevait de l'écorce de chêne et en faisait une poudre très fine, qu'elle conservait dans un bocal à l'abri de la lumière et de l'humidité. Elle nous l'appliquait en compresses sur les narines pour stopper l'hémorragie.

• Le jus de feuille de lierre était très efficace lui aussi : après avoir pressé 6 feuilles de lierre, ma grand-mère étalait le jus ainsi obtenu sur un coton et nous l'insérait dans les narines. Bien entendu, elle nous demandait de nous allonger sur le dos et maintenait notre tête relevée à l'aide d'un oreiller.

Le thym (*Thymus vulgaris*), plante de la famille des Labiées, contient des phénols et des dérivés flavoniques dont l'activité a été mise en évidence sur l'animal : elle diminue les spasmes vasculaires et arrête le saignement. Le thym est connu et utilisé depuis l'Antiquité. Le médecin grec Dioscoride le prescrivait déjà dans certains traitements.

Le chêne contient du tanin, de l'acide gallique, de l'acide ellagique et un principe amer, la quercine. Tous ces composants entraînent une vasoconstriction, une diminution des spasmes vasculaires et un arrêt des saignements.

Le lierre grimpant (*Hedera helix*) fait partie de la famille des Araliacées. Cette plante grimpante était appelée « arbre d'Osiris » par les Égyptiens. Les feuilles de lierre contiennent des saponosides (dont l'herédine et les acides phénols) qui resserrent les vaisseaux et luttent contre les spasmes vasculaires.

ATTENTION !

Des hémorragies nasales fréquentes, sans cause apparente, doivent être soumises à un médecin. Elles peuvent en effet refléter des causes internes plus ou moins graves : hypertension artérielle, anémie, maladies de cœur, cirrhose, leucémie, hémophilie, purpura...

NOTES PERSONNELLES

....

....

....

....

....

....

Sinusite

La sinusite est une affection inflammatoire des sinus et de l'ethmoïde, l'os à la base du crâne qui forme le plafond des fosses nasales. Les sinus sont des cavités emplies d'air, situées dans les os du visage (au niveau du front et des joues), et qui sont en contact avec le nez et la gorge par le biais de petits orifices. Cette inflammation peut être causée par différents facteurs : allergie, infection virale ou bactérienne, abcès dentaire, pollution, polypes nasaux, déviation de la paroi nasale, tabagisme... Elle peut se manifester de manière aiguë ou évoluer vers une pathologie chronique. Lorsqu'une infection attaque le nez, les muqueuses s'enflamment et obstruent les sinus : ils ne sont plus drainés normalement, ce qui permet aux microbes de se multiplier. Apparaît alors une douleur faciale interne, accompagnée d'une sensation de pression du visage, de sécrétions nasales épaisses et purulentes, d'une toux grasse, d'une légère fièvre, et d'une diminution de l'odorat.

• Mettez 4 à 5 feuilles d'eucalyptus dans une tasse d'eau bouillante. Laissez infuser pendant 10 minutes. Filtrez. Buvez 3 tasses chaudes par jour en dehors des repas. Sucrez avec du miel si vous le désirez.

ASTUCE !
Cette infusion peut également être utilisée en fumigations.

• Faites bouillir la valeur d'un bol d'eau. Ajoutez-y le jus de 2 citrons, du poivre et une pincée de gros sel de cuisine. Mettez le mélange dans un bol. Couvrez-vous la tête d'une serviette et inhalez la vapeur sortant du bol, en vous penchant, bien caché sous la serviette.

CONSEIL MALIN !
Vous pouvez aussi mettre de la lavande dans l'eau très chaude. Elle désinfecte les sinus.

Nettoyage des sinus :

- Faites bouillir un litre d'eau. Versez dans un bol la valeur d'une cuillerée à café de gros sel de cuisine, et laissez-le se dissoudre dans l'eau chaude. Placez-vous au-dessus de votre lavabo. Bouchez-vous une narine, aspirez l'eau avec l'autre narine, puis rejetez-la. Agissez de la sorte plusieurs fois de suite, en alternant les narines. Vous nettoierez ainsi toutes les voies aériennes supérieures.

ATTENTION !
Cette manœuvre n'est pas facile au début, vous risquez de répandre de l'eau dans votre salle de bains et de vous sentir un peu écœuré. Accomplissez ces gestes tous les matins, aux périodes de pollution maximale.

- Pressez un demi-citron (bio de préférence) et diluez-le dans un peu d'eau. Ajoutez un peu de miel et remuez énergiquement. À l'aide d'une paille, aspirez un peu de liquide dans chaque narine, l'une après l'autre. Une fois que vous en aurez l'habitude, ce geste vous paraîtra tout naturel, et vous nettoierez bien vos sinus.

L'eucalyptus contient des tanins. Son huile essentielle est faite à 70 % d'eucalyptol, et recèle également du pinène, du limonène, de l'alphaterpinéol, du linalol et du cinéol. C'est la plante des affections respiratoires. Son huile essentielle est mucolytique : elle fluidifie les sécrétions pulmonaires et facilite leur évacuation. L'eucalyptus est également antitussif. On utilise les feuilles.
→ Excellent en synergie avec la lavande.

ATTENTION !
Ne pas ingérer l'eucalyptus à doses excessives, car il peut entraîner des migraines et des vertiges.

La lavande vraie (*Lavandula augustifolia*), plante de la famille des Labiées, se rencontre sur les pentes calcaires et rocailleuses du Midi, entre 700 et 1800 m. Son utilisation en médecine remonte à l'Antiquité. Son principe actif est une huile essentielle qui renferme surtout des alcools terpéniques (linalol et géraniol). Cette huile a pour effet de détruire les bactéries et d'empêcher le phénomène de surinfection.

ATTENTION !

En cas de sinusites répétées, il sera indispensable de consulter un médecin spécialisé. En effet, souvent consécutive à une grippe, à une rhinopharingite ou à une infection dentaire, la sinusite peut dégénérer en une infection plus importante localement.

NOTES PERSONNELLES

Stress (adultes)

Le stress peut se définir comme une réponse de l'organisme à toute demande qui lui est faite, qu'elle soit physique, psychologique ou émotionnelle. C'est un système de défense que l'organisme met en place pour faire face aux agressions externes. Quand il est stressé, le corps sécrète deux hormones produites par les glandes surrénales : le cortisol et l'adrénaline. L'élévation du taux de ces hormones dans le sang a pour effet d'accélérer le rythme cardiaque, d'élever la pression artérielle et d'augmenter la fréquence respiratoire. Quelles que soient les causes de votre stress journalier (travail, soucis intimes ou familiaux, environnement quotidien trop bruyant, durée de transport trop longue...), votre organisme va réagir par une « réponse » adéquate à ces diverses agressions : fatigue plus ou moins intense, contraction des muscles (notamment ceux des maxillaires), démangeaisons inexpliquées, gorge nouée, mauvaise respiration...
Le stress en période d'examens peut se traduire par une grande inquiétude et un sentiment d'appréhension entraînant parfois des troubles du sommeil.

- Faites une décoction avec une grosse poignée de pétales de coquelicot. Faites bouillir pendant 10 minutes et filtrez. Laissez-la refroidir et mettez-la au réfrigérateur. En cas de stress, buvez un demi-verre de ce breuvage, plusieurs fois par jour si nécessaire. Un état de bien-être s'emparera alors de vous. Fini le stress !

- Lorsque j'ai passé mon certificat d'études et mon bac, ma grand-mère m'avait fait boire la décoction suivante avant le coucher. Elle avait porté à ébullition 25 g de feuilles fraîches de basilic dans 50 cl d'eau, avait couvert et fait frémir pendant 10 minutes. Ayant filtré la décoction, elle l'avait laissée refroidir avant de me la faire boire.

CONSEIL MALIN !

On peut prendre cette préparation la veille d'un examen ou d'un événement difficile à vivre et propre à gêner le sommeil. Dans ce cas, on absorbera le demi-litre en plusieurs tasses dans la journée. On peut aussi commencer le traitement plusieurs jours avant l'examen.
Si l'effet sédatif n'est pas suffisant, il faut essayer quelques traitements naturels en homéopathie, phytothérapie ou oligothérapie, qui ne perturbent en rien la lucidité du candidat à l'examen. L'acupuncture peut également être une aide très précieuse.

- Versez 5 g d'aubépine séchée dans 50 cl d'eau bouillante. Laissez infuser pendant 10 minutes. Filtrez. Buvez une à deux fois par jour, chaud ou froid.

- Préparez une décoction : placez deux poignées d'avoine dans 1,5 litre d'eau froide. Faites réduire à un litre et filtrez. Buvez dans la journée.

- Versez une cuillerée à café de ballotte dans une tasse à thé d'eau bouillante. Laissez infuser pendant 10 minutes. Filtrez. Buvez 3 tasses par jour.

- Mettez une cuillerée à soupe de pétales d'escholtzia (ou pavot de Californie) dans 25 cl d'eau bouillante et laissez infuser pendant 10 minutes. Filtrez. Buvez 2 à 3 cuillerées à soupe par jour, en dehors des repas.

ASTUCE!

En cas d'insomnie, buvez une cuillerée à soupe de cette infusion au coucher.

• Faites infuser pendant 10 minutes 5 g de fleurs de lavande dans un litre d'eau bouillante. Filtrez. Buvez-en 3 tasses par jour, entre les repas.

• Dans 25 cl d'eau bouillante, faites infuser pendant 10 minutes une cuillerée à soupe de fleurs de pivoine. Filtrez. Sucrez avec du miel et buvez en dehors des repas.

• Versez 30 g de thym dans un litre d'eau bouillante. Laissez infuser pendant 10 minutes, à couvert, pour ne pas perdre les substances volatiles : elles vont se cristalliser dans le couvercle, faites-les alors retomber dans la casserole. Filtrez. Mettez en bouteille et buvez 4 tasses par jour, éventuellement sucrées avec du miel, jusqu'à amélioration de votre état.

• Dans 25 cl d'eau froide, versez une cuillerée à soupe de racine de valériane. Faites bouillir pendant 3 minutes, puis, hors du feu, laissez infuser pendant 10 minutes. Filtrez. Ajoutez une tisane odorante pour masquer le goût désagréable de cette décoction, ou sucrez avec du miel. Buvez dans la journée, en cas d'anxiété, et le soir au coucher.

• Dans une tasse à thé d'eau bouillante, versez une cuillerée à café de fleurs de violette et laissez infuser pendant 10 minutes. Filtrez. Buvez-en 3 tasses par jour, en sucrant avec du miel.

En synergie :

→ Serpolet – Tilleul – Pétales de coquelicot – Feuilles de mélisse – Feuilles de menthe – Racine de valériane
Faites infuser 2 cuillerées à soupe de ce mélange dans un litre d'eau bouillante pendant 10 minutes. Filtrez. Buvez plusieurs fois par jour.

Bains :

- Vous pouvez ajouter 10 gouttes de néroli et 5 gouttes d'huile essentielle de camomille à 20 cl de bain moussant pour bébé. Versez sous le filet d'eau chaude, lorsque votre bain coule. Vous obtiendrez un délicieux bain moussant et décontractant.

- Mettez 40 feuilles de laurier-sauce dans un litre d'eau froide. Portez à ébullition, puis faites infuser pendant 10 minutes. Filtrez, et versez cette décoction dans l'eau du bain.

- Faites bouillir 50 g de graines de lin dans un litre d'eau froide pendant quelques minutes. Hors du feu, laissez infuser pendant 10 minutes. Filtrez, puis ajoutez cette préparation à l'eau de votre bain. Non seulement vous serez détendu, mais votre peau sera d'une incomparable douceur !

- Mettez 200 g de fleurs de tilleul dans 2 litres d'eau froide. Faites bouillir, filtrez et ajoutez cette décoction à l'eau de votre bain.

CONSEIL MALIN !
Une décoction de tilleul ou de verveine, ajoutée à l'eau de votre bain, sera également un bon décontractant.

- Versez 200 g de feuilles de verveine officinale dans 2 litres d'eau bouillante. Laissez infuser pendant 2 minutes. Filtrez et ajoutez à l'eau du bain.

- Pour se détendre, ma grand-mère prenait des bains de lavande. Elle cueillait un bouquet de lavande fraîche dans le jardin et versait des fleurs (avec leurs tiges) dans son bain. Vous pouvez également utiliser de la lavande séchée. Dans ce cas, pensez à la placer dans des petits sachets, pour éviter de boucher votre tuyauterie !

• Versez 200 g de son de blé dans un litre d'eau froide. Portez à ébullition, couvrez et laissez agir pendant 10 minutes environ, en remuant régulièrement. Filtrez cette bouillie à l'aide d'une passoire ou d'un tamis. Versez la préparation dans un petit sac de toile, en prenant soin de bien fermer celui-ci. Ajoutez l'eau de cuisson à l'eau de votre bain et déposez le sac de toile dans le fond de la baignoire.

Apprendre à respirer :

• La respiration et la relaxation sont des instruments efficaces pour lutter contre le stress. Prenez le temps de comparer votre respiration lorsque vous êtes énervé (courte, rapide, inefficace) et lorsque vous êtes détendu (longue et profonde). Ainsi, dès que vous sentirez votre respiration se précipiter, vous respirerez profondément et calmement et cela deviendra l'une des manières de gérer votre stress.
Si vraiment votre respiration est bloquée depuis des années, faites du sport pour apprendre à respirer. Pour atteindre cet objectif, la meilleure manière est de faire du yoga.

• Il sera bon aussi, toutes les heures, d'arrêter votre activité pendant 3 minutes. Fermez les yeux et respirez en comptant lentement jusqu'à 6 pendant l'inspiration, puis jusqu'à 6 pendant l'expiration. Répétez quatre ou cinq fois l'opération, en gonflant bien le ventre et les poumons à l'inspiration.

Le coquelicot (*Papaver rhoeas*) possède des fleurs adoucissantes et légèrement narcotiques. Appartenant à la famille des Papavéracées, il est considéré comme un petit pavot sauvage dont l'action est due à différents alcaloïdes (principes azotés). Le résultat est une légère diminution de la tension artérielle, un ralentissement du pouls et de la respiration.

Le basilic (*Ocimum basilicum*), plante de la famille des Liliacées, est originaire de l'Inde. Il existe en fait deux variétés : la première, dite basilic « doux », est cultivée dans le sud de la France, aux États-Unis, en Hongrie, en Italie et en Espagne. Son essence est constituée surtout de linalol et d'un peu d'estragol. La seconde, dite « exotique », cultivée aux Comores, aux Seychelles et à Madagascar, donne une essence à plus forte teneur en estragol qui contient aussi beaucoup de camphre. Ses propriétés calmantes et sédatives sont plus spécialement dues à son huile essentielle, constituée principalement d'estragol ou de méthylchavicol, de linalol et de camphre.

L'aubépine contient des flavonoïdes, de la vitexine (dans les fleurs), des proanthocyanidols, des acides-phénols, des acides triterpéniques et des stérols. Ses baies contiennent de la crataégine et de l'oxyacanthine. Elle excelle en cas d'état anxieux, de troubles de l'endormissement, d'émotivité et de nervosité. C'est un puissant sédatif du système cardiovasculaire, régulateur de la tension sanguine et du rythme cardiaque. On utilise les sommités fleuries.

→ En synergie avec le persil et la bardane, l'aubépine augmente l'oxygénation du sang.

L'avoine contient, dans ses fruits, des flavonoïdes, des alcaloïdes (dont gramine et avenine) des stérols, des minéraux (silicium, calcium, cuivre, magnésium, zinc) et des vitamines B1, B2, D et E. Dans ses tiges, on trouve de la saponine, de la silice et des vitamines A et D. Elle a des propriétés sédatives grâce à la gramine qu'elle contient, et permet de lutter contre l'insomnie et l'hyperémotivité. C'est un antidépresseur léger, un tonique et un sudorifique.

→ En synergie avec la rose pâle et le thym.

La ballotte est composée de choline, d'acides-phénols, d'alcaloïdes, de tanins, de saponine, d'huile essentielle et de pectine. Elle possède des vertus sédatives et permet de lutter contre les spasmes douloureux. On utilise la plante.

→ En synergie avec la papaye ou le noyer, elle améliore le fonctionnement du foie.

L'escholtzia (ou pavot de Californie) contient des alcaloïdes, dont la protopine. Comme tous les pavots, elle a des propriétés sédatives, hypnotiques et euphorisantes. On utilise la plante.

L'huile essentielle de lavande comporte une quarantaine de composants (dont du cinéol, du linalol, et du bornéol). La lavande est également constituée de tanins, de coumarines et de flavonoïdes. Elle a un effet sédatif sur le système nerveux. On la conseille donc dans les cas d'anxiété et de nervosité, de l'enfant comme de l'adulte. On utilise les fleurs.
→ En synergie avec la violette, elle soigne les troubles du sommeil.

La pivoine contient des acides organiques, de l'arginine, du glucose, une huile essentielle, du kaempférol et de l'acide benzoïque. C'est un antispasmodique et un calmant. On utilise les fleurs.

La tige fleurie du **thym** sécrète une huile essentielle à base de phénols (thymol et carvacrol). Elle renferme également des flavonoïdes et des acides-phénols. Tonique du système nerveux, le thym est très utile en cas d'angoisse et d'anxiété. On utilise la plante et les fleurs.

La valériane est constituée d'iridoïdes (valépotriates), d'alcaloïdes, d'un glucoside (valérianate) et d'huiles essentielles (dont du camphène, du pinène, du terpinéol et du bornéol). C'est la plante sédative par excellence. Relaxante et antispasmodique, elle calme l'anxiété et la nervosité qui accompagnent le sevrage tabagique. Elle permet de combattre l'insomnie et améliore la qualité du sommeil. On utilise la racine.

La violette est composée de glucosides phénoliques (dont la gaulthérine), de saponines (myrosine et violine), d'un alcaloïde (odoratine), de mucilages, de flavonoïdes (notamment de l'irode) et d'un pigment organique (violarubine). Elle possède des vertus calmantes. On utilise les fleurs, les feuilles et les racines.

Le néroli est une huile essentielle obtenue par distillation des fleurs de l'oranger amer (ou bigaradier). Ce petit arbre de la famille des Rutacées, originaire du nord de l'Inde, est cultivé dans la région méditerranéenne (Espagne du Sud, Sicile, Côte d'Azur). Le néroli doit son action sédative sur le système nerveux central, connue depuis les temps les plus anciens, à son huile essentielle riche en terpénoïdes.

La camomille matricaire contient de l'huile essentielle, des flavonoïdes, des glucosides amers, des coumarines et des tanins. On la préconise pour son action anti-inflammatoire, antiallergique, antispasmodique, relaxante et apéritive. Son action étant douce, on peut la donner aux enfants contre les douleurs intestinales, les indigestions et les coliques. On utilise les fleurs.

L'huile essentielle de laurier-sauce contient 30 à 50 % de cinéol, du linalol, de l'alphapinène et de l'alphaterpinéol. Le laurier-sauce contient également des tanins, des mucilages, de la trilaurine et des principes amers. Sa décoction, ajoutée à l'eau du bain, soulage les membres douloureux. On utilise les feuilles.

ATTENTION !

Ne pas confondre avec le laurier-rose et le laurier-cerise, extrêmement toxiques.

Le lin possède un mucilage anti-inflammatoire. On utilise les fleurs et les caïeux (bourgeons) frais.

→ En synergie avec la verveine et la menthe poivrée.

ATTENTION !

Ne pas utiliser en cas de problèmes thyroïdiens.

Le tilleul contient une huile essentielle à base de farnésol (alcool sesquiterpénique), des flavonoïdes (hespéridine), des tanins, des mucilages, des composés de type benzodiasépine et des acides aminés. Il possède des propriétés neurosédatives, antitussives et antispasmodiques. On utilise fleurs et bractées.

La verveine officinale possède une huile essentielle (citral, cinéol, limonène et géraniol), des mucilages, des tanins et des flavonoïdes. C'est un antifatigue, aux propriétés calmantes et digestives. Sédative, elle apaise les douleurs et les lourdeurs d'estomac provoquées par le stress. On utilise les feuilles.

Le blé (*Triticum sativum*), céréale de la famille des Graminées, est cultivé dans le monde entier. Sa culture remonte à la Préhistoire. Le son constitue l'enveloppe des grains de blé, réduite en fines particules. Ses propriétés proviennent de ses principes actifs : vitamines A, B, C, D et K, inositophosphate de calcium et de magnésium, aux propriétés reconstituantes, vitamines E pour détoxiquer, ainsi qu'un complexe de gluten et d'amidon, pour une action relaxante.

ATTENTION !

Ne pas utiliser en cas d'intolérance au gluten.

NOTES PERSONNELLES

....

....

....

....

....

....

....

....

....

....

....

....

....

....

....

....

....

....

....

Stress (enfants)

Si votre enfant a des difficultés à s'endormir, s'il se réveille plusieurs fois par nuit, s'il est très agité à table, s'il fait des caprices, des crises de colère, s'il présente des tics, s'il se ronge les ongles, s'il a des difficultés à tenir en place, s'il est irritable, s'il se plaint parfois d'un mal d'estomac, il peut être considéré comme nerveux et stressé.

- Pour détendre un enfant stressé, faites infuser pendant un quart d'heure 4 cuillerées à café de fleurs de camomille matricaire dans 2 litres d'eau. Filtrez et versez dans son bain.

- Ajoutez au bain de votre enfant une décoction de tilleul filtrée (200 g pour 2 litres d'eau). Puis, avant de le coucher, faites-lui boire une tisane de cette plante (infusée pendant 10 minutes et filtrée).

- Pour calmer notre agitation, ma grand-mère nous faisait prendre le soir, avant de nous coucher, un bain de pieds d'eau tiède très salée.

La camomille matricaire contient de l'huile essentielle, des flavonoïdes, des glucosides amers, des coumarines et des tanins. On la préconise pour son action anti-inflammatoire, antiallergique, antispasmodique, relaxante et apéritive. Son action étant douce, on peut la donner aux enfants contre les douleurs intestinales, les indigestions et les coliques. On utilise les fleurs.

Le tilleul (*Tilia cordata*), plante de la famille des Tiliacées, est un arbre très répandu dans toute l'Europe et en Asie Mineure. Il est cultivé en Amérique du Nord. Les fleurs de tilleul possèdent une activité sédative grâce à leur huile essentielle qui contient un alcool sesquiterpénique, le farsénol.

ATTENTION !

La nervosité chez les enfants peut avoir des causes multiples, qu'il faut essayer de déterminer, de préférence avec l'aide d'un pédiatre. Certains éléments extérieurs peuvent perturber l'enfant : appartement trop bruyant, hypernervosité de ses parents, violence de certains jeux vidéo ou de certaines émissions de télévision... ainsi que la prise d'excitants tels que les boissons gazeuses contenant de la caféine... Il faudra penser à lui faire pratiquer certains sports qui le calmeront, et des séjours en montagne si cela s'avère possible. Il faut savoir aussi que les oxyures (vers parasites de l'intestin) entraînent une nervosité anormale chez l'enfant et des démangeaisons, surtout en période de pleine lune.

NOTES PERSONNELLES

Taches brunes

Les taches brunes sur les mains peuvent être liées à un vieillissement de la peau, mais aussi à une trop grande exposition au soleil. En effet, elles se rencontrent parfois chez des personnes jeunes, âgées de 25 à 30 ans. Ces taches se développent sur les zones exposées au soleil, notamment les mains. Il s'agit de dépôts de mélanine, un pigment produit par les mélanocytes de la peau. Chez les personnes âgées, cette hyperpigmentation provient d'une stimulation importante de la production de mélanine.
Attention ! Ces taches ne sont pas toujours bénignes. Elles peuvent être liées à des lésions : grains de beauté, mélanomes, kératoses séborrhéiques... Une consultation de spécialiste s'impose alors.

• Ma grand-mère le répétait souvent : « C'est à ça que je me vois vieillir. » Elle parlait des taches brunes qui apparaissaient sur ses mains avec l'âge. Pour les atténuer, elle appliquait tous les matins du jus de citron sur ses mains.

• Préparez une décoction de feuilles ou d'écorce de bouleau blanc, à raison de 4 cuillerées à soupe dans 75 cl d'eau. Faites bouillir pendant 10 minutes, puis laissez infuser pendant un quart d'heure et filtrez. Frictionnez vos mains de cette lotion.

• Vous pouvez laisser bouillir pendant 10 minutes 80 g de racines d'ortie dans un litre de vin blanc et 25 cl de vinaigre de vin. Filtrez. Conservez dans un flacon hermétiquement clos, et appliquez tous les soirs au coucher.

Le citronnier (*Citrus limonum*), plante de la famille des Rutacées, est originaire d'Asie. Cultivé depuis des millénaires en Inde et en Chine, il a longtemps eu la réputation, en Occident, de porter fleurs et fruits toute l'année. Autour du xe s., au moment des Croisades, il se répand en Égypte et en Palestine. Le jus de citron possède des propriétés détergentes, purifiantes, exfoliantes et surtout dépigmentantes, grâce à sa teneur en acides hydroxylés.

Le bouleau blanc (*Betula alba*), plante de la famille des Bétulacées, est présent dans toute l'Europe, sauf dans la région méditerranéenne. On le trouve aussi en Asie tempérée. Il existe depuis plus de 30 millions d'années. Les feuilles et l'écorce de bouleau sont purifiantes, astringentes et antiseptiques.

L'ortie (*Urtica urens*), plante de la famille des Urticacées, est très commune en France, au bord des chemins et dans les jardins. Son nom latin, *urtica*, vient du verbe *urere*, qui signifie « brûler », en référence aux piqûres de ses poils. La propriété astringente de l'ortie vient de la composition de ses parties aériennes, mais également de sa racine, riche en chlorophylle, en vitamines (A, C et E), en acides organiques et en flavonoïdes.

Le vinaigre de vin est un liquide acide qui résulte d'une fermentation acétique. Le mot vinaigre provient de la combinaison des mots « vin » et « aigre ». Historiquement, on parle déjà de vinaigre dans un texte médical assyrien, à propos du traitement des douleurs auriculaires. En l'an 400 av. J.-C., Hippocrate s'en servait beaucoup. Sa composition en acides essentiels, en enzymes spécifiques et en phénols, lui confère des propriétés antiseptiques, bactéricides et anti-inflammatoires, qui agissent sur la peau en ramollissant certains tissus.

NOTES PERSONNELLES

....

....

....

....

....

Torticolis

Le torticolis se caractérise par une inclinaison involontaire de la tête sur le cou, permanente ou intermittente, en général douloureuse, et s'accompagnant parfois de contractions. Il peut être d'origine musculaire, osseuse ou nerveuse.

Ma grand-mère commençait toujours par réchauffer le cou endolori avec un sèche-cheveux. Puis elle massait très doucement avec un mélange d'huile camphrée et d'ail pilé. À deux, c'est encore mieux : l'un continue à chauffer pendant que l'autre masse.

CONSEIL MALIN !
Il est bon d'avoir toujours de l'huile camphrée dans sa pharmacie, car elle est également utile dans toutes les affections rhinopharyngées.

L'huile camphrée contient 10 % de camphre. **Le camphre** est le produit cristallisable d'une essence extraite du bois du camphrier du Japon (*Laurus camphora*), arbre de la famille des Lauracées très répandu en Asie orientale, en Chine et au Japon. Le camphre a pour propriété de lutter contre l'infection et de calmer toute inflammation.

L'ail (*Allium sativum*), originaire des steppes d'Asie centrale, contient un composé soufré, l'allicine, qui lui donne toutes ses propriétés thérapeutiques.

La chaleur du sèche-cheveux élève la température du tissu cutané et des liquides qui le constituent. Elle active ainsi la circulation sanguine, les échanges cellulaires et les combinaisons chimiques. Le mélange d'huile camphrée et d'ail pilé peut donc mieux pénétrer.

ATTENTION !

Si les torticolis ont tendance à se répéter, on peut pronostiquer un terrain arthritique qu'il convient de faire soigner par un médecin afin d'éviter l'installation d'un état permanent chronique. S'il s'agit d'un déplacement des vertèbres cervicales, l'aide d'un ostéopathe ou d'un étiopathe sera nécessaire.

NOTES PERSONNELLES

Toux

La toux est une contraction spasmodique soudaine et souvent répétitive de la cage thoracique, qui provoque une expulsion violente de l'air contenu dans les poumons. Elle s'accompagne parfois d'un son distinctif. Cet acte réflexe consiste à rejeter certains produits indésirables qui encombrent les voies aériennes de l'appareil respiratoire.

Ses manifestations sont diverses : la toux sèche est une toux brève et superficielle, qui s'observe au début de certaines affections respiratoires (trachéites, laryngites) provoquées par le tabagisme ou la pollution ; la toux grasse s'accompagne d'une expectoration abondante et s'observe dans les cas de bronchites ; la toux rauque est le symptôme d'une laryngite ou d'une trachéo-bronchite ; la toux quinteuse est faite d'une seule inspiration, suivie d'une série de secousses expiratoires. Elle se manifeste surtout lorsque des particules alimentaires ou des corps étrangers pénètrent dans le larynx ; la toux de la coqueluche se caractérise par une série de saccades expiratoires régulières et prolongées, qui se poursuivent par une inspiration sifflante et bruyante.

- Préparez une décoction : laissez bouillir 5 à 6 feuilles de chou pendant une demi-heure dans un litre d'eau. Passez au chinois. Sucrez au miel et buvez.

- Versez 50 à 60 g d'aunée officinale dans un litre d'eau bouillante. Laissez infuser pendant 10 minutes. Filtrez. Buvez-en régulièrement, tout au long de la journée.

ASTUCE !

En synergie avec la figue, l'aunée soigne les bronchites et les toux irritantes.

- Dans 25 cl d'eau bouillante, mettez une cuillerée à soupe de bourrache. Laissez infuser pendant un quart d'heure. Filtrez. Buvez 4 à 5 tasses par jour.

- Préparez une infusion : comptez une cuillerée à soupe de chardon béni pour une tasse d'eau bouillante. Filtrez. Buvez une tasse avant le déjeuner et une autre avant le dîner.

- Préparez une décoction d'écorce de châtaignier : versez-en 10 à 15 g par jour dans 25 cl d'eau froide. Portez à ébullition et faites bouillir pendant 5 minutes. Hors du feu, laissez infuser pendant 10 minutes. Filtrez. Buvez sans attendre.

- Préparez une infusion avec les feuilles du châtaignier : versez-en 10 g dans une tasse à thé d'eau bouillante. Laissez infuser pendant 10 minutes. Filtrez. Buvez une fois par jour.

- Versez une cuillerée à soupe de feuilles et de fleurs de chèvrefeuille dans 25 cl d'eau bouillante. Laissez infuser pendant 10 minutes. Filtrez. Buvez 3 tasses par jour entre les repas.

- Versez une cuillerée à soupe de pétales de coquelicot dans 25 cl d'eau bouillante. Laissez infuser pendant 10 minutes. Filtrez. Buvez 3 tasses par jour, la dernière au moment du coucher. Elle sera encore plus efficace chaude et sucrée avec du miel.

- Faites infuser une demi-cuillerée à café de drosera dans un bol d'eau bouillante. Buvez ce mélange une fois par jour.

- Versez 30 g de feuilles ou de fleurs de guimauve officinale dans un litre d'eau bouillante. Laissez infuser pendant 10 minutes. Filtrez. Buvez 4 à 5 tasses chaudes par jour, éventuellement sucrées avec du miel.

- Faites infuser 5 g de feuilles ou de sommités fleuries de lichen d'Islande dans 100 g d'eau à ébullition pendant 10 minutes. Filtrez. Buvez une tasse deux à trois fois par jour, après les repas.

• Mettez 40 g de fruit concassé de marron d'Inde dans un litre d'eau froide. Portez à ébullition et faites bouillir pendant 5 minutes, puis laissez infuser pendant 10 minutes. Filtrez. Buvez 2 tasses entre les repas pendant 21 jours.

ASTUCE !
Cette décoction n'a pas très bon goût : mélangez-la à une tisane odorante (fraise, framboise...) et sucrez avec du miel de lavande.

• Dans un litre d'eau bouillante, versez 50 g de feuilles de menthe poivrée. Faites des inhalations régulières de cette préparation.

• Dans 25 cl d'eau froide, mettez une cuillerée à soupe de bourgeons de pin. Faites bouillir 3 minutes, puis, hors du feu, laissez infuser pendant 10 minutes. Filtrez. Buvez 3 à 4 tasses de cette décoction par jour. Sucrez avec du miel.

• Versez une cuillerée à soupe de feuilles de pulmonaire officinale dans 25 cl d'eau bouillante. Laissez infuser pendant 10 minutes. Filtrez. Buvez 3 à 4 tasses par jour, avec du miel.

ASTUCE !
Le miel participe à l'apaisement de la toux, car il possède des vertus antiseptiques.

• Versez 10 g de feuilles de saponaire dans 25 cl d'eau froide. Faites bouillir pendant 8 minutes. Filtrez. Buvez 2 tasses par jour.

• Versez 25 g de racines de saponaire dans 25 cl d'eau froide. Faites bouillir pendant 8 minutes. Filtrez et buvez 2 tasses par jour.

CONSEIL MALIN !
Cette décoction peut également s'utiliser en gargarismes.

• Dans 25 cl d'eau bouillante, faites infuser pendant 10 minutes une cuillerée à soupe de tussilage. Filtrez consciencieusement cette préparation. Buvez 3 tasses sucrées avec du miel, en dehors des repas.

• Dans une tasse à thé d'eau bouillante, versez une cuillerée à café de fleurs de violette et laissez infuser pendant 10 minutes. Filtrez. Buvez-en 3 tasses par jour, en sucrant avec du miel de lavande.

En synergie :

→ Fleurs de mauve – Fleurs de primevère – Fleurs de guimauve – Pulmonaire – Lichen d'Islande – Anis vert – Bois de réglisse
→ Plantain – Sauge – Racine de guimauve – Badiane – Bois de réglisse – Fleurs de primevère
→ Eucalyptus – Mélisse – Oranger – Camomille romaine
→ Racine d'angélique – Fleurs de tussilage – Eucalyptus
→ Fleurs de mauve – Tussilage – Bourrache – Bouillon-blanc – Camomille
→ Serpolet – Tilleul – Feuilles d'oranger – Feuilles d'arbousier – Genévrier – Fleurs de véronique
→ Hysope – Capillaire de Montpellier

Faites infuser 2 cuillerées à soupe de l'un de ces mélanges dans un litre d'eau bouillante pendant 10 minutes. Filtrez. Buvez 3 à 4 petites tasses par jour.

Sirops :

• Ma grand-mère connaissait le « secret » du sirop de Boerhaave et nous en donnait dès que nous toussions à « fendre l'âme » ! Passez des feuilles de chou rouge à la centrifugeuse pour en extraire le jus. Pesez ce jus après l'avoir filtré et ajoutez la moitié de son poids en miel. Laissez cuire à feu doux, en écumant si besoin, jusqu'à consistance d'un sirop. Une cuillerée à soupe chaque matin donne d'excellents résultats.

• Pour apaiser votre toux, faites cuire 5 gros oignons frais. Passez-les au presse-légumes ou à la centrifugeuse. Récupérez le jus et buvez-le par petites gorgées plusieurs fois par jour. Cette « potion » a pour effet de calmer l'irritation et de dégager la gorge.

• Vous pouvez aussi faire une décoction d'une poignée de thym (frais ou séché) et de feuilles de guimauve dans un litre d'eau. Faites réduire de moitié, filtrez et sucrez avec du miel. Buvez au moment des quintes.

• Faites cuire 2 poireaux (bio) dans 50 cl d'eau pendant un quart d'heure. Exprimez soigneusement. Ajoutez une bonne cuillerée à soupe de miel de lavande au jus obtenu. Prenez une cuillerée à soupe de ce mélange quatre fois par jour.

• Versez 30 g d'aunée officinale dans 25 cl d'eau froide et laissez macérer pendant 1 heure. Faites chauffer doucement, jusqu'à l'ébullition, et laissez bouillir une minute supplémentaire. Hors du feu, laissez infuser pendant 10 minutes et filtrez. Buvez 2 tasses avant chaque repas. Sucrez avec du miel.

Le chou est très riche en vitamines et contient un principe hypoglycémiant malheureusement instable.

Le miel est reconnu depuis des siècles comme ayant des propriétés sédatives et bactéricides. C'est un excellent agent contre l'infection. Non pasteurisé, il possède des propriétés antibiotiques actives.

L'aunée officinale est composée de mucilages, de pectines, de camphre, d'inuline, de principes amers (hélenine, thymol) et d'huile essentielle (azulène). Elle a des propriétés expectorantes et bactéricides. On utilise la racine.

→ Excellente en synergie avec le figuier.

ATTENTION !

Ne pas utiliser à haute dose car elle peut provoquer des vomissements.

La bourrache contient des mucilages, des tanins, du nitrate de potassium (dans ses feuilles), des saponines et une huile essentielle. En infusion, elle est excellente contre la toux, grâce à ses vertus adoucissantes, et agit également en cas d'états grippaux, de rhume ou de bronchite. On utilise les fleurs et les feuilles.

Le charbon béni contient un principe amer, la cnicine, ainsi que des lignanes, des mucilages, des tanins, des alcaloïdes, des flavonoïdes et des lactones sesquiterpéniques. Il contient également du nitrate de potassium, du magnésium et du calcium. Il est expectorant et anti-inflammatoire. On utilise les sommités fleuries.

ATTENTION !

Consommé à dose excessive, il peut provoquer des vomissements.

Le châtaignier contient des tanins et de la pectine. C'est un anti-spasmodique, excellent en cas de toux. Il possède également des vertus sédatives. On utilise les feuilles et l'écorce.

Le chèvrefeuille contient des iridoïdes, une huile volatile, des tanins, des mucilages, de l'acide salicylique et des saponaires. C'est un excellent remède contre la toux. Expectorant et antispasmodique, il peut être associé à un traitement contre l'asthme. On utilise les feuilles et les fleurs.

ATTENTION !

Les baies de chèvrefeuille sont toxiques.

Le coquelicot est composé d'alcaloïdes isoquinoléiques (papavérine, rhéadine, isorhéadine...), d'anthocyanosides, de mucilages, de tanins, de nitrate de potasse et de mécocyanine. Il calme la toux et les irritations de la gorge. Grâce à son action douce, il est recommandé pour les personnes âgées et les enfants. On utilise les fleurs.

→ En synergie avec l'écorce de hêtre, le bouleau blanc, le lierre terrestre, la fleur de violette, le tussilage, l'hysope, le marrube, le thym et les bourgeons de pin.

La drosera contient des pigments flavoniques, des tanins, des principes actifs et des naphtoquinones (plumbalgine). On utilise toute la plante.

ATTENTION !

Ne pas consommer en cas de tension ou d'otite.

La racine de **guimauve officinale** contient 37 % d'amidon, 11 % de mucilage, 11 % de pectine, des glucides, de l'asparagine, des tanins, des flavonoïdes et de la bétaïne. Grâce à ses mucilages, elle est antitussive et émolliente.

→ En synergie avec le cresson de fontaine.

Le lichen d'Islande (ou mousse d'Islande) contient des mucilages (lichénine, isolichénine), des acides fumariques amers, de l'iode, de l'acide usnique (antibiotique), du cetrarin, ainsi que des acides polyphylétiques, cétoniques et lactoniques. Antitussif et expectorant, il est très efficace contre les atteintes bronchiques. On utilise le thalle.

→ En synergie avec la mauve, il est excellent contre la toux.

ATTENTION !

Ne pas utiliser pendant la grossesse.

Le marron d'Inde contient des hétérosides coumariniques, des fraxosides, des tanins catéchiques et des saponosides. C'est un anti-inflammatoire et un tonique. On utilise l'écorce et le fruit.

ATTENTION !

Ne pas confondre avec la châtaigne, communément appelée « marron », qui est un toxique nerveux.

La menthe poivrée contient du menthol (30 à 50 %) et de la menthone (10 à 40 %), des flavonoïdes (lutéoline, menthoside), des phénols ainsi que des triterpènes. On utilise les feuilles.

Le pin sylvestre est composé d'huile essentielle (alphapinène, sylvestre), de résines, de principes amers, d'acétate de bornyle et d'essence de térébenthine (camphène, phellandrène). C'est un antiseptique des voies respiratoires. Il est indiqué en cas de rhume, bronchite, asthme, sinusite, toux et grippe. On utilise les bourgeons.

→ En synergie avec l'eucalyptus, il dégage le nez et les bronches et calme les quintes de toux.

La pulmonaire officinale est composée de mucilages, de saponine, de vitamine C, d'allantoïne, de flavonoïdes, de tanins et de sels minéraux. On la conseille dans les affections pulmonaires. On utilise les feuilles et les sommités fleuries.

→ En synergie avec le tussilage, elle soigne les toux rebelles.

La saponaire est composée de saponines, de résine, de triterpène pentadactyle, d'acide quillayique et d'huile essentielle. Indiquée dans les états grippaux, elle est expectorante et fluidifie les mucosités des voies respiratoires. On utilise la racine et les parties aériennes.

Le tussilage est composé de polyphénols, de mucilages (polysaccharides), de tanins, d'alcools triterpéniques, d'alcaloïdes pyrrolizidiniques, de vitamine C, de flavonoïdes (dont de la rutine), de zinc, de potassium et de calcium. Anti-inflammatoire et antiseptique, c'est une plante expectorante très efficace, et un excellent remède contre les affections respiratoires. On utilise les fleurs et les feuilles.

→ Encore plus efficace en synergie avec la réglisse, le thym et la cerise.

La violette est composée de glucosides phénoliques (dont la gaulthérine), de saponines (myrosine et violine), d'un alcaloïde (odoratine), de mucilages, de flavonoïdes (notamment de l'irode) et d'un pigment organique (violarubine). Elle possède des vertus calmantes et expectorantes : excellent sédatif, elle est également indiquée en cas de bronchite, de toux rebelle et d'angine. Elle fait partie des sept plantes pectorales. On utilise les fleurs, les feuilles et les racines.

L'oignon (*Allium cepa*) contient des oxydases et des diastases, capables de dissoudre certaines substances en contact avec elles. Ces composés lui donnent un effet expectorant et une action contre l'infection.

Le thym (*Thymus vulgaris*) est une plante de la famille des Labiées. Ses feuilles sont riches en une huile essentielle, elle-même riche en thymol et carvacrol, qui permettent de combattre l'infection et les spasmes ; le thym calme donc la toux quinteuse.

Le poireau (*Allium porrum*), plante de la famille des Liliacées, contient une huile essentielle composée notamment d'un sulfure d'allyle qui calme les phénomènes de la toux. Il contient aussi de la cellulose et de la vitamine C.

ATTENTION !

Il est évident qu'une toux rebelle et persistante doit amener à consulter un médecin de manière à déterminer sa cause. Elle peut en effet être la manifestation d'une atteinte plus ou moins grave de l'appareil respiratoire (larynx, trachée, bronches, poumons, plèvre) ou du système cardiaque.

NOTES PERSONNELLES

....

....

....

....

....

....

....

....

Transpiration

La sueur est une production normale de la peau qui permet de chasser l'eau excédentaire du corps. Le mécanisme fait appel à plusieurs réactions : la chaleur de la surface cutanée entraîne une augmentation de la circulation locale d'eau contenue à l'intérieur des vaisseaux, qui passe peu à peu à travers les parois capillaires. Par la suite, cette eau est captée par les glandes sudorales et évacuée à l'extérieur par évaporation. La transpiration exagérée des aisselles a des inconvénients : taches sur les vêtements, apparition de molécules malodorantes... Les mains moites se caractérisent par une légère sudation sur toute la surface de la main. Attention, cette gêne bénigne peut aussi être le signe d'un déséquilibre du système neuro-végétatif. On parle aussi d'« hyperhydrose nocturne » lorsque la quantité de sueur produite pendant la nuit dépasse de façon considérable le volume requis pour la thermorégulation. Les causes en sont nombreuses : état de stress, émotions fortes, cauchemars ; état fiévreux ; absorption de certaines substances (caféine, thé, chocolat, mets épicés, alcool...) ; ménopause ; certaines maladies neurologiques ; certains médicaments (antidépresseurs, aspirine) ; certaines maladies endocriniennes (diabète, hyperthyroïdie).

- Si vous transpirez au niveau des aisselles, réduisez en poudre dans un mortier des feuilles de sauge séchées. Mélangez avec une cuillerée à soupe de talc et appliquez-le sur les aisselles.

- Placez une cuillerée à soupe de racine de salsepareille dans 25 cl d'eau froide. Portez à ébullition et, à feu doux, laissez réduire de moitié. Filtrez, et sucrez avec du miel. Buvez une tasse le matin, à jeun, pendant 30 jours.

- Versez une cuillerée à soupe d'écorce de sassafras dans 25 cl d'eau froide. Portez à ébullition puis, à feu doux, laissez bouillir pendant quelques minutes. Hors du feu, laissez infuser pendant 10 minutes et filtrez. Buvez 3 tasses par jour.

Pour les mains :

- Si vous avez les mains moites, laissez infuser un bouquet de thym toute une nuit. Filtrez et ajoutez de l'alcool camphré. Lavez-vous les mains avec ce mélange. Séchez-les soigneusement et saupoudrez-les de talc.

- Vous pouvez aussi combattre ce désagrément en faisant infuser une poignée de feuilles de noyer dans un litre d'eau. Lavez-vous les mains avec cette infusion, séchez-les et poudrez-les avec du talc.

- Essayez les frictions à l'alcool camphré, ou talquez vos mains au talc mentholé, en comptant une pincée de menthol pour 500 g de talc : cela leur donnera une délicieuse odeur de menthe.

Pour les pieds :

- Si vous transpirez des pieds, prenez 1 kg d'aiguilles de pin et jetez-les dans 4 litres d'eau froide. Couvrez et portez lentement à ébullition. Laissez bouillir pendant un quart d'heure. Retirez du feu, laissez tiédir et prenez un bain de pieds dans la préparation, de préférence le soir au coucher. Renouvelez l'opération tous les jours si nécessaire.

- Vous pouvez aussi prendre tous les jours un bain de pieds additionné d'alcool de lavande et d'une poignée de sel marin.

- Autre solution : laissez tremper vos pieds dans 2 volumes d'eau chaude pour 1 volume de vinaigre de vin. Ajoutez une poignée de gros sel.

ASTUCE !

Vous pourrez aussi mettre des aiguilles de pin dans vos tennis pour les désodoriser, ou placer un bouquet de feuilles de sauge dans vos chaussettes pendant la nuit, pour limiter les problèmes de transpiration le lendemain.

Sueurs nocturnes :

• En cas de sueurs nocturnes : dans 25 cl d'eau bouillante, laissez infuser pendant 10 minutes une cuillerée à soupe de sauge. Filtrez. Buvez une tasse au moment du coucher.

• Vous pouvez aussi verser une cuillerée à soupe d'écorce de saule blanc dans 25 cl d'eau bouillante. Laissez infuser pendant 10 minutes. Filtrez. Buvez une tasse deux fois par jour.

• Autre méthode : versez une cuillerée à soupe d'écorce de saule blanc dans 25 cl d'eau froide. Faites bouillir pendant 2 minutes, puis, hors du feu, laissez infuser pendant 10 minutes. Filtrez. Buvez une tasse de cette décoction trois fois par jour.

En synergie :

→ Aneth – Bouillon blanc – Souci – Tilleul – Achillée millefeuilles – Marjolaine – Alchémille

→ Camomille – Sureau – Primevère – Alchémille – Hysope

Versez une cuillerée à café de l'un de ces mélanges dans 25 cl d'eau froide. Portez à ébullition, puis faites bouillir pendant 7 minutes. Laissez infuser pendant 7 minutes. Filtrez. Buvez bien chaud.

La sauge (*Salvia officinalis*), plante de la famille des Labiées, est un sous-arbrisseau originaire du Moyen-Orient. Elle se trouve à l'état spontané dans les régions méditerranéennes, où elle affectionne les coteaux et les rocailles. La sauge était considérée dans l'Antiquité comme une plante aux vertus médicinales exceptionnelles, d'où son nom latin *salvia*, qui vient de *salvare*, « sauver et guérir ». « Le désir de la sauge est de rendre l'homme immortel », peut-on lire d'ailleurs dans certains traités médicaux anciens. Ses feuilles permettent d'éliminer la transpiration, grâce à leur composition en huiles essentielles, qui paralysent les terminaisons nerveuses des glandes sudoripares. Cette essence est riche en une cétone terpénique, la thuyone. Son arôme caractéristique lui confère également des propriétés déodorantes.

La salsepareille est constituée de saponines stéroïdiques, de phytostérols (50 %), d'amidon, de résine, d'acide sarsapique et de sels minéraux (calcium, potassium). Utilisée pour ses vertus fortifiantes et stimulantes, elle est également diurétique, dépurative et sudorifique. On utilise la racine.

Le sassafras est composé de phénols méthyl-éthers (safrol), de cétone (camphre), de sesquialtère, de pinène, de phéllandrène et d'eugénol. Son infusion est stimulante et euphorisante. Il possède aussi des propriétés sudorifiques. On utilise l'écorce du bois de la racine.
→ En synergie avec la racine de valériane, les fleurs de bourrache, la mélisse, la racine d'angélique, le serpolet, les feuilles d'oranger, la menthe poivrée et la coriandre.

ATTENTION !
Ne pas donner aux femmes enceintes ni aux enfants.

Le thym (*Thymus vulgaris*), plante de la famille des Labiées, pousse dans les régions méditerranéennes, surtout sur les coteaux arides. La « farigoule » des Provençaux, plante condimentaire très appréciée, a été employée de tout temps pour ses propriétés médicinales. Sa fraction hydrosoluble est antioxydante, antiseptique et purifiante.

Le camphrier (*Cinnamomum camphora*), arbre de la famille des Labiées, se rencontre au Japon et en Asie du Sud-Est. Ce bel arbre aromatique peut vivre jusqu'à 2000 ans. **Le camphre** est utilisé comme médicament en Europe dès le XIIe s. L'alcool camphré (ou esprit de camphre) possède des propriétés adoucissantes, purifiantes et antiseptiques.

Le noyer (*Juglans regia*), arbre de la famille des Juglandacées, est cultivé de la Crête au nord de la Chine. Chassé d'Europe occidentale par la dernière glaciation quaternaire, il réapparut en France à la fin de l'âge de bronze, et vers l'an 800 av. J.-C. dans la région de Grenoble, aujourd'hui renommée pour ses noix. Les feuilles de noyer possèdent des propriétés antiseptiques, adoucissantes et purifiantes, grâce à ses composés phénoliques et à ses acides organiques.

Le menthol donne une sensation de fraîcheur.

Le pin maritime (*Pinus pinaster*), arbre de la famille des Conifères, croît dans les terrains siliceux de l'Europe méridionale. On le trouve surtout en France, dans les Landes en particulier, et en Algérie. Le pin sylvestre (*Pinus sylvestris*), variété de la même famille, est très répandu dans toute l'Europe et le nord de l'Asie. Il affectionne les terrains humides et se trouve dans les bois, les forêts et les régions montagneuses. L'huile essentielle de ces deux variétés de pin a comme principale propriété d'être déodorante, grâce à sa composition en terpénoïdes.

La lavande, plante de la famille des Labiées, est un sous-arbrisseau qui pousse sur les coteaux du midi de la France, en particulier dans le massif du Ventoux. Son huile essentielle à base de linalol, ses acides phénoliques et ses flavonoïdes lui confèrent des propriétés adoucissantes, antiseptiques et régénérantes.

Le sel (chlorure de sodium) attire à lui certaines molécules et les neutralise grâce à une réaction physico-chimique.

Le vinaigre de vin, fruit de la fermentation acétique du vin, possède des propriétés antiseptiques et déodorantes, grâce à sa composition en phénols et en acides essentiels.

Le saule blanc est composé de glucosides phénoliques, d'acide salicylique, de flavonoïdes, de tanins et de proanthocyanidols. C'est un anti-inflammatoire, qui soulage la douleur et fait tomber la fièvre. Il prévient également les sueurs nocturnes et les bouffées de chaleur. On utilise l'écorce.

NOTES PERSONNELLES

Troubles de la vésicule

On parle de troubles vésiculaires en cas de digestion difficile, de coliques hépatiques, de migraines d'origine biliaire, de foie paresseux, de langue chargée, de constipation... Il peut également y avoir une douleur dans la partie droite de l'abdomen, la région du foie.

- Une cure de radis noirs matin et soir pendant une semaine sera d'une grande efficacité pour ces problèmes.
On peut croquer ce radis avec un peu de sel, ou le broyer pour boire un verre de son jus avant chaque repas.

Le radis noir (*Raphanus sativus*), plante de la famille des Crucifères, était déjà consommé 2800 ans avant Jésus-Christ. Au XIXe s., on parle de son efficacité pour drainer les fonctions digestives. Le radis noir contient quantité de dérivés à base de soufre (glucosinolates), responsables de son odeur et de ses propriétés sur la sphère digestive. Il stimule en effet les contractions du tube digestif en agissant sur le foie (insuffisance hépatique, digestion difficile) et la vésicule biliaire (calculs biliaires, dyskinésie biliaire). Il facilite donc l'évacuation de la bile et augmente sa sécrétion.

ATTENTION !
Ces troubles vésiculaires proviennent d'une évacuation anormale de la bile à travers les voies biliaires et de contractions anormales de la vésicule. Si les signes persistent malgré les cures de radis noir, il faudra consulter un médecin pour dépister la présence éventuelle de calculs biliaires et éviter des complications : inflammation du canal cholédoque (canal conduisant la bile au duodénum), infection des voies biliaires ou inflammation du pancréas.

Ulcère cutané

L'ulcère cutané est une perte de substance de la peau, qui prend la forme d'une plaie non cicatrisée. Il a souvent pour origine une plaie, une contusion, une ecchymose, une rupture variqueuse, un eczéma ou un streptocoque. Fréquent chez les personnes âgées, l'ulcère variqueux se situe en général au niveau du tiers inférieur de la jambe. Il est provoqué par une mauvaise circulation veineuse, liée le plus souvent aux varices. Cette mauvaise circulation provoque une stase veineuse et une hypertension dans de petits vaisseaux sanguins. La peau n'est alors plus irriguée correctement et va se nécroser : un ulcère se forme. C'est une affection fréquente et souvent incorrectement traitée, qui entraîne des douleurs chroniques et une invalidité importante.

- Dans 25 cl d'eau froide, versez une cuillerée à soupe de feuilles de myrte. Faites bouillir pendant 2 minutes, puis laissez infuser pendant 10 minutes. Appliquez en compresses sur les zones douloureuses.

- Dans un litre d'eau bouillante, laissez infuser 60 g de pensée sauvage pendant 10 minutes. Préparez des compresses. Maintenez-les sur les zones douloureuses pendant 10 minutes.

- Versez une cuillerée à café de fleurs de vulnéraire dans 25 cl d'eau bouillante. Laissez infuser pendant 10 minutes, puis laissez tiédir. Appliquez régulièrement en compresses.

Le myrte est composé de tanins, de flavonoïdes, d'huile essentielle (alpha pinène, cinéol, myrtéol), de dipentène et de sels minéraux. Appliqué en compresses, il apaise les blessures et les ulcères. On utilise les feuilles.

La pensée sauvage est constituée d'acides-phénols, de mucilages, de tanins, de flavonoïdes, de saponine, de salicylate de méthyle et de vitamine E. Amie de la peau, la pensée sauvage a une action purifiante, et freine la sécrétion sébacée : en infusion, elle constitue une bonne lotion contre les démangeaisons, l'acné et l'eczéma. On utilise les parties aériennes fleuries.
→ En synergie avec la bardane, elle a d'excellents résultats dans le traitement des affections de la peau.

La vulnéraire contient des saponosides, des flavonoïdes, des mucilages et des substances tinctorales. En décoction et en compresses, elle sert à nettoyer les plaies. On utilise les fleurs.
→ En synergie avec le bouillon-blanc (molène).

NOTES PERSONNELLES

Ulcère d'estomac

L'estomac possède une muqueuse interne qui constitue une protection naturelle contre les sucs digestifs acides. Une muqueuse saine résiste à ces substances agressives. Par contre, une perte de substance de cette muqueuse provoque une lésion, responsable d'une inflammation appelée ulcère d'estomac. Les causes en sont diverses : régénération insuffisante de la muqueuse, mauvaise irrigation de la paroi gastrique, surproduction d'acide chlorhydrique... La bactérie *Helicobacter pylori*, présente dans l'estomac de 20 à 50 % de la population adulte, est responsable de gastrite chronique, mais également d'ulcère gastrique. L'ulcère peut se manifester de manière lente et insidieuse, par des douleurs qui apparaissent de 1 à 3 heures après les repas et se calment après ingestion d'aliments. Il peut se révéler brutalement, par un vomissement de sang dû à la rupture de micro-vaisseaux de la muqueuse gastrique. Il est favorisé par l'abus de médicaments, d'alcool, de tabac, et surtout par le stress ! Tout ulcère d'estomac doit être suivi de près car certaines complications peuvent se révéler graves : perforation avec hémorragie, péritonite...

- Pour soulager votre estomac, extrayez le jus de quelques pommes de terre crues (de préférence d'origine biologique) en les passant à la centrifugeuse. Aromatisez avec une cuillerée de miel pour atténuer la saveur désagréable. Buvez un demi-verre du breuvage trois à quatre fois par jour pendant un mois.

- En décoction : versez une cuillerée à café de benoîte et la valeur d'une tasse d'eau froide dans une casserole. Faites bouillir pendant 2 à 3 minutes, puis laissez infuser pendant 5 minutes. Filtrez. Buvez 2 à 3 tasses par jour en dehors des repas.

- Pour nettoyer l'organisme, faites macérer 40 g d'épine-vinette dans un litre d'eau. Après un quart d'heure de macération, mettez à chauffer. Retirez du feu au premier bouillon, et laissez infuser pendant 20 minutes. Filtrez. Buvez après les repas.

- Laissez tremper 50 g de rhizome de potentille dans un litre d'eau froide pendant un quart d'heure. Faites chauffer doucement et laissez bouillir pendant 10 minutes. Laissez infuser pendant un quart d'heure, filtrez et buvez 6 petites tasses de cette préparation par jour.

En synergie :

- Faites bouillir 2 cuillerées à soupe de l'un de ces mélanges dans un litre d'eau. Buvez une demi-tasse après chaque repas.

→ Camomille – Anis vert – Fenouil – Hysope – Feuilles d'oranger – Tilleul – Racine de valériane
→ Aneth – Badiane – Petite centaurée – Serpolet – Pissenlit – Bourse-à-pasteur

- Faites infuser 2 cuillerées à soupe de l'un de ces mélanges dans un litre d'eau. Buvez trois fois par jour.

→ Aneth – Anis étoilé – Feuilles d'oranger – Centaurée
→ Camomille – Mélisse – Menthe poivrée – Sauge – Tilleul – Racine d'angélique – Serpolet

La pomme de terre (*Solanum tuberosum*), plante de la famille des Solénacées, contient 20 % d'amidon, une substance qui a pour propriété de détendre les tissus et d'atténuer leur inflammation. Elle est également adoucissante et semble combattre efficacement la surproduction de suc gastrique. Son efficacité proviendrait à la fois de l'amidon (protection physique), des sels (pouvoir tampon), de la solanine (ralentissement des sécrétions), de petites quantités de substances atropiniques susceptibles de lui conférer des effets antisécrétoires et antispasmodiques.

La benoîte est composée de glucosides phénoliques, de tanins, d'huile essentielle (eugénol) et de principes amers. Elle a un pouvoir antiseptique et astringent. Elle traite les troubles gastriques et intestinaux. Elle soulage les maux d'estomac et de l'intestin, ainsi que les irritations du côlon. On utilise le rhizome.

L'épine-vinette est composée d'alcaloïdes isoquinoléïques (dont la berberine et la berbamine), de tanins et de résine. Elle a de fortes propriétés antiseptiques et est traditionnellement conseillée en décoction pour soigner les ulcères d'estomac. On utilise la racine, l'écorce, les feuilles et les baies.

ATTENTION !

Évitez de consommer de l'épine-vinette pendant la grossesse.

La potentille est composée de tanins ellagiques, de flavonoïdes, de choline, d'histidine, de glycocolle, de fibrine et de principes amers. Elle a une action astringente et anti-inflammatoire. Elle est également efficace contre les troubles gastro-intestinaux. On utilise les fleurs, les feuilles et les racines.

→ En synergie avec le néflier.

NOTES PERSONNELLES

....

....

....

....

....

....

....

....

....

....

....

....

....

....

....

Ulcère variqueux

L'ulcère de la jambe est une affection très fréquente, qui connaît des causes multiples. L'ulcère simple, ou variqueux, est une perte de substance de la peau. Il apparaît à la suite d'une plaie, d'une ecchymose, d'une rupture variqueuse, d'un eczéma, d'un streptocoque. Il survient sur un terrain à varices. Il atteint le plus souvent le bas de la jambe, du côté interne, près de la cheville.

- Pour traiter cette plaie, prenez une feuille de chou, nettoyez-la et repassez-la au fer. Appliquez-la sur la plaie et recouvrez de 2 cm d'argile verte. Faites un bandage, sans trop serrer, pour maintenir le tout sur la jambe. Gardez ce pansement pendant 3 heures, en laissant le pied légèrement surélevé, et la jambe en position horizontale. Renouvelez l'opération tous les jours.

- Essayez la variante suivante : lavez des feuilles de chou, retirez la grosse nervure centrale et écrasez les feuilles au rouleau à pâtisserie. Appliquez sur l'ulcère et maintenez avec un bandage. Renouvelez le pansement deux fois par jour jusqu'à amélioration.

Les composants de la feuille de **chou** ont comme principale propriété de combattre l'inflammation.

L'argile est une terre constituée de silice et d'alumine. Ce mélange permet d'assécher et de désodoriser la plaie. L'alumine lutte, de surcroît, contre l'infection et resserre les tissus. La silice est un structurant des tissus mous, notamment du tissu conjonctif cutané et vasculaire, qui favorise l'intégrité de la paroi artérielle. Elle possède un pouvoir absorbant vis-à-vis de l'humidité des substances actives.

ATTENTION !

Bien entendu, un ulcère persistant doit être pris en charge par un phlébologue et un dermatologue, car des complications infectieuses peuvent survenir.

NOTES PERSONNELLES

Urticaire

L'urticaire désigne l'éruption passagère de petits boutons roses ou rougeâtres, provoquant souvent une sensation de brûlure. Il s'agit d'une réaction cutanée liée à des causes, internes ou externes. Si 40 % des cas restent inexpliqués, les causes aiguës les plus connues sont : les réactions allergiques à certains médicaments, les agents infectieux, les aliments, le pollen, les acariens, les piqûres d'insectes, les parasites, les crises de foie… Dans sa forme chronique, l'urticaire peut être due au froid, à la chaleur, au contact de certains tissus.

- Tout petits, nous étions confrontés à des crises d'urticaire très pénibles. Lorsque je fus en âge de manger « comme un grand », ma grand-mère me préparait le matin un plat de rondelles de radis noir, auquel elle ajoutait un cœur d'artichaut. Je le mangeais « courageusement » en pensant à la récompense : ne plus avoir de boutons à gratter ! Pour me soulager, elle me talquait en plus de la tête aux pieds.

CONSEIL MALIN !

Les causes de ces démangeaisons provenant principalement du foie et de la vésicule biliaire, il faut donner au patient des produits agissant sur le foie.

L'artichaut (*Cynara scolymus*), plante de la famille des Composées, stimule les fonctions hépatiques ainsi que la production et la sécrétion de la bile.

Le radis noir (*Raphanus sativus*), plante de la famille des Crucifères, stimule les contractions du tube digestif : intestin, foie et vésicule biliaire. C'est donc un excellent draineur du foie et de la vésicule biliaire, qui permet d'éliminer leurs toxines.

ATTENTION !

Plus de 25 % des Français connaissent dans leur vie une crise d'urticaire mineure. L'urticaire simple ne présente par elle-même aucun danger. Mais attention : l'urticaire géante est une urgence médicale ainsi que l'œdème de Quincke, forme profonde de cette pathologie, qui s'accompagne d'une difficulté à déglutir, d'une raideur douloureuse du cou, d'une difficulté à respirer…

NOTES PERSONNELLES

Varices

Les varices sont des dilatations excessives et permanentes d'une ou de plusieurs veines superficielles, qui se situent le plus souvent au niveau des jambes et des cuisses. Les veines sont bleuâtres, dilatées, plus ou moins saillantes, et provoquent une impression de « jambes lourdes ». La station debout et immobile prédispose aux varices et aggrave celles existantes. La marche, au contraire, favorise la circulation veineuse des membres inférieurs, du fait de l'alternance de contraction et de relâchement musculaire. Lorsqu'elles apparaissent dans les veines de la région anale, on parle d'hémorroïdes.

- Pour augmenter la résistance de tout le système veineux et favoriser la circulation dans les jambes, jetez 50 g de feuilles de vigne rouge dans un litre d'eau bouillante. Laissez infuser pendant 10 minutes, filtrez et buvez une tasse de cette tisane trois à quatre fois par jour, en dehors des repas.

- Versez 1 à 2 cuillerées à thé de fleurs séchées d'achillée millefeuille dans 15 cl d'eau bouillante (ou 20 g de fleurs dans 50 cl d'eau). Laissez infuser pendant 10 minutes. Filtrez. Buvez trois fois par jour en dehors des repas.

- Placez 40 g de bourse-à-pasteur dans un litre d'eau froide et faites bouillir pendant 3 minutes. Filtrez. Buvez 2 tasses par jour.

CONSEIL MALIN !
Pour prévenir les varices, buvez du vin d'orange, sans oublier de manger la peau de l'agrume.

- Faites bouillir pendant 10 minutes 25 g de bourse-à-pasteur avec 25 g de vigne rouge dans un litre de vin rouge bio. Filtrez. Buvez un verre avant le déjeuner et un verre avant le dîner.

- Placez 1 citron coupé en quatre dans 50 cl d'eau froide. Portez à ébullition, et laissez bouillir pendant 10 minutes. Hors du feu, laissez infuser pendant 10 minutes. Buvez sans attendre.

- Pour nettoyer l'organisme, faites macérer 40 g d'épine-vinette dans un litre d'eau. Après un quart d'heure de macération, mettez à chauffer. Retirez du feu au premier bouillon, et laissez infuser pendant 20 minutes. Filtrez. Buvez après les repas.

- Versez une cuillerée à café de fleurs de lamier blanc dans une tasse à thé d'eau bouillante. Laissez infuser pendant 10 minutes. Filtrez. Buvez cette préparation aussi souvent que nécessaire.

- Dans 25 cl d'eau bouillante mettez une cuillerée à soupe de fleurs de mélilot. Laissez infuser pendant quelques minutes. Filtrez. Buvez 3 tasses par jour, le plus loin possible des repas.

- Faites infuser pendant 10 minutes dans une tasse à thé d'eau bouillante une cuillerée à soupe de feuilles de noisetier. Filtrez. Buvez une tasse à jeun et 2 autres dans la journée.

- Versez une cuillerée à café de sarrasin dans une tasse d'eau bouillante. Laissez infuser pendant 10 minutes. Filtrez. Buvez sans attendre.

Compresses :

- Préparez une lotion en ajoutant 3 g de feuilles de noisetier à un litre d'eau bouillante. Faites infuser pendant 10 minutes, puis filtrez et laissez refroidir. Appliquez en compresses, et renouvelez régulièrement l'opération.

- Mettez 30 g de rhizome de fragon dans un litre d'eau froide et faites bouillir pendant 4 minutes. Laissez tiédir pendant 10 minutes, puis utilisez en compresses ou en lotion sur les zones à traiter.

• Mettez 40 g de marron d'Inde concassé dans un litre d'eau froide. Portez à ébullition et faites bouillir pendant 5 minutes, puis laissez infuser pendant 10 minutes. Appliquez cette lotion pendant 10 minutes en compresses sur les parties atteintes.

ASTUCE!
On peut optimiser le résultat en buvant également deux fois par jour cette décoction de marron d'Inde, mêlée à une tisane odorante pour en masquer le goût.

En synergie:

→ Achillée – Bistorte – Marron d'Inde
→ Feuilles de noyer – Chardon béni – Racine d'aunée – Feuilles d'oranger
→ Menthe – Sauge – Lamier blanc – Thym
→ Menthe – Feuilles et fleurs de tilleul

Versez une cuillerée à café de l'un de ces mélanges dans une tasse à thé d'eau bouillante. Laissez infuser pendant 10 minutes, filtrez et buvez sans attendre.

CONSEIL MALIN!
Évitez de croiser les jambes et de rester trop longtemps debout. Chaque matin avant de vous lever, tendez les jambes et mettez les pieds en équerre, bien verticaux. Dans cette position, crispez puis détendez les doigts de pieds dix fois de suite.

La vigne rouge (*Vitis vinifera*) fait partie de la famille des Ampelidacées. Elle agit sur les varices grâce à sa teneur en anthocyanosides, riches en tanin, qui diminuent la perméabilité des veines en stabilisant le collagène et en augmentant la résistance des capillaires. Ces substances évitent ainsi la stase veineuse. Les proanthocyanosides ont également pour effet de protéger les parois vasculaires et de diminuer le calibre des vaisseaux par contraction de leurs fibres musculaires. Ils favorisent le retour veineux et luttent contre les radicaux libres.

L'achillée millefeuille ne possède pas moins de 82 constituants de principes actifs ! Elle contient notamment des flavonoïdes, des alcaloïdes, des triterpènes, des coumarines, des polyacétylènes, et des tanins. Son huile essentielle contient de l'azulène et des lactones sesquiterpéniques. C'est une plante astringente, qui fait merveille dans les déficiences circulatoires. On utilise la plante, mais pas la racine.

La bourse-à-pasteur est constituée de saponaires triterpéniques, de flavonoïdes (rutine), d'acides phénoliques et organiques aliphatiques, de tanins et de sels de potassium, de principes actifs (vitamine K et tyramine). Elle est conseillée contre les troubles de la circulation (hémorroïdes et varices), les troubles de la ménopause et les jambes lourdes. On utilise la plante, mais pas la racine.

ATTENTION !

Cette plante est déconseillée pendant la grossesse.

Composé d'huile essentielle dans son écorce, de terpènes, de sesquiterpènes, d'aldéhyde et d'esters, **le citronnier** contient également des coumarines, des flavonoïdes (hesperidoside), de l'acide citrique et ascorbique, des pectines, des mucilages et de la vitamine C. Il a des propriétés antiseptiques, antibactériennes et dépuratives. Il peut favoriser la disparition des varices. On utilise les feuilles et les fruits.

→ Excellent en synergie avec le laurier-sauce.

ATTENTION !

Ne pas confondre avec le laurier-rose et le laurier-cerise, extrêmement toxiques.

L'épine-vinette est composée d'alcaloïdes isoquinoléïques (dont la berberine et la berbamine), de tanins et de résine. L'effet vasodilatateur de la berbérine agit de manière bénéfique sur les hémorroïdes et les varices. On utilise la racine, l'écorce, les feuilles et les baies.

ATTENTION !

Évitez de consommer de l'épine-vinette pendant la grossesse.

Le lamier blanc est constitué de saponine, de tanins, de flavonoïdes, de mucilages, d'acides galliques et de glucosides. C'est un émollient, qui régularise les écoulements sanguins. En usage externe, sa décoction soulage les hémorroïdes et les varices. On utilise les sommités fleuries.

Le mélilot contient des flavonoïdes, un glucoside, de la coumarine et des acides-phénols. Ses flavonoïdes lui confèrent des propriétés anti-inflammatoires. On utilise les sommités fleuries.

Le sarrasin contient des flavonoïdes, notamment du rutoside, un antioxydant puissant. Il est également composé de rutine, de calcium et de magnésium. Efficace en infusion contre les troubles circulatoires, il fortifie les vaisseaux fragiles et prévient les varices. C'est un excellent protecteur vasculaire. On utilise les feuilles et les fleurs.

Le fragon (ou « petit houx ») contient des flavonoïdes, du potassium, des tanins et des acides alcools, ainsi que des saponosides stéroïques et des stérols. Il est efficace dans le traitement des varices et des hémorroïdes car il améliore le fonctionnement du système veino-lymphatique. Vasoconstricteur et anti-inflammatoire, il est également utilisé comme antihémorragique. On se sert du rhizome.
→ En synergie avec l'hamamélis, son efficacité est renforcée.

Le noisetier contient des tanins, des résines, des pigments flavoniques, des acides phénoliques, de la vitamine C ainsi que de l'acide caféïque. Il est excellent pour activer la circulation du sang. On utilise les feuilles et l'écorce des jeunes rameaux.

Le marron d'Inde contient des hétérosides coumariniques, des fraxosides, des tanins catéchiques et des saponosides. Il excelle contre les hémorroïdes et les varices. On utilise l'écorce et le fruit.

ATTENTION !
Ne pas confondre avec la châtaigne, communément appelée « marron », qui est un toxique nerveux.

ATTENTION !

L'apparition brusque d'une douleur dans le mollet, accompagnée d'une dureté et d'une chaleur lourde, peut faire craindre une phlébite : il se forme un caillot à l'intérieur d'une veine dilatée qui peut migrer et provoquer une embolie pulmonaire. Il y a alors urgence médicale.

NOTES PERSONNELLES

Verrue

La verrue est une petite excroissance de la peau (papillome), de consistance molle, ou recouverte d'une couche cornée épaisse plus ou moins pigmentée. Cette excroissance de la peau, généralement bénigne, se situe en général sur les mains (surtout autour des ongles), parfois sur le visage, moins fréquemment sur le cuir chevelu et la plante des pieds. L'agent pathogène est un virus du groupe « Papova », qu'il est possible de détecter au microscope électronique. Les verrues peuvent régresser spontanément ou persister pendant plusieurs années.
On en distingue quatre sortes principales :
• la verrue commune, qui siège de préférence sur les mains, le visage et le cuir chevelu,
• la verrue plantaire, qui se localise aux points d'appui du pied. Elle ressemble à un durillon, est assez douloureuse et se met à saigner quand on enlève la partie superficielle,
• la verrue plane ou juvénile, placée surtout sur le visage, et qui se caractérise par une petite papule épidermique aplatie et nettement délimitée,
• la verrue sénile, ou verrue séborrhéique, qui siège surtout sur le dos, le cou et les épaules. Arrondies ou ovales, recouvertes d'un enduit corné de coloration grisâtre ou noirâtre, elles se développent à partir de la cinquantaine et augmentent en taille et en volume avec l'âge.

• Si vous avez la chance d'habiter à la campagne, appliquez sur vos verrues, en été, quelques gouttes de suc laiteux d'un pissenlit fraîchement cueilli. Renouvelez souvent l'opération. Au bout d'un moment, les verrues se mettront à noircir et disparaîtront.

ASTUCE !
Frottez la verrue avec un oignon cru trempé dans du sel. Vous devriez retrouver rapidement de jolies mains lisses.

- En infusion : versez une cuillerée à café de chélidoine séchée dans une tasse à thé remplie d'eau bouillante. Laissez infuser pendant 10 minutes et filtrez. Buvez sans attendre.

- Coupez une figue en quatre et placez-la dans 25 cl d'eau froide. Portez à ébullition et faites bouillir pendant 5 minutes. Hors du feu, laissez infuser pendant 10 minutes, filtrez et appliquez en compresses.

ASTUCE!
Optimisez les effets de cette boisson : préparez une décoction avec les mêmes proportions de chélidoine. Appliquez en compresses sur la verrue.

- Vous pouvez aussi appliquer sur la verrue la goutte de « lait » qui apparaît sur la queue de la figue au moment où on la coupe en deux.

- Pour les verrues situées sous les ongles des pieds (unguéales), faites mariner toute la nuit du vinaigre de cidre avec une peau d'orange. Le lendemain matin, trempez le doigt de pied atteint dans cette mixture.

CONSEIL MALIN !
Vous pouvez aussi en faire une compresse que vous appliquerez sur l'endroit à traiter. Renouvelez l'opération tous les jours (matin et soir) jusqu'à la disparition de la verrue.

Le pissenlit (*Taraxacum dens leonis*), plante à suc laiteux de la famille des Composées, se rencontre dans les prairies humides et sur le bord des chemins, en Europe et dans les régions tempérées du globe. Dès le XVIe s., le pissenlit était connu comme plante à visée diurétique, cholagogue et cholérétique. Sa propriété verrucide serait due à sa composition en flavonoïdes (apigénol et lutéolol), en alcools triterpéniques et en stérols. Son principe amer le plus actif est la lactucopicrine.

L'oignon (*Allium cepa*), plante de la famille des Liliacées, est cultivé partout dans le monde. Ses propriétés verrucides proviennent de sa teneur en enzymes (oxydases et diastases) capables de dissoudre certaines substances avec lesquelles elles entrent en contact. En outre, son essence, les sels qu'il contient ainsi que ses composés organiques ont la propriété de relâcher et de ramollir les tissus, ce qui facilite la disparition des verrues.

Le sel, ou chlorure de sodium, se trouve dans la mer sous une forme dissoute. Il permet de remédier à la perte de certains oligo-éléments, grâce aux éléments catalyseurs qu'il contient : or, cuivre, nickel, cobalt...

Constituée d'alcaloïdes (allocrytopine, berberine et chélidonine), **la chélidoine** vient au secours de la vésicule biliaire. En usage externe (décoction), elle est excellente contre les verrues et les cors. On utilise toute la plante séchée (ne jamais la prendre fraîche pour une utilisation interne).

ATTENTION !

Ne pas utiliser pendant la grossesse. Ne pas donner aux enfants.

La figue, fruit du figuier, contient du potassium, du calcium, du magnésium, des pectines, des enzymes, des flavonoïdes, du latex, des furanocoumarines et du glucose (50 %). Elle a une action émolliente et permet de soigner certaines inflammations.

ATTENTION !

Si les verrues ne disparaissent pas, on fera appel à un dermatologue qui utilisera la cryocoagulation, l'électrocoagulation ou certaines pommades verrucides.

NOTES PERSONNELLES

....

....

....

....

....

....

Ver solitaire

Le ténia, couramment appelé ver solitaire, est un parasite de l'intestin. Son corps est formé d'anneaux plats dotés de ventouses et de crochets. Il peut atteindre une longueur de 3 à 6 m. Ce ver peut entraîner, surtout chez les enfants et les gens nerveux, des troubles gastro-intestinaux (boulimie, anorexie, coliques, nausées, vomissements, rots), des troubles hépatiques (jaunisse), un amaigrissement inhabituel ou une fatigue.

- Pour vous débarrasser de l'intrus, prenez des graines de potiron, également appelé courge ou citrouille (30 à 40 g pour les enfants, 80 à 100 g pour les adultes). Décortiquez et pilez les graines avec une quantité égale de miel, jusqu'à obtenir une pâte homogène. Il est possible de parfumer le mélange avec de l'eau de fleur d'oranger. Faites une journée de jeûne.
Le lendemain, avalez cette friandise au potiron à jeun, en trois prises espacées d'une demi-heure. Une heure plus tard, prenez une cuillerée à soupe d'huile de ricin.
N'absorbez aucun aliment, excepté un bol de lait à midi.
Le soir, contentez-vous d'un bol de bouillon de légumes cuits, sans beurre ni matières grasses.

Le potiron (*Cucurbita maxima*), plante de la famille des Cucurbitacées, est couramment cultivé dans les potagers, surtout en Hongrie. C'est une espèce de courge, parfois énorme. La plante doit ses propriétés vermifuges et ténifuges à la présence dans ses semences d'un acide aminé : la cucurbitine, qui contient des stérols et des acides gras non saturés (oléique et linoléique). Grâce à cette substance, le ténia est paralysé. Il faudra ensuite administrer un purgatif pour s'en débarrasser.

ATTENTION !

Contrairement à ce que l'on croit, le ténia provient non seulement de la viande de porc mais aussi de celle de bœuf ou de cheval ainsi que de certains poissons, comme la lotte ou le saumon. Sa présence peut conduire à un très mauvais état général. En prévention, on veillera à bien faire cuire la viande et le poisson et à prendre régulièrement un traitement non agressif contre ce parasite intestinal.

NOTES PERSONNELLES

Vertiges d'origine hépatique (adultes)

Le vertige, sensation désagréable que tout tourne autour de soi, s'accompagne souvent de nausées, de vomissements et d'une perte d'équilibre pouvant entraîner une chute. Nous n'étudierons ici que les vertiges d'origine hépatique, dus à un repas trop copieux ou à une mauvaise digestion.

- Tous les gourmets ont de la sauge dans leur cuisine (outre ses valeurs gustatives, notamment avec le rôti de porc, la sauge aide à digérer)... Pour venir à bout des vertiges hépatiques, faites macérer 10 g de feuilles de sauge dans un litre de bon vin blanc. Sucrez la préparation avec du bon miel de lavande. Filtrez-la à travers un linge et prenez un petit verre à apéritif de ce mélange avant chaque repas.

ASTUCE !
Si vous trouvez de la sauge fraîche au marché, c'est encore mieux !

ATTENTION !
Ce remède est strictement réservé aux adultes.

La sauge (*Salvia officinalis*), plante de la famille des Labiées, est cultivée depuis longtemps dans toute l'Europe. Grâce à sa richesse en flavonoïdes (glucosides du lutéol et de l'apigénol) et en une huile essentielle à camphre, cinéol et bornéol, elle possède certaines propriétés : augmenter la sécrétion biliaire, resserrer les tissus fibrillaires, lutter contre les spasmes de l'estomac et de l'intestin. Cette plante permet donc de soigner tous les vertiges causés par des troubles digestifs.

ATTENTION !

Si les vertiges persistent malgré ce remède à la sauge, ou se répètent par la suite, il est nécessaire de faire appel à un médecin, car d'autres causes seront alors à envisager. Ces causes peuvent être physiologiques (changement brusque d'attitude, de direction ou de mouvement, ascension trop rapide en altitude) ; ou pathologiques (affections auriculaires – otite, bouchon de cérumen, vertiges de Menière –, hypertension artérielle, affections nerveuses et oculaires...).

NOTES PERSONNELLES

Visage boursouflé

On dit qu'un visage est boursouflé lorsqu'il présente un léger œdème, suite à un phénomène inflammatoire. Cela peut être dû à une trop longue exposition au soleil, entraînant une allergie, à une fatigue passagère, ou à un abus d'alcool.
Cela se manifeste par un gonflement indolore de la peau qui, infiltrée de liquide, prend une consistance molle. Mais il peut aussi s'agir d'un problème thyroïdien (maladie de Basedow), ou d'un œdème de Quincke, auquel cas il faudra recourir d'urgence à un médecin.

- Ma grand-mère, quand elle se sentait « toute bouffie », jetait une poignée de feuilles de lierre coupées en morceaux dans une casserole d'eau bouillante. Elle faisait bouillir pendant 30 secondes, égouttait, laissait tiédir, posait les feuilles sur son visage, laissait agir pendant 10 minutes et rinçait soigneusement. Le gonflement avait beaucoup diminué.

- Épluchez une pomme de terre crue, puis râpez-la. Étendez-la sur de la gaze et appliquez cet emplâtre sur le visage pendant un quart d'heure. Renouvelez cette compresse plusieurs fois dans la journée avec, bien entendu, une nouvelle pomme de terre à chaque fois.

CONSEIL MALIN !
Ce masque est aussi très efficace contre le gonflement des paupières.

Le lierre grimpant (*Hedera helix*), plante grimpante de la famille des Araliacées, se rencontre dans les régions tempérées de l'Europe et de l'Asie. Cet arbrisseau sarmenteux, qui s'élève le long des arbres et des murs, possède plusieurs appellations : lierre grimpant, lierre des poètes, bourreau des arbres, rampe des maisons et rampe des bois. Ses principes actifs, les saponosides et les flavonoïdes, possèdent des effets vasoconstricteurs, décongestionnants et résolutifs.

La pomme de terre (*Solanum tuberosum*), plante de la famille des Solanacées, est originaire d'Amérique du Sud. Introduit en Europe au XVIe s. en Europe, ce tubercule fut longtemps relégué au rang de curiosité botanique : en 1616, on le servait à la table de Louis XIII comme un produit rare. Cultivée désormais partout dans l'hémisphère Nord, la pomme de terre est devenue l'un des légumes les plus consommés au monde. Elle joue un rôle d'anti-inflammatoire grâce aux propriétés de l'amidon (15 à 20 %), qui relâche les tissus.

ATTENTION !

Ce remède s'emploie pour les boursouflures légères du visage. Si la boursouflure ne diminue pas après une à deux applications, l'intervention d'un médecin est indispensable. En effet, certaines causes non traitées peuvent avoir des conséquences néfastes : infections par furoncles, lymphangite, phlegmon, piqûres de moustiques ou de guêpes, œdèmes post-traumatiques consécutifs à une fracture...

NOTES PERSONNELLES

....
....
....
....
....
....
....
....
....
....
....

Visage congestionné

On dit d'un visage qu'il est congestionné lorsque se produit un afflux de sang (ou congestion) dans les vaisseaux qui l'irriguent : les joues, les oreilles ou les pommettes deviennent rouges. Cette teinte peut être causée par des facteurs multiples : agents physiques (froid, chaleur), agents psychologiques (émotion), agents inhibiteurs (vin, alcool).

- Faites des compresses d'eau de rose, ou préparez une infusion de camomille, de verveine ou de tilleul (une poignée infusée pendant 10 minutes dans 50 cl d'eau bouillante) et appliquez-les en lotion sur le visage.

L'eau de rose est extraite de la rose rouge de Damas (*Rosa gallica*), ou rose de Provins, une plante de la famille des Rosacées originaire d'Orient, rapportée des Croisades par Thibaut de Champagne. Les principes actifs de la rose proviennent de sa richesse en tanins et de son huile essentielle, qui possèdent des propriétés anti-inflammatoires et astringentes.

La camomille romaine (*Anthemis nobilis*), plante de la famille des Composées, est originaire d'Europe. Les Égyptiens l'associaient au soleil, en raison de son efficacité contre les fièvres. Dioscoride et Galien la préconisaient contre les courbatures. Chamazulène, coumarines et flavonoïdes lui confèrent des propriétés anti-inflammatoires, adoucissantes et apaisantes.

La verveine officinale (*Verbena officinalis*), plante de la famille des Verbénacées, pousse en Europe, en Asie, en Amérique et en Afrique. Les Romains la nommaient *Veneris herba*, ou « herbe de Vénus ». Ses propriétés adoucissantes, astringentes et rafraîchissantes proviennent de ses composants iridoïdes, de son huile essentielle et de ses flavonoïdes.

Le tilleul (*Tilia cordata*), plante de la famille des Tiliacées, est largement répandu à l'état sauvage dans toute l'Europe et en Asie Mineure. Au XVIe s., son importance était telle qu'une ordonnance royale prescrivit de planter les routes de tilleuls et d'en réserver la récolte à un usage hospitalier. Son huile essentielle, riche en farsénol, a sur la peau une action sédative, adoucissante et émolliente.

NOTES PERSONNELLES

Vision nocturne

L'œil n'est pas à lui seul l'instrument ou l'organe de la vision : il n'en est que l'appareil transmetteur. Il représente très exactement la chambre noire d'un appareil photographique, qui reçoit et emmagasine les images fournies par le monde extérieur. Ces images sont transmises au cerveau par tout un réseau de conducteurs nerveux, à commencer par les nerfs optiques. Arrivées au cerveau, les images sont développées, superposées ou fusionnées, et de cette opération cérébrale résulte le phénomène réel de la vision. La rétine, membrane nerveuse qui double tout le fond de l'œil, contient plusieurs couches de cellules, ayant la forme de cônes et de bâtonnets, dans lesquelles se peignent les impressions visuelles grâce à une substance appelée pourpre rétinien.

La faculté de bien voir la nuit ou dans l'obscurité s'appelle la nyctalopie : elle s'observe chez certains individus atteints de troubles visuels. Au contraire, l'héméralopie est une diminution considérable de la vision en éclairage faible. Les causes en sont diverses : maladie de la cornée, du cristallin et de la rétine. Tout trouble visuel nécessitera de se faire examiner par un ophtalmologiste.

- Dans 25 cl d'eau bouillante, versez une bonne cuillerée à soupe de feuilles de myrtilles. Laissez infuser pendant quelques minutes. Filtrez. Buvez 3 tasses par jour.

- Placez une cuillerée à soupe de baies de myrtilles dans 25 cl d'eau froide. Portez à ébullition, et faites bouillir pendant 5 minutes. Laissez infuser pendant 10 minutes. Buvez sans attendre.

- Mettez 500 g de carottes dans 1,5 litre d'eau froide. Laissez cuire pendant une demi-heure. Mixez et buvez chaud.

En synergie :

→ Fleurs de bleuet (5 g) – Feuilles de plantain (10 g) – Mélilot (5 g)
Versez 150 g d'eau bouillante et laissez infuser pendant un quart d'heure. Appliquez en compresses sur les yeux.

La myrtille (*Vaccinum myrtillus*), plante de la famille des Éricacées, contient des pigments anthocyaniques très abondants (0,5 % de la baie fraîche) qui possèdent d'étonnantes propriétés sur la microcirculation, en renforçant la résistance des capillaires et en diminuant leur perméabilité. Dans le domaine ophtalmologique, elle augmente l'acuité visuelle, en empêchant une dégradation de la vision nocturne.

La carotte appartient à la famille des Ombellifères. Elle est très riche en vitamines, notamment en béta-carotène (provitamine A). Puissant antiradicalaire, la carotte est aussi l'amie du foie.

NOTES PERSONNELLES

Vomissements

On entend par vomissement le rejet actif et involontaire par la bouche du contenu gastrique. Il s'agit d'un geste réflexe, qui entraîne la contraction du diaphragme et celle des muscles abdominaux. Les causes en sont variées. Nous nous cantonnerons ici aux causes bénignes : repas trop copieux, abus d'alcool, intolérance alimentaire, infection virale ou bactérienne, effets secondaires d'un médicament, stress ou anxiété, grossesse… Toute trace de bile ou de sang dans le rejet nécessite de faire appel à un médecin.

- Quand j'étais petit et que j'avais « mal au cœur », j'avais droit exceptionnellement à une petite goutte d'alcool de menthe sur un sucre. Puis je devais faire cinq inspirations et expirations profondes.

- Parfois, ma grand-mère me faisait aussi fondre de la glace dans la bouche, m'appliquait des compresses froides au creux de l'estomac ou me demandait de boire des verres d'eau glacée à petites gorgées.

- En infusion, la menthe est aussi un excellent remède contre les vomissements : versez de l'eau bouillante dans une tasse sur 4 à 5 feuilles de menthe séchée ou fraîche. Laissez infuser pendant 5 minutes. Filtrez. Buvez cette préparation de préférence le matin et à midi.

ATTENTION !
Le soir, l'infusion de menthe pourrait troubler votre sommeil.

- Une infusion d'aneth arrêtera aussi les vomissements : versez un litre d'eau bouillante sur 10 g de fruits secs d'aneth et laissez infuser pendant un quart d'heure. Filtrez. Prenez une tasse de cette infusion toutes les 4 heures.

• Vous pouvez encore faire fondre 50 g de sel marin dans un litre d'eau. Buvez-en un quart de verre environ, suivi d'une cuillerée d'eau fraîche pour enlever le goût. Si les vomissements persistent, renouvelez l'opération.

• Faites infuser 5 g de feuilles ou de sommités fleuries de lichen d'Islande dans 100 g d'eau à ébullition pendant 5 minutes. Filtrez. Buvez une tasse deux à trois fois par jour, après les repas.

En synergie :

• Faites infuser 2 cuillerées à soupe de l'un de ces mélanges dans un litre d'eau bouillante pendant 10 minutes. Filtrez. Buvez froid, par petites gorgées.

→ Camomille – Racine de valériane – Bourse-à-pasteur – Tilleul – Pétales de coquelicot – Pissenlit
→ Anis vert – Cumin – Feuilles de menthe – Herbe de centaurée
→ Racine de valériane – Feuilles de mélisse – Feuilles de myrtille – Herbe de souci

• Faites infuser une cuillerée à soupe de l'un de ces mélanges dans 50 cl d'eau bouillante pendant 10 minutes. Filtrez. Buvez par petites gorgées.

→ Feuilles de mélisse – Racine de valériane – Feuilles de menthe – Fleurs de camomille romaine
→ Feuilles de menthe – Aneth – Racine d'armoise – Racine de quassia – Fleurs de tilleul

Le mécanisme du vomissement est une contraction des muscles abdominaux et du diaphragme qui compriment l'estomac, lequel expulse son contenu par une contraction inverse à celles qui font progresser normalement les aliments. **Le froid** diminue le calibre des vaisseaux en contractant leurs fibres musculaires, il permet par conséquent d'arrêter ou de diminuer le vomissement.

La menthe verte (*Mentha viridis*), comme la menthe poivrée (*Mentha piperita*), plante de la famille des Labiées, n'est connue avec certitude que depuis la fin du XVIIe s. Ses feuilles renferment des flavonoïdes, dérivés de l'apigénol et du lutéolol, qui ont un effet calmant et combattent les spasmes.

L'aneth (*Anethum graveolens*), plante de la famille des Ombellifères, est cultivé depuis la plus haute antiquité pour ses propriétés médicinales. Il est répandu en Europe méridionale, en Asie occidentale et en Afrique du Nord. Il doit son action contre les vomissements à une huile essentielle riche en une cétone terpénique, la carvone, en myristicine et en limonène.

Le lichen d'Islande (ou mousse d'Islande) contient des mucilages (lichénine, isolichénine), des acides fumariques amers, de l'iode, de l'acide usnique (antibiotique), du cetrarin, ainsi que des acides polyphylétiques, cétoniques et lactoniques. Ses sucs amers ouvrent l'appétit et stimulent la sécrétion des liquides gastriques. Il est utilisé en cas d'infections intestinales, de vomissements, de diarrhées et de nausées. On utilise le thalle.

ATTENTION !

Ne pas utiliser pendant la grossesse.

ATTENTION !

Les vomissements peuvent avoir plusieurs origines :

- *alimentaire (rejet de substances contenues dans l'estomac),*
- *biliaire (vomissement bilieux),*
- *sanguine (rupture de vaisseaux dans le nez, vomissement de sang provenant de la bronche ou de l'estomac),*
- *fécaloïde (occlusion intestinale).*

Dans les trois derniers cas, on fera appel d'urgence à un médecin.

NOTES PERSONNELLES

....

....

....

....

Yeux irrités

L'œil est constamment exposé à des facteurs irritants : pollution, fumée, intempéries, maquillage, germes et virus, allergies... Un œil irrité est un œil rouge, quelquefois douloureux, avec des sécrétions purulentes. Il entraîne une sensation d'inconfort, de picotement ou de sécheresse. Il faut tout d'abord essayer d'en trouver la cause et de supprimer celle-ci. En cas de persistance de l'irritation, la solution la plus sage sera de consulter un ophtalmologue, afin d'éviter d'éventuelles complications oculaires.

- Préparez des compresses d'infusion de cerfeuil ou de laitue : jetez un bouquet de cerfeuil ou le cœur d'une laitue dans 50 cl d'eau bouillante et laissez infuser pendant 5 minutes. Vos yeux devraient rapidement cesser d'être irrités.

ASTUCE !
Si vous avez de l'huile de ricin, vous pouvez en mettre 1 goutte (à température ambiante) dans chaque œil pour les décongestionner.

- Une simple infusion de camomille appliquée en compresses est très efficace. Vous pouvez utiliser les sachets tout prêts que l'on trouve dans le commerce. Faites infuser pendant 10 minutes, laissez refroidir puis placez les compresses sur vos yeux. Allongez-vous et laissez agir pendant une demi-heure.

- Vous pouvez également faire bouillir pendant 10 minutes une poignée de bleuets dans 25 cl d'eau distillée. Une fois la décoction refroidie, utilisez-la en compresses.

- En saison, coupez une tranche de coing frais et posez-la sur vos yeux. Allongez-vous et laissez agir pendant un quart d'heure.

Le cerfeuil (*Antharicus cerefolium*), plante de la famille des Ombellifères, vit à l'état spontané en Europe centrale et orientale. Il doit ses propriétés adoucissantes et anti-inflammatoires à ses acides organiques, à son huile essentielle composée d'estragol, ainsi qu'à ses flavonoïdes.

La laitue vireuse (*Lactuca virosa*), plante de la famille des Composées, doit ses propriétés hydratantes, adoucissantes et anti-inflammatoires à la composition de ses feuilles : principes amers, acides organiques, acides phénoliques et flavonoïdes.

L'huile de ricin est hydratante et anti-inflammatoire, grâce à sa composition en acides gras et en alcaloïdes.

La camomille romaine (*Anthemis nobilis*), plante de la famille des Composées, est évoquée pour la première fois à Londres au XVIe s., comme une mauvaise herbe. On la trouve aujourd'hui dans les champs de blé et les terres sablonneuses des régions maritimes de l'ouest de la France. En Anjou, une variété à fleurs doubles fait la renommée de la commune de Chemillé. Elle est encore appelée camomèle, camomille odorante, anthémis odorante, camomille noble. Cette plante possède des fonctions analgésiques, anti-inflammatoires, adoucissantes et apaisantes, grâce aux traces de chamazulène que contient son huile essentielle, à ses flavonoïdes (apigénol et lutéolol) et à ses acides phénoliques.

Le bleuet (*Centaurea cyanus*), plante de la famille des Composées, pousse dans les champs de céréales d'Europe et d'Asie. C'est au fabuleux Chiron, le centaure qui éduqua Achille, qu'elle emprunte son nom de centaurée. Les fleurs furent utilisées au Moyen Âge comme collyre, d'où son surnom de « casse-lunette », en référence à son action bienfaisante sur la vue. Ses effets anti-inflammatoires, astringents et décongestionnants viennent de sa composition en polyines (principe amer) et en pectine.

Le cognassier (*Cydonia vulgaris*), arbre de la famille des Rosacées, est originaire d'Iran et de Transcaucasie. Fréquemment cultivé dans les vergers, cet arbre servait parfois, dans le Sud-Ouest et le Midi, à borner les champs ou les chemins communaux. Son fruit est apprécié pour ses vertus gustatives et médicinales. Il est riche en tanins, ce qui lui confère des propriétés à la fois anti-inflammatoires, adoucissantes et astringentes.

NOTES PERSONNELLES

Index → produit

A

Airelle .... Circulation sanguine
Défenses immunitaires (baisse des)
Diarrhée (adultes)

Alchémille .... Angine
Démangeaisons de la peau
Diarrhée (adultes)
Digestion difficile
Rétention d'urine

Alcool camphré .... Douleurs musculaires

Alkékenge ou (« Amour en cage ») .... Goutte
Rétention d'urine
Rhumatismes

Amandier amer .... Crevasses

Ambroisie .... Fatigue

Amidon .... Orgelet

Ananas .... Cellulite

Aneth .... Coliques
Vomissements

Angélique .... Ballonnements

Anis vert .... Coliques
Digestion difficile

Arbousier .... Cystite
Diarrhée (adultes)
Rétention d'urine

Argile .... Couperose
Ulcère variqueux

Argile verte .... Mycoses cutanées

Armoise .... Digestion difficile
Parasite intestinal

Arnica .... Hématome

Artichaut .... Cholestérol
Crise de foie
Goutte
Rétention d'urine
Urticaire

B

Berce	Fatigue
Bergamote	Fatigue
Bistorte	Carence en vitamines
	Fièvre
	Hémorroïdes
	Pharyngite
Blé	Ballonnements
	Fatigue musculaire
	Stress (adultes)
Bleuet	Défenses immunitaires (baisse des)
	Paupières enflammées
	Rhumatismes
	Yeux irrités
Boldo	Crise de foie
	Cystite
Bouillon-blanc (ou Molène)	Bronchite
Bouillon d'os de veau	Entorse
Bouleau	Cystite
Bouleau blanc	Taches brunes
Bourrache	Eczéma
	Rétention d'urine
	Rhumatismes
	Toux
Bourse-à-pasteur	Varices
Bruyère cendrée	Dartres
Bruyère commune	Arthrite
Bugrane	Cystite
	Rétention d'eau
Busserole	Cystite
	Goutte

C

Café	Fatigue
	Mauvaise haleine
Caille-lait (ou Gaillet)	Brûlures cutanées
	Calculs biliaires
	Dartres
Camomille	Crampe musculaire
Camomille matricaire	Douleurs intestinales
	Insomnies
	Poids (excès de)
	Rhume
	Stress (adultes)
	Stress (enfants)
Camomille romaine	Courbatures
	Démangeaisons de la peau
	Extinction de voix
	Herpès
	Migraines
	Paupières enflammées
	Visage congestionné
	Yeux irrités
Camphre	Transpiration
	Torticolis
Cannelle de Ceylan	Déprime (adultes)
	Digestion difficile
	Grippe
	Irritabilité
	Poux
Capucine	Bronchite
Cardère sauvage	Acné
Carline	Détoxication de l'organisme

Cerisier .... Cellulite
Cystite
Détoxication de l'organisme
Migraines fortes
Poids (excès de)
Rétention d'urine

Champagne .... Carence en fer
Coup de froid (adultes)
Déprime (adultes)
Insomnies

Chanvre commun .... Angine

Chardon béni .... Crise de foie
Toux

Chardon-marie .... Insuffisance hépato-biliaire
Règles douloureuses

Châtaignier .... Toux

Chélidoine .... Calculs biliaires
Cors et durillons
Verrue

Chêne .... Hémorroïdes
Saignement de nez

Chèvrefeuille .... Toux

Chicorée .... Déprime (adultes)
Irritabilité

Chicorée sauvage ou amère .... Digestion difficile

Chiendent .... Cellulite
Cystite
Rétention d'urine

Chou .... Arthrose
Bronches fragiles
Bronchite (chronique)
Toux
Ulcère variqueux

Chrysanthellum americanum .... Cholestérol
Chrysanthemum parthenium .... Migraines
Cire d'abeille .... Gerçures
Citronnier.. Aphtes
Arthrite
Coryza (enfants et nourrissons)
Coup de soleil
Crise de foie
Défenses immunitaires
(baisse des)
Fatigue
Gorge enflammée
Grippe
« Gueule de bois »
Taches brunes
Varices
Citronnelle (ou Mélisse) .... Coliques
Insuffisance hépato-biliaire
Migraines
Règles douloureuses
Cochléaire officinale............................... Aphtes
Cognassier.. Dartres
Diarrhée (adultes)
Diarrhée (enfants)
Yeux irrités
Combretum .... Insuffisance hépato-biliaire
Concombre .... Paupières gonflées
Condurango .... Douleurs d'estomac (sans fièvre)
Coquelicot.. Conjonctivite
Insomnies
Pharyngite
Stress (adultes)
Toux

Coriandre .... Aérophagie
Digestion difficile
Fatigue

Coton .... Ingestion d'objets pointus

Crème de lait .... Coup de soleil

Crème fraîche .... Carence en vitamines
Couperose

Cresson .... Aphtes
Calvitie
Cystite
Gingivite

Cresson de fontaine .... Détoxication de l'organisme
Rétention d'urine

Cumin .... Brûlures d'estomac
Digestion difficile
Douleurs d'estomac (sans fièvre)

Curcuma .... Défenses immunitaires (baisse des)
Ménopause

Cuscute .... Constipation

Cyprès .... Couperose
Crampe musculaire
Jambes lourdes

D

E

Éther	Hoquet
Eucalyptus	Coryza (enfants et nourrissons)
	Rhume
	Sinusite
Eupatoire	Cellulite
	Couperose
	Rhume
Euphraise	Conjonctivite
	Rhume

F

Farine de froment	Conjonctivite
Fécule de maïs	Orgelet
Fenouil	Conjonctivite
	Digestion difficile
	Poids (excès de)
Fenugrec	Fatigue
Figue	Aphtes
	Douleurs dentaires
	Gerçures
	Verrue
Fougère mâle	Crampe musculaire
	Rhumatismes
Fragon (ou « Petit houx »)	Couperose
	Varices
Fraisier	Acné
	Diarrhée (adultes)
	Rétention d'urine
Framboisier	Aphtes
	Diarrhée (adultes)

Gingko biloba	Circulation sanguine Défenses immunitaires (baisse des) Rhume
Giroflier	Coliques Douleurs dentaires Douleurs musculaires Grippe
Grande consoude	Hématome Hémorroïdes
Grande patience (ou Patience sauvage)	Crise de foie
Grenadier	Parasite intestinal
Guarana	Fatigue
Guimauve officinale	Angine Aphtes Cystite Douleurs d'estomace (sans fièvre) Douleurs dentaires (bébés) Piqûres (guêpes, abeilles, frelons, moustiques) Toux

H

Hamamélis (ou « Noisetier des sorcières »)	Défenses immunitaires (baisse des) Diarrhée (adultes) Hématome Ménopause
Harpaphogytum	Arthrose
Hépatique des fontaines	Crise de foie

Hêtre .... Bronchite
Hibiscus sabdariffa .... Constipation (enfants)
Huile d'amande douce .... Acné
Circulation sanguine
Coupure légère ou éraflure
Foulure
Gerçures
Huile d'avocat .... Coup de soleil
Huile de cade .... Coup de soleil
Huile de germe de blé .... Gerçures
Huile de lavande .... Acné
Huile de noix .... Gerçures
Huile de paraffine .... Crampe musculaire
Huile de pépins de raisin .... Coupure légère ou éraflure
Huile de ricin .... Constipation (enfants)
Yeux irrités
Huile d'olive .... Arthrite
Ballonnements
Constipation
Constipation (enfants)
Coryza (enfants et nourrissons)
Couperose
Coupure légère ou éraflure
Crevasses
Dartres
Démangeaisons de la peau
Feu du rasoir
Gerçures
Jambes lourdes
Oreilles bouchées
Rhume des foins

J

K

L

Lanoline	Coup de soleil
	Coupure légère ou éraflure
Laurier-sauce	Crampe musculaire
	Digestion difficile
	Manque d'appétit
Lavande	Eczéma
	Fièvre
	Transpiration
Lavande vraie	Irritabilité
	Laryngite
	Pieds lourds
	Poux
	Sinusite
Lichen d'Islande (ou Mousse d'Islande)	Manque d'appétit
	Toux
	Vomissements
Lierre	Migraines fortes
Lierre grimpant	Cellulite
	Douleurs musculaires
	Jambes lourdes
	Saignement de nez
	Visage boursouflé
Lierre terrestre	Otite
Lilas	Rhumatismes
Lin	Brûlures cutanées
	Crevasses
	Stress (adultes)
Livèche	Aérophagie
Lys blanc	Couperose
Lys commun	Abcès
	Gerçures
	Marbrures

M

N

O

P

Pensée sauvage .... Acné
Bronchite
Cystite
Démangeaisons de la peau
Eczéma
Rhumatismes
Ulcère cutané

Persil .... Calvitie
Cystite
Douleurs dentaires
Foulure
Hématome
Insuffisance cardiaque
Otite
Piqûres (guêpes, abeilles, frelons, moustiques)
Règles douloureuses

Petite centaurée .... Manque d'appétit

Petite pervenche .... Circulation sanguine
Gingivite

Peuplier .... Encombrement des voies respiratoires

Piloselle .... Cellulite
Mycoses cutanées
Rétention d'eau

Pimprenelle .... Brûlures cutanées

Pin maritime .... Affections respiratoires
Encombrement des voies respiratoires
Poux
Transpiration

Pin sylvestre .... Affections respiratoires
Asthme
Encombrement des voies respiratoires
Poux
Toux

Q

R

S

Salicaire	Diarrhée (adultes)
Salsepareille	Carence en vitamines
	Démangeaisons de la peau
	Fatigue
	Goutte
	Transpiration
Sanicle	Bronchite
	Brûlures cutanées
	Diarrhée (adultes)
Santoline	Parasite intestinal
Saponaire	Eczéma
	Encombrement des voies respiratoires
	Gastro-entérite
	Parasite intestinal
	Toux
Sarrasin	Défenses immunitaires (baisse des)
	Varices
Sarriette	Coliques
	Crampe musculaire
	Dartres
	Démangeaisons de la peau
	Fatigue
	Rhume
Sassafras	Angoisse
	Dartres
	Transpiration
Sauge	Bouffées de chaleur
	Digestion difficile
	Transpiration
	Vertiges d'origine hépatique (adultes)

T

V

Y

Index → problème

DIGESTION

STRESS

SOMMEIL

MUSCLES, OS, ARTICULATIONS

BIEN-ÊTRE

Index → zone du corps

BOUCHE / LÈVRES

BRAS /JAMBES

CHEVEUX

DENTS

GORGE

MAINS / PIEDS

MUSCLES / NERFS

ONGLES

OS

PEAU (CORPS)

PEAU (VISAGE)

POUMONS / SINUS

REINS/FOIE/PANCRÉAS/VÉSICULE

SANG / CŒUR

SYSTÈME URO-GÉNITAL

TÊTE

VENTRE

YEUX / PAUPIÈRES

Index → population concernée

BÉBÉS, ENFANTS, ADOLESCENTS

FEMMES

SENIORS

Glossaire

A

Alcalin : qui possède des propriétés basiques.

Alcaloïde : nom générique de diverses substances organiques d'origine végétale.

Allergique : qui développe une réaction inadaptée de l'organisme à une substance (poussière, pollen, etc.).

Alopécie : chute ou absence totale ou partielle de cheveux et de poils.

Analgésique : qui diminue ou supprime la douleur.

Anaphylaxie : réaction souvent violente d'un organisme à une substance à laquelle il a déjà été sensibilisé lors d'un contact antérieur.

Anémie : diminution du nombre de globules rouges dans le sang ou de leur teneur en hémoglobine.

Antalgique : produit ou procédé qui atténue la douleur.

Antiasthénique : qui lutte contre l'affaiblissement fonctionnel.

Antibactérien : qui s'oppose à la prolifération bactérienne.

Antibiotique : qui s'oppose à la prolifération microbienne.

Antifongique : qui s'oppose à la prolifération des champignons.

Anti-inflammatoire : qui réduit ou supprime la douleur en luttant contre l'inflammation.

Antimicrobien : qui agit contre les microbes.

Antioxydant : qui lutte contre l'action des radicaux libres dans l'organisme.

Antiseptique : qui détruit les bactéries et empêche leur prolifération.

Antivirale : substance utilisée pour lutter contre la pénétration. ou le développement de virus dans l'organisme.

Aromatique : qui dégage un parfum agréable.

Aseptiser : rendre exempt de tout microbe.

Astringent : qui resserre les tissus.

Atropinique : qui s'utilise pour lutter contre les spasmes et dilater la pupille.

B

Bactéricide : qui détruit les bactéries.

Bactériostatique : qui bloque la multiplication bactérienne.

Balsamique : qui contient un baume ou en a la propriété.

Baume : médicament aromatique à usage externe.

C

Carminatif : qui permet de réduire les gaz intestinaux.

Cataplasme : dilution plus ou moins épaisse d'une farine dans un liquide. En application (froide ou chaude) : substance végétale écrasée, bouillie ou hachée et appliquée sur le corps directement ou à travers un linge.

Cholagogue : substance qui facilite l'évacuation de la bile.

Cholérétique : substance qui stimule la sécrétion de la bile.

Compresse : linge imbibé d'une substance « soignante » et appliqué sur la partie du corps blessé. Pièce de gaze utilisée pour nettoyer, badigeonner, panser, assécher une plaie, une contusion ou un champ opératoire.

Congestif : qui entraîne l'accumulation morbide du sang dans les vaisseaux d'un organe.

D

Décoction : plantes versées dans de l'eau froide et portées doucement à ébullition, puis filtrées et consommées sous forme de boisson. Les infusions et décoctions doivent être bues peu de temps après leur préparation. Il faut les préparer de préférence avec de l'eau de source (ni eau du robinet, ni eaux trop minéralisées) ou de l'eau filtrée à l'aide d'une carafe spéciale.

Dépuratif : qui purifie le sang.

Desquamation : exfoliation de l'épiderme sous forme de squames ou de plaques.

Détersif : qui nettoie une plaie et élimine les tissus nécrosés.

Diurétique : qui augmente la sécrétion urinaire.

E

Emménagogue : qui favorise ou provoque l'écoulement du flux menstruel.

Émollient : qui relâche et détend les tissus.

Émonctoire : organe qui évacue de l'organisme les déchets liés à la nutrition et aux différents métabolismes.

Endocrinien : lié aux glandes endocrines (thyroïde, surrénales...).

Énergétique : qui apporte beaucoup d'énergie à l'organisme.

Épigastrique : en rapport avec l'estomac.

Érythème : congestion cutanée qui donne lieu à une coloration de la peau.

Eupeptique : qui facilite la digestion.

Euphorisant : qui provoque un sentiment profond de bien-être et de joie.

Exfoliant : qui favorise l'élimination des cellules mortes, qui se détachent alors sous forme de lamelles.

Expectorant : qui favorise le rejet des produits formés dans les voies respiratoires.

F

Fébrifuge : qui fait baisser la fièvre.

Follicule : organe en forme de petit sac.

Fongicide : propre à détruire les champignons.

Fumigation : production de fumée ou de vapeur médicamenteuse sur la partie du corps à traiter.

G

Galactogène : qui stimule la production de lait maternel.

Gargarisme : action qui consiste à se rincer la bouche et l'arrière-bouche avec un liquide.

Gastrique : lié à l'estomac.

Glycémie : taux de glucose dans le sang.

H

Hémostatique : qui arrête l'hémorragie.

Hypocalorique : pauvre en calories.

I

Immunodéprimé : dont les défenses naturelles sont faibles.

Inappétence : manque d'appétit.

Infusion : plantes jetées, hors du feu, dans de l'eau bouillante. La durée de l'infusion varie, pour un « remède » ou un effet plus ou moins fort. Elles sont ensuite filtrées et consommées sous forme de boisson. Les infusions et décoctions doivent être bues peu de temps après leur préparation. Il faut les préparer de préférence avec de l'eau de source (ni eau du robinet, ni eaux trop minéralisées) ou de l'eau filtrée à l'aide d'une carafe spéciale.

L

Laxatif : purgatif léger.

Lithiase : masse minérale qui s'accumule dans les reins, la vessie, la vésicule biliaire ou l'uretère.

M

Macération : la macération se fait surtout dans de l'huile, du vin, de l'alcool ou du vinaigre. Les plantes trempent dans le liquide suivant le temps indiqué (cela peut aller de quelques heures à plusieurs semaines). Elles sont ensuite filtrées, puis on exprime le « jus » qui reste dans les plantes en les pressant dans un torchon propre, comme pour les gelées de fruits.

Métabolisme : ensemble des échanges qui s'accomplissent dans l'organisme.

Météorisme : ballonnements provoqués par des gaz.

Muqueuse : membrane tapissant une cavité du corps humain et humectée d'un fluide dit muqueux.

O

Occlusion : obstruction d'un conduit ou d'une ouverture naturelle.

Odoriférant : qui sent bon, qui répand une odeur agréable.

Onguent : mélange d'une substance grasse et d'éléments végétaux utilisé en application externe.

P

Pathologie : ensemble des signes par lesquels une maladie se manifeste. Science des causes et des symptômes des maladies.

Pectoral : qui soulage les affections broncho-pulmonaires en calmant la toux.

Prurigineux : qui provoque une sensation de démangeaison, due à une lésion locale ou à une maladie.

Purgatif : qui purifie par l'élimination, qui nettoie.

R

Reminéralisant : qui redonne les substances minérales nécessaires à l'organisme.

Résolutif : qui fait disparaître les inflammations et permet la résolution des engorgements.

Rhizome : tige souterraine.

Rubéfiant : qui irrite la peau, la rend rouge.

S

Sclérotique : membrane externe du globe oculaire, formant le blanc de l'œil.

Sédatif : qui calme les douleurs.

Spasme : contraction involontaire et convulsive des muscles.

Spasmolytique : qui soulage les spasmes.

Squame : lamelle épidermique qui se détache de la peau.

Stase : ralentissement ou arrêt de la circulation d'un liquide organique.

Stomachique : propre à rétablir le bon fonctionnement de l'estomac.

Sudorifique : qui augmente la transpiration.

Sudoripare : qui sécrète la sueur.

Symptôme : manifestation pathologique décrite par le malade ou observée par le médecin.

Syndrome : ensemble de signes, de symptômes qui appartiennent à une entité clinique mais dont les causes peuvent être diverses.

Synergie : association de plusieurs plantes, qui permet une optimisation du résultat.

T

Tachycardie : accélération permanente ou paroxystique du rythme cardiaque.

Thalle : végétal sans racine, ni feuille, ni tige.

Thérapeutique : relatif au traitement et à la guérison des maladies.

Thermogenèse : dépense d'énergie de l'organisme, grâce à la production de chaleur.

Thermolabile : se dit d'une substance qui est détruite ou qui perd ses propriétés à une température déterminée.

Tonicardiaque : qui exerce sur le cœur une action tonique.

Tonique : qui augmente la vigueur de l'organisme.

Toxine : poison de nature protéique produit par des bactéries, des parasites ou certains champignons.

V

Vasoconstricteur : qui réduit le calibre des vaisseaux.

Vasodilatation : dilatation des vaisseaux.

Vermifuge : substance qui provoque l'expulsion des vers intestinaux.

Vulnéraire : qui aide à guérir les blessures ou les traumatismes.

Cet ouvrage a été réalisé d'après les œuvres originales suivantes :

Remèdes de famille, Dr Henry Puget et Régine Teyssot, Éditions de La Martinière, 2011.
Remèdes de beauté, Dr Henry Puget et Régine Teyssot, Éditions de La Martinière, 2011.
Tisanes & infusions au quotidien, Éditions Minerva, 2009.

Coordination éditoriale :
aa éditions

Conception graphique :
Stéphanie Boulay

Éditions France Loisirs
123, boulevard de Grenelle
75015 Paris
www.franceloisirs.com

ISBN : 978-2-298-07825-1
N° éditeur : 76004
Dépôt légal : janvier 2014

Achevé d'imprimer en Italie par N.I.I.A.G., mars 2014